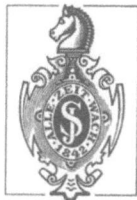

Manfred Spitzer

Was ist Wahn?

Untersuchungen zum Wahnproblem

Springer-Verlag
Berlin Heidelberg New York
London Paris Tokyo

Dr. Dr. MANFRED SPITZER
Harvard University
Dept. of Psychology
William James Hall
Cambridge, Massachusetts 02138
USA

ISBN-13: 978-3-540-51072-7   e-ISBN-13: 978-3-642-74722-9
DOI: 10.1007/ 978-3-642-74722-9

CIP-Titelaufnahme der Deutschen Bibliothek.
Spitzer, Manfred: Was ist Wahn?: Untersuchungen zum Wahnproblem/Manfred
Spitzer. – Berlin; Heidelberg; New York; London; Paris; Tokyo: Springer, 1989

Das Werk ist urheberrechtlich geschützt. Die dadurch begründeten Rechte, insbesondere die der Übersetzung, des Nachdrucks, des Vortrags, der Entnahme von Abbildungen und Tabellen, der Funksendung, der Mikroverfilmung oder der Vervielfältigung auf anderen Wegen und der Speicherung in Datenverarbeitungsanlagen, bleiben, auch bei nur auszugsweiser Verwertung, vorbehalten. Eine Vervielfältigung dieses Werkes oder von Teilen dieses Werkes ist auch im Einzelfall nur in den Grenzen der gesetzlichen Bestimmungen des Urheberrechtsgesetzes der Bundesrepublik Deutschland vom 9. September 1965 in der Fassung vom 24. Juni 1985 zulässig. Sie ist grundsätzlich vergütungspflichtig. Zuwiderhandlungen unterliegen den Strafbestimmungen des Urheberrechtsgesetzes.

© Springer-Verlag Berlin Heidelberg 1989

Die Wiedergabe von Gebrauchsnamen, Handelsnamen, Warenbezeichnungen usw. in diesem Werk berechtigt auch ohne besondere Kennzeichnung nicht zu der Annahme, daß solche Namen im Sinne der Warenzeichen- und Markenschutz-Gesetzgebung als frei zu betrachten wären und daher von jedermann benutzt werden dürften.

Produkthaftung: Für Angaben über Dosierungsanweisungen und Applikationsformen kann vom Verlag keine Gewähr übernommen werden. Derartige Angaben müssen vom jeweiligen Anwender im Einzelfall anhand anderer Literaturstellen auf ihre Richtigkeit überprüft werden.

2115/3130-543210 – Gedruckt auf säurefreiem Papier

Rudolf Degkwitz gewidmet

Vorwort

Psychopathologie ist keineswegs abgeschlossen, sondern hat den größten Teil ihrer Arbeit noch vor sich. Hat man erst einmal begonnen, die Fülle der psychiatrischen Literatur zu einzelnen Symptomen zu sichten, so ist man immer wieder beeindruckt, in welch leichtfertiger Weise heute oft Probleme als geklärt vorausgesetzt werden, die den Kern psychiatrischen Denkens und Handelns ausmachen, deren Lösung jedoch nach wie vor aussteht. Bei diesen Problemen handelt es sich nicht selten um Voraussetzungen empirischer Forschung, die nicht selbst empirisch angehbar sind. Es wäre schade, wenn die Psychiatrie ihre Grundfragen entweder vergäße und/oder sie den Germanisten, Linguisten oder Soziologen überließe. Daß dies der Fall ist, zeigt sich daran, daß grundsätzliche Überlegungen zu Wahn heute kaum von Psychiatern stammen, sondern eher von Wissenschaftlern anderer Gebiete.

Mit der vorliegenden Arbeit sind meine Untersuchungen zum Wahnproblem keineswegs abgeschlossen; es liegt kein abgeschlossenes Werk vor, sondern "work in progress". Zur Publikation meiner Überlegungen in diesem Stadium - geplant war (und ist noch immer) eine umfassende und grundlegende Arbeit etwa vom Umfang der *Halluzinationen* - wurde ich von Freunden ermutigt, und die Hoffnung auf Einwände, Zusätze und vor allem weitere Diskussionen von seiten der Leser hat den Entschluß dann herbeigeführt.

Die Monographie entstand zum größten Teil während meiner klinischen Tätigkeit an der Freiburger psychiatrischen Universitätsklinik. Die Fertigstellung erfolgte in den ersten Wochen eines Forschungsaufenthaltes an der Harvard Universität, Cambridge, MA, mit Unterstützung der Alexander von Humboldt Stiftung.

Das Buch ist Herrn Professor Rudolf Degkwitz gewidmet, der die Klinik während der meisten Zeit meiner Arbeit an psychopathologischen Problemen leitete und mich speziell dazu angeregt hat, das Thema Wahn zu bearbeiten.

Hier in der Ferne ist es gut zu wissen, daß man sowohl an der Klinik als auch am philosophischen Seminar Freunde hat, die Anteil an meiner Arbeit haben, Burgi und Friedrich, Godehard und Leo sowie Uli und Helmut. Die gute Zusammenarbeit mit dem Springer-Verlag erleichtert vieles, gedankt sei Herrn Oehm, Herrn Schaubel sowie Herrn Dr. Thiekötter. Für das, was Trixi, Ulla, Anja und Thomas wegen meiner Arbeit auf sich nehmen, kann ich ihnen nur schwer danken.

Cambridge, MA, Ende Januar 1989   MANFRED SPITZER

Inhalt

1	**Einleitung**	1
1.1	Das Definitionsproblem	1
1.2	Reliabilität	2
1.3	Pragmatische Lösungsversuche	2
1.3.1	"Krankhaft" als Definiens	3
1.3.2	Wahn im DSM-III	3
1.4	Drei Fälle	4
1.4.1	Fall "Herr X."	4
1.4.2	Fall "Herr Y."	5
1.4.3	Fall "Herr Z."	6
1.5	Die drei Wahnkriterien von JASPERS, Fragestellung und Aufbau der Arbeit	9
2	**Transkulturelle Psychiatrie und das dritte JASPERSsche Wahnkriterium**	**12**
2.1	Psychische Störungen im Kulturvergleich	12
2.2	Drei Betrachtungsebenen	13
2.3	Häufigkeiten und Inhalte	13
2.4	Richtigkeit, Norm und Realität	15
2.4.1	Das Richtigkeits-Argument	16
2.4.2	Das Norm-Argument	17
2.4.3	Das Realitäts-Argument	18
2.5	Zwischen Dogmatismus und skeptischem Relativismus	21
3	**KURT SCHNEIDERS Versuch der Umgehung des dritten Wahnkriteriums**	**22**
3.1	Inhalt als Problem	22
3.2	JASPERS: Wahn als Form von Bedeutung	22
3.2.1	Dependenzgrammatik, Bedeutung und Zweigliedrigkeit	23
3.3	Die Elimination des Inhalts bei der Diagnostik inhaltlicher Denkstörungen: Wahnwahrnehmung	24
3.3.1	Logische Struktur statt Inhalt	25
3.3.2	Diagnostische Relevanz	26
3.4	Kritik an SCHNEIDERS Wahnwahrnehmungs-Begriff	27
3.4.1	Inhaltliche Unklarheiten	28
3.4.2	Theoretische Voraussetzungen	30
3.4.3	Logische Schwierigkeiten	32
3.5	BLANKENBURGS Lösungsvorschlag: Gestörte Integration und Kommunikation	32
3.6	Eindeutigkeit und Einfachheit	33

4	**"Grundstörungen": Modelle der Ätiopathogenese**	**37**
4.1	JASPERS' erstes und zweites Wahnkriterium und der Begriff der Grundstörung	37
4.2	Allgemeine Typologie der Grundstörungen	38
4.3	Grundstörung als Urteil	39
4.3.1	Theorie der Entstehung des Größenwahns als Paradigma für Wahn als Schluß	39
4.3.2	Urteil: "Ich liebe ihn"	40
4.3.3	Urteil: "Ich hasse ihn"	41
4.3.4	Urteil: "Ich tauge nichts"	41
4.4	Als Funktionsstörung konzipierte Grundstörungen	42
4.4.1	Gestörter Affekt	43
4.4.2	Wahrnehmungsstörung	47
4.4.3	Formale Denkstörung	52
4.4.3.1	Aufmerksamkeitsstörung	54
4.4.3.2	Das VON DOMARUS-Prinzip	55
4.4.4	Zeitstörung	56
4.5	Störung der Interhemisphärenbalance	57
4.6	Physiologische Theorien	59
4.7	Wahn als Atavismus	60
4.8	Zur klinischen Bedeutung der Grundstörungsmodelle	61
5	**Das Grundstörungsmodell am Beispiel der Psychoanalyse**	**63**
5.1	Einleitung: Wahn, FREUD und die klassische Psychiatrie	63
5.2	Inhalt	66
5.3	Wahn als Neurose: Abwehr, Projektion, Wiederkehr des Verdrängten, Kompromißbildung und Deutungswahn	67
5.4	Wahn als Regression und Wunscherfüllung	70
5.5	Wahn als Selbstheilungsversuch	71
5.6	Wahn als Ausdruck von Homosexualität	71
5.6.1	Der Fall SCHREBER	72
5.6.2	FREUD über SCHREBER	73
5.6.3	Widersprüche zu "Ich liebe ihn" - Der paranoische Mechanismus	76
5.6.4	Kritik	77
6	**Struktureller und inhaltlicher Ich-Bezug**	**86**
6.1	Ich-Bezug und erstes und zweites Wahnkriterium	86
6.2	Aussagen über mentale Zustände	86
6.3	Implikationen der vorgeschlagenen Definition	89
6.3.1	Vorteile gegenüber dem dritten JASPERSschen Wahnkriterium	89
6.3.2	Grade der Gewißheit und das Selbigkeitsproblem	90
6.3.3	Religiöser Wahn	91
6.3.4	Analytische Urteile	95
6.3.5	Eine spekulative Erweiterung des Gedankens: Zur fehlenden Übereinstimmung epistemischer und psychologischer Gewißheit	96

6.4	Personenbezogene Wahninhalte im Lichte der vorgeschlagenen Definition	97
6.4.1	Beziehungswahn	97
6.4.2	Größenwahn und Kleinheitswahn	99
6.5	Inhaltliche Ich-Bezüge	100
6.5.1	Beziehungssetzung versus Eigenbeziehung	100
6.5.2	Wahn ohne Ich-Bezug?	101
6.6	Die Bedeutung der JASPERSschen Wahnkriterien	102
7	**Zum Verständnis von Wahnformen und Wahnwelten**	**105**
7.1	Wahnformen und Wahnthemen	105
7.2	Die "andere Welt" des Wahnkranken	107
7.2.1	Sprache und "Begriffssystem"	108
7.2.2	Voraussetzungen des Erkennens von Sprache als Sprache	109
7.2.3	Klinische Relevanz	111
8	**Zusammenfassung**	**113**
	Literatur	117
	Personenregister	129
	Sachregister	131

1 Einleitung

1.1 Das Definitionsproblem

Wann spricht der Psychiater im klinischen Alltag von Wahn? Wie erkennt er Wahn? Was ist Wahn? - In praxi wird täglich vorausgesetzt, daß diese Fragen geklärt sind bzw. geklärt werden können. Um so schwerer wiegt, daß offizielle Lehr- und Handbücher hier anderer Meinung sind, denn die Frage danach, *was Wahn ist*, wird entweder gar nicht oder kontrovers beantwortet, so daß als einziges allgemein akzeptiertes Faktum lediglich gilt, daß es keine allgemein akzeptierten Aussagen zu dem, was Wahn sei, gibt.[1] Zugleich wird jedoch immer wieder darauf hingewiesen, daß im konkreten Fall in der Regel keine Schwierigkeiten bei der Diagnose "Wahn" auftreten: "Steht man einem Wahnkranken gegenüber, so ist die Diagnose im allgemeinen nicht schwer zu stellen. Irrtümer sind relativ selten. Wenn man aber definieren soll, was Wahn ist, stößt man auf erhebliche Probleme. Bei der Durchsicht der Literatur findet sich keine in jeder Richtung befriedigende Definition des Wahnes" (SCHULTE und TÖLLE 1979, S. 150). "Eine allgemein gültige Definition, die das Wesen des Wahns umfassend und befriedigend beinhaltet, gibt es nicht, obwohl Wahn im konkreten Fall gut zu erkennen und vom normalen Erleben und von anderen psychopathologischen Phänomenen unterscheidbar ist" (NEUMANN et al. 1984, S. 26).

Wie aber soll ein Symptom, ein Syndrom oder eine Krankheit[2] diagnostiziert werden, wenn unklar ist, worum es sich dabei handelt? Anders gewendet: Wenn die Diagnose "Wahn" tatsächlich mit einiger Sicherheit in der klinischen Praxis gestellt wird, dann *muß* es Kriterien geben, nach denen sich der praktizierende Psychiater richtet. Es sollte aber dann auch möglich sein, diese Kriterien zu explizieren und aus ihnen eine Wahndefinition - und zwar die, die der klinischen Praxis zugrundeliegt - abzuleiten.

Dieses Problem (implizite Strukturen explizit aufzuweisen) ist keineswegs trivial oder einfach durch Befragung der Personen, die die Strukturen anwenden, zu lösen, wie die folgende Überlegung zeigt: Wir alle verfügen über ein implizites Wissen der Regeln unserer Muttersprache, wären aber außerstande, ein Regelwerk zu verfassen, das diese Regeln explizit enthält (d.h. z.B. eine vollständige deutsche Grammatik). Die Tatsache, daß auch in den letzten Jahrzehnten immer neue grammatische und semantische Strukturen entdeckt wurden (und wahrscheinlich kennt man noch immer nicht alle), macht zudem deutlich, daß implizite Strukturen trotz intensiver Bemühungen um ihre Aufdeckung verborgen bleiben können, dies um so eher, je grundlegender sie in ihrer täglichen Anwendung sind.

Wenn wir im folgenden der Frage "was ist Wahn?" nachgehen, so geht es nicht um eine Festlegung, sondern um das Aufdecken implizit bereits vorhandener Bestimmungen, um hieraus eine klinisch tragfähige Definition zu gewinnen. Vorab

---
[1] "Eine befriedigende allgemeine Definition des Wahns gibt es nicht" (HUBER 1981, S. 172). Praktisch identische Aussagen auch bei PETERS (1984, S. 610), DEGKWITZ et al. (1982, S. 186) sowie einer Reihe anderer Autoren.
[2] Eine der Schwierigkeiten des Wahnbegriffs besteht darin, daß "Wahn" in der Tat sowohl als *Symptom*, als *Syndrom* oder auch als *nosologische Einheit* begriffen wird, die Kriterien für das jeweilige Verständnis jedoch selten explizit dargelegt werden.

muß allerdings geklärt werden, ob Wahn - wie oben beispielsweise von SCHULTE und TÖLLE sowie NEUMANN et al. behauptet - klinisch tatsächlich verläßlich diagnostiziert wird, d.h. ob man überhaupt eine Chance hat, implizite Regeln, die diesen Diagnosen zugrundeliegen, sofern sie reliabel gestellt werden, zu finden.

1.2 Reliabilität

Die Literatur zur Reliabilität einzelner psychischer Symptome oder Syndrome gibt auf die Fragen nach der Reliabilität der Feststellung von Wahn keine eindeutige Antwort. Dennoch lassen sich Tendenzen erkennen.

Eine von WOGGON et al. (1979) durchgeführte "Untersuchung zur Retest-Reliabilität des psychopathologischen Erstbefundes" ergab für praktisch alle Wahnformen eine gute Retest-Reliabilität. Die Autoren betonen allerdings die Bedeutung einer "möglichst weitgehende[n] Strukturierung des psychopathologischen Befundes" (WOGGON et al. 1979, S. 257). Die hohe Retest-Reliabilität ist wahrscheinlich auf die Erläuterungen der Begriffe im Anhang des AMDP-Systems zurückzuführen, da durch derartige Erläuterungen begriffliche Unschärfen minimiert werden. Dies trifft wahrscheinlich für eine Reihe standardisierter Interview-Verfahren zu, zu deren Durchführung ein "Training" vorausgesetzt wird, so z.B. auch für das von ENDICOTT und R. SPITZER (1978) entwickelte Interview (Schedule for Affective Disorders and Schizophrenia; SADS). Für dieses Interview ergab sich hinsichtlich der Feststellung von Wahnideen (delusions, diese wurden allerdings nicht von Halluzinationen getrennt betrachtet) ebenfalls eine hohe Reliabilität. Demgegenüber ist eine Untersuchung von STRAUSS (1969) von Interesse, bei der insgesamt 119 Patienten von 3 Psychiatern auf das Vorhandensein von Wahnideen und Halluzinationen mittels des von WING entwickelten halbstrukturierten Verfahrens zur Erhebung des psychischen Befundes (PSE) untersucht wurden. Er fand neben 269 Wahnideen ("definite delusions") 142 *fragliche* Wahnideen ("questionable delusions"). Dabei hatte STRAUSS zuvor die Fälle ausgeschieden, die aufgrund ungenügender Angaben des Patienten fraglich blieben, und nur die Fälle beibehalten, bei denen zwar genügend Angaben vorhanden waren, bei denen diese Angaben jedoch nicht im Sinne einer eindeutigen Zuordnung zur Dichotomie "vorhanden versus nicht vorhanden" gewertet werden konnten.

Die Behauptung, daß Wahn relativ einfach (und d.h. auch: reliabel) zu diagnostizieren sei, läßt sich somit anhand des dargestellten empirischen Materials - wenn auch mit Einschränkungen - aufrechterhalten. Die Voraussetzung unseres Vorgehens (implizite klinisch angewandte Kriterien für die Diagnose Wahn existieren, schlagen sich in verläßlichen Diagnosen nieder und können eine Grundlage für Explikationsversuche abgeben) ist somit bedingt erfüllt. Es wird daher im folgenden immer wieder zu prüfen sein, aufgrund welcher klinischen Erfahrung bestimmte Autoren zu ihren Schlußfolgerungen gelangt sind, um empirische und begriffliche Differenzen klar voneinander scheiden zu können.

1.3 Pragmatische Lösungsversuche

Pragmatische Lösungsversuche der Frage nach dem, was Wahn ist, versuchen diese Frage dadurch zu umgehen, indem sie einfache Feststellungen oder Kriterien für die Diagnose "Wahn" vorschlagen. Im folgenden soll zwei derartigen Lösungsversuchen nachgegangen werden: zum einen dem Vorschlag, Wahn nicht aufgrund der Erkenntnis seiner selbst, sondern aufgrund der Erkenntnis des Krankseins des Patienten zu diagnostizieren (Abschnitt 1.3.1), und zum zweiten den Äußerungen zur Definition von Wahn im *Diagnostischen und statistischen Manual psychischer Störungen*, DSM-III (Abschnitt 1.3.2).

1.3.1 "Krankhaft" als Definiens

Man kann versuchen, die Problematik des "Wesens" des Wahns dadurch zu umgehen, indem man Wahn definiert als Äußerungen eines anderweitig als psychisch krank diagnostizierten Individuums. Man gibt damit zu, daß man Wahn nicht als Wahn diagnostizieren kann, daß man aber beim Vorliegen anderer, beispielsweise schizophrener oder depressiver Symptome auf das Vorliegen von Wahn schließen könne. Es ist leicht zu sehen, daß mit dieser Auffassung gleichsam das Kind mit dem Bade ausgeschüttet wird: Es gibt zwar Fälle, wo es in der Tat schwierig sein kann, die Diagnose "Wahn" ohne Berücksichtigung anderer Symptome zu stellen (siehe Abschnitt 6), andererseits gibt es eine Reihe von Fällen, bei denen außer Wahn keinerlei andere Symptome vorliegen. Diese Fälle könnten anhand des beschriebenen praktischen bzw. pragmatischen Kriteriums nicht als Wahn diagnostiziert werden.[3]

1.3.2 Wahn im DSM-III

Daß pragmatische Lösungsvorschläge des Problems falsch und/oder irreführend sein können, wird im folgenden anhand der Aussagen zum Wahn als Symptom im Glossar des DSM-III gezeigt.[4]

"Wahn. Falsche persönliche Überzeugung aufgrund unrichtiger Folgerungen aus der Realität, die fest beibehalten wird, trotz abweichender Ansichten fast aller anderen Personen und trotz aller unwiderlegbaren Beweise des Gegenteils. Diese Überzeugung wird nicht von den Angehörigen derselben Kultur oder Subkultur des Betreffenden geteilt (ist also kein religiöser Glaubensinhalt). Wenn eine solche falsche Überzeugung in einem extremen Werturteil besteht, so kommt Wahn nur in Betracht, wenn das Urteil so extrem ist, daß ihm jegliche Glaubwürdigkeit fehlt" (DSM-III, S. 378).

Der erste der drei zitierten Sätze beinhaltet eine Reihe von Bestimmungsstücken, die nicht unwidersprochen bleiben können: Wahn wird zunächst durch "Falschheit" charakterisiert, was zwar oft, keineswegs jedoch immer zutreffend ist. Das Adjektiv "persönlich" soll offenbar ausdrücken, daß die Überzeugung nicht von anderen geteilt wird, was Probleme bei der "Folie à deux" aufwirft. Unklar ist weiterhin, was mit der Wendung "unrichtige Folgerungen aus der Realität" gemeint sein soll: Sofern Wahnkranke tatsächlich *unrichtig folgern*, liegt eine *formale* Denkstörung vor, keine inhaltliche. Aus der *Realität* läßt sich zudem ohnehin nicht folgern, da Folgerungen nur aus *Sätzen* gewonnen werden können. Diese Sätze können Realität beschreiben; wenn man aber annimmt, daß Wahn immer in *unrichtigen* Folgerungen aus die Realität *richtig* beschreibenden Sätzen besteht, hat man einige Theorien der Wahngenese von vornherein ausgeschlossen. Eine dieser Theorien (vgl. Abschnitt 4) geht beispielsweise davon aus, daß Wahn - ganz im Gegensatz zur Definition des DSM-III - in *richtigen* Schlußfolgerungen aus die Realität *falsch* abbildenden Wahrnehmungsurteilen besteht.

Was die "unwiderlegbaren Beweise des Gegenteils" anbelangt, so ist zunächst zu sagen, daß es keineswegs immer möglich ist, überhaupt einen *Beweis* anzutreten, und daß die Argumente des klinisch tätigen Psychiaters, der mit einem Wahn-

---

[3] Versuche, "krank" des näheren zu spezifizieren durch "subjektives Krankheitsgefühl" oder "objektive Behinderung", schlagen ebenfalls fehl, wie anhand des Größenwahns des Manikers oder des nach außen ansonsten vollkommen unauffälligen Paranoikers gezeigt werden kann.
[4] Für eine Kritik an den sehr einseitigen *nosologischen* Konzepten des DSM-III im Hinblick auf Wahnerkrankungen vgl. MUNRO 1987.

kranken spricht, auch oft nicht positiv ein *Gegenteil* darstellen, sondern vielmehr in den meisten Fällen lediglich Zweifel an bestimmten Behauptungen des Patienten. Der Psychiater liefert mithin weder "Beweise" noch "Gegenteile".

Der zweite Satz der Definition des DSM-III stellt ein *Ausschlußkriterium* dar, demzufolge *religiöse Inhalte* nicht wahnfähig sind.[5] Die Frage des religiösen Wahns - zweifellos gibt es ihn - ist damit anhand des DSM-III nicht beantwortbar.

Auch der dritte Satz ist ein *Ausschlußkriterium*: *Werturteile* seien ebenfalls nicht wahnfähig, es sei denn, sie seien "extrem", was ganz offensichtlich eine unscharfe Abgrenzung darstellt.

Pragmatische Lösungsversuche können mithin nicht befriedigen, da sie das Problem lediglich beiseite schieben oder es für irrelevant erklären; derartige Strategien erweisen sich bei näherem Hinsehen als ungeeignet, denn der klinische Alltag selbst ist keineswegs so einfach, wie mancher pragmatische Ansatz vortäuscht. Aus diesem Grund werden im folgenden zunächst drei durchaus "alltägliche" Fälle vorgestellt, die für die weiteren Überlegungen als Illustration dienen sollen und zu denen wir in der weiteren Diskussion an verschiedenen Stellen zurückkehren werden.

1.4 Drei Fälle

1.4.1 Fall "Herr X."

Aufnahmesituation und Aufnahmebefund: Herr X. wurde unter dem Bild einer paranoiden Psychose notfallmäßig in unserer Klinik aufgenommen. Er wirkte zunächst verschlossen, wünschte allerdings die Behandlung, da er sich bedroht und verfolgt fühle: Er werde mit Mitteln konfrontiert, die Flüssigkeitsdämpfe ausscheiden, deren Einatmen zu einer Störung der Denkfähigkeit führe. Er rieche den Gasgeruch deutlich. Auch in der Eingangshalle der Klinik habe er deutlich Gas gerochen; aus der Beobachtung, daß einige Personen, die er auf dem Weg zur Klinik getroffen habe, gehustet hätten, habe er mit Sicherheit abgeleitet, daß auch diese mit dem Gas vergiftet würden, mit dem man ihm zusetze. Neben diesen olfaktorischen Halluzinationen hatten vor der Aufnahme möglicherweise auch optische Halluzinationen bestanden: Vom Telefon sei eine schwarze Brühe über seine Finger gelaufen, die auch schon davon ganz schwarz seien. Auch würde schwarzes Wasser aus dem Wasserhahn tropfen, das völlig vergiftet sei (diese Angaben könnten auch als Wahnerinnerungen interpretiert werden). Formale Denkstörungen bestanden bei dem wachen orientierten Patienten zum Zeitpunkt der Aufnahme und auch später nicht, die Psychomotorik erschien normal, und es bestand keine Suicidalität. Affektiv wirkte er zunehmend gespannt, verzweifelt und teilweise latent aggressiv. Bei unauffälligem neurologischen Befund und unauffälligen später durchgeführten apparativen Untersuchungen ergab sich insgesamt kein Hinweis für eine organische Psychose.

Zur *Anamnese* konnte folgendes in Erfahrung gebracht werden: Der bei Aufnahme 41 Jahre alte gelernte Elektrotechniker war bis vor vier Jahren insgesamt zehn Jahre lang in einer leitenden Position im Versicherungswesen tätig gewesen, mußte jedoch aus Rationalisierungsgründen ausscheiden. Kurz danach erkrankte er an einem Hoden-Seminom, das chirurgisch und strahlentherapeutisch behandelt wurde (aufgrund der zwischenzeitlich erfolgten Kontrollen ist von einer Remission auszugehen). Der Verlust der Arbeit wie auch die Erkrankung stellten im Erleben des Patienten einschneidende Schicksalsschläge dar, die der Patient durch Vervollständigung einer früher bereits entwickelten Erfindung zu kompensieren versuchte. Fünf Jahre vor Aufnahme wurde durch verschiedene Gutachten von seiten zweier technischer Hochschulen die Erfindung für gut gehalten, was finanzielle Gewinne in Millionenhöhe versprach. Herr X. mußte jedoch in den folgenden Jahren die Erfahrung machen, daß von seiten der Industrie kein Interesse an seiner Erfindung bestand und daß sogar versucht wurde, ihn von der Vermarktung seiner Erfindung fernzuhalten. Immer mehr empfand Herr X. dies als böswilligen Boykott, gegen

---

[5] Da im zweiten Satz auf den ersten Bezug genommen wird, wo von einer falschen Überzeugung (bzw. unrichtigen Folgerung aus der Realität) die Rede war, und gesagt wird, daß *diese* Überzeugung kein religiöser Inhalt sein soll, wird impliziert, daß religiöse Inhalte entweder falsch sind oder unrichtige Folgerungen aus der Realität darstellen!

den er ankämpfen mußte. Hinzu kamen steigende Schulden (aufgrund der Gutachten wurden ihm Kredite in Höhe von mehreren 100.000 DM gewährt), so daß das Mißverhältnis zwischen Realisierungschancen und Realisierungsmöglichkeiten immer mehr zunahm. Im Zuge seiner Aktivitäten hatte sich Herr X. in völlige Isolation begeben, fühlte sich als Einzelkämpfer und hatte unter anderem auch seine Ehefrau überfordert, was deren Möglichkeit an Unterstützung und Verständnis anbelangt. Dies führte zu einer Ehekrise, die sich zuspitzte, als Herr X. etwa ein Jahr vor der Aufnahme während einer Kur eine andere Frau kennenlernte, mit der er kurze Zeit später zusammenzog. Möglicherweise hatten damals bereits präpsychotische Erlebnisformen bestanden: Herr X. habe geäußert, er sei jetzt an Leib und Seele gesundet, habe seine Lebensumstände grundlegend geändert, habe Gedichte geschrieben und seine Situation insgesamt offenbar völlig verkannt, da nach Meinung der Ehefrau von vornherein absehbar war, daß die während dieser Zeit gehegten Pläne ihres Mannes unrealistisch waren. Die Beziehung zur Bekannten wurde daraufhin zunehmend schwierig, und die ersten paranoiden Ideen, die wahrscheinlich etwa ein bis zwei Monate vor Aufnahme aufgetreten waren, bezogen sich auf diese Frau, von der Herr X. glaubte, sie habe ihn systematisch mit Essen und mit Gasen vergiftet und sei ursprünglich bereits von Feinden oder Terroristen auf ihn angesetzt worden. Die Themen Eigenbeziehung und Verfolgung konkretisierten sich darüber hinaus auch an anderen Inhalten, so habe an seinem Wohnort ein getarntes Postauto vor seiner Wohnung gestanden, er habe in der Post Terroristen erkannt und sogleich bei der Polizei gemeldet. Kurz vor Aufnahme war Herr X. wieder aus der gemeinsamen Wohnung ausgezogen und zur Ehefrau zurückgekehrt.

Im *Verlauf* des stationären Aufenthaltes kam es unter neuroleptischer Behandlung zu einer langsamen Besserung. Erschwerend wirkte sich aus, daß die finanzielle bzw. wirtschaftliche Situation sowohl für den Patienten wie auch für die Behandelnden immer deutlicher wurde: Zum Teil war es schwierig, reale Existenzangst, reale Bedrohung und realen wirtschaftlichen Boykott zu unterscheiden von vermeintlicher Verfolgung, Bedrohung und Einkreisung von Herrn X. Er sprach immer wieder von seiner Erfindung, die nach wie vor seinen gesamten Lebensinhalt ausmachte, demonstrierte sie auf Station mehrfach, besuchte entsprechende Industrieveranstaltungen und versuchte immer wieder eine Vermarktung, was jedoch mißlang. Nach etwa dreimonatigem Aufenthalt erfolgte die Entlassung. Herr X. war zu diesem Zeitpunkt für etwa vier Wochen frei von inhaltlichen Denkstörungen, die finanzielle Situation bei Entlassung war schlecht, die Eheproblematik schien weitgehend aufgearbeitet. Etwa ein halbes Jahr später mußte Herr X. nach einem Suizidversuch erneut aufgenommen werden. Seine finanzielle Situation hatte sich zwischenzeitlich weiter zugespitzt. Ungünstig hatte sich offenbar vor allem die Tatsache ausgewirkt, daß Herr X. sehr oft tagsüber ganz allein zu Hause gewesen war und kaum Sozialkontakte hatte. Es bedurfte einer etwa zweieinhalbmonatigen stationären Behandlung, während der Herr X. unter anderem hochpotente Neuroleptika erhielt. Zum Zeitpunkt der zweiten Aufnahme hatten erneut olfaktorische Halluzinationen (Gasgeruch), Erlebnisse der Eigenbeziehung und eine affektive Anspannung bestanden. Herr X. war offenbar wieder in eine von ihm als ausweglos erlebte Situation geraten, so daß er lediglich einen Suizid als Lösung erachtete. Von Bedeutung ist, daß Beziehungsideen und Halluzinationen jeweils nur auf dem Höhepunkt der Erkrankung bestanden, während der systematisierte Wahn über einen längeren Zeitraum bestand.

Zusammenfassung: Bei Herrn X. entwickelte sich aufgrund beruflicher und privater Belastungen und insbesondere aufgrund einer fast "fanatisch" verfolgten eigenen Erfindung über längere Zeit hin die Überzeugung, daß alle gegen ihn seien, was dann im Vollbild der Psychose eine Bestätigung durch entsprechende halluzinatorische Erlebnisse und Eigenbeziehungen erfuhr, ohne daß formale Denkstörungen oder andere "schizophrene" Symptome bestanden hätten. Neuroleptische Therapie vermochte die Wahnsymptomatik jeweils in einem Zeitraum von acht bis zehn Wochen zu bessern, wohingegen die anderen Symptome (Beziehungsideen und Halluzinationen) innerhalb von Tagen günstig zu beeinflussen waren.

1.4.2 Fall "Herr Y."

Aufnahmesituation und Aufnahmebefund: Herr Y. wurde von seinem Arbeitgeber begleitet unter dem Bild einer akuten psychotischen Episode in unsere Klinik gebracht. Wie zu erfahren war, hatte er sich seit etwa einer Woche vor der Aufnahme verändert, er habe auf Fragen nicht adäquat geantwortet, weniger gesprochen als sonst, habe häufig gedankenverloren am Fenster gestanden und auf Ansprache nicht reagiert. Zu Beginn habe er dabei noch gut gearbeitet, später jedoch habe er beispielsweise ein Gerät reparieren wollen, wofür keine Ersatzteile vorhanden gewesen seien, was für Herrn Y. eine besondere Bedeutung gehabt habe. Zwei Tage vor der Aufnahme habe Herr Y. fast nur noch verstört herumgestanden, kaum noch gearbeitet und seltsam geredet. So habe er am Abend vor der Aufnahme beispielsweise einen Kollegen gefragt, ob Gold die wichtigste Farbe sei; er sei sehr unruhig gewesen, habe von "oben und unten", "blau und rot", "schwarz und weiß" gesprochen sowie davon, daß dies alles eine Bedeutung habe. Am Tag der Aufnahme habe er geäußert, daß die Menschen auf der Straße vor dem Geschäft mit ihm etwas zu tun hätten. Auf der Fahrt in die Klinik habe sich Herr Y. sehr häufig umgedreht und offensichtlich die Befürchtung gehabt, jemand verfolge ihn.

Somatisch ergab sich bei Aufnahme kein pathologischer Befund. Psychisch wirkte Herr Y. gespannt, unruhig, ängstlich und blickte den Untersucher mit großen Augen hilfesuchend an. Im Denken war er deutlich formal gestört im Sinne von Zerfahrenheit. Inhaltlich gab er an, daß er nicht wisse, was die Farben rot, blau, schwarz sowie orange zu bedeuten hätten, ob sie oben oder unten ständen. Oben sei die Kripo und weiß, unten sei die Unterwelt und schwarz. Er selbst stehe darin und wisse nicht, was das alles zu bedeuten habe. Er sprach von Leitern, dem Buchstaben "V" sowie der Anordnung der Walzen in verschiedenen Kopiermaschinen, was alles eine Bedeutung habe. Er wisse nicht, was Zirkel, Winkel und Tür, blau und rot zu bedeuten hätten, sitze jedoch mitten drin. Er habe Angst, weil er sich die vielen Symbole und Bedeutungen nicht erklären könne. Er gab akustische Halluzinationen an: "Es klopfen die Zimmermänner oder auch Zimmernämmer, das sei egal, das reime sich, oben oder unten, die klopfen nur einmal, die hämmern an einem Sarg, der könnte für mich sein, der könnte auch für andere sein". Neben diesen einfachen akustischen Halluzinationen wurden andere Störungen im Bereich der Wahrnehmung, insbesondere Stimmenhören, verneint, und es ergaben sich auch keine Hinweise dafür. Der Affekt erschien in der Untersuchungssituation gelegentlich inadäquat mit unsicherem und grundlosem Lachen. Eine leichte psychomotorische Unruhe und vor allem Angst waren durchgehend vorhanden, Suizidalität bestand nicht.

Eigen- und fremdanamnestisch war in den Tagen nach der Aufnahme folgendes zu erfahren: Herr Y. wurde mit zwei Jahren von einer Familie adoptiert, bei der er auch schon vorher gelebt hatte, er kennt seine leibliche Mutter nur durch wenige Briefe, seine leibliche Verwandtschaft überhaupt nicht. Nach abgeschlossener Stahlbauschlosserlehre arbeitete er zunächst in seinem erlernten Beruf, wechselte dann das Arbeitsgebiet und arbeitete als Techniker in einer Büromaschinenfabrik, in deren Außenstelle er bis zum Zeitpunkt der Aufnahme gearbeitet hatte. Bereits vor etwa zwei Jahren hätten während weniger Wochen Verfolgungsideen bestanden, und Herr Y. sei zu dieser Zeit auch wenig leistungsfähig gewesen. Die schwierige Situation konnte im Betrieb jedoch durch Zuweisung leichterer Arbeit aufgefangen werden. Ansonsten sei Herr Y. ein zuverlässiger, wenn auch etwas verschlossener und manchmal eigen- bzw. starrsinniger Mitarbeiter.

Im *Verlauf* der stationären Behandlung bildeten sich bereits zwei Tage nach der Aufnahme die ängstliche Symptomatik sowie die paranoiden Inhalte und die akustischen Halluzinationen nach Gabe hochpotenter Neuroleptika deutlich zurück. Im Verlauf der nächsten Wochen wurde Herr Y. zugänglicher, bekam Kontakt zu Mitpatienten und distanzierte sich vollkommen von seinen paranoiden Inhalten. Die gedrückte ängstliche Stimmung mit gelegentlichem inadäquatem Affekt war einer lockeren direkten Offenheit gewichen. Die in der Psychose geäußerten Inhalte konnten im weiteren Verlauf zum Teil mit realen Gegebenheiten in Verbindung gebracht werden, die jedoch bereits seit Jahren bestanden hatten, so daß eine unmittelbare Auslösung des jetzigen psychotischen Geschehens durch sie nicht in Betracht kam. Herr Y. selbst vermochte ebenfalls keinen unmittelbaren "Auslöser" anzugeben.

Zusammenfassung: Bei Herrn Y. hatte sich ohne äußeren Anlaß innerhalb etwa einer Woche eine psychotische Episode entwickelt, bei der neben diffusen, nur in Ansätzen systematisierten paranoiden Ideen vor allem eine formale Denkstörung bestand. Am Arbeitsplatz war er zunächst durch die hierdurch bedingte Leistungsminderung aufgefallen (er erschien "verstört", "unkonzentriert", "zurückgezogen") und erst später durch "unsinniges" Reden. Unter neuroleptischer Therapie besserte sich die Symptomatik insgesamt rasch.

1.4.3 Fall "Herr Z."

Aufnahmesituation und Aufnahmebefund: Herr Z., ein knapp zwanzig Jahre vor Aufnahme übergesiedelter Jugoslawe, wurde unter dem Bild eines depressiven Versagenszustandes stationär aufgenommen. Nach anfänglichen Verständigungsschwierigkeiten zeigte sich, daß Herr Z. Fragen gut verstand und - wenn auch mit eingeschränktem Wortschatz - adäquat beantwortete. Formale oder inhaltliche Denkstörungen zeigten sich bei der Aufnahme zunächst nicht, Herr Z. wirkte bei eher reduzierter Psychomotorik etwas innerlich unruhig, leicht gereizt, die Stimmung war etwas gedrückt. Eine latente Suicidalität konnte nicht ausgeschlossen werden. Man gewann im Gespräch den Eindruck, daß er kaum zugänglich ist und sehr in sich zurückgezogen lebt. Nach seinen Beschwerden gefragt, betonte Herr Z. immer wieder, er sei nervös, er habe eine "nervöse Psychose", sei kraftlos, verkrampft und impotent. Er sei unfähig zu arbeiten, und das mache ihm zu schaffen. Er fühle sich schon seit den frühen sechziger Jahren krank und führe dies auf eine harte Kindheit zurück. Allerdings gehe es ihm seit 2-3 Jahren noch schlechter. Die neurologische Untersuchung sowie die apparativ erhobenen Befunde ergaben keinen Hinweis auf eine organische Psychose.

Zur *Anamnese* war von Herrn Z. folgendes zu erfahren: Der mittlerweile verstorbene Vater von Herrn Z. war Bauarbeiter, die Mutter lebt auf einem Bauernhof. Bislang lagen bei Herrn Z. keine schweren körperlichen Krankheiten vor; in der Familie sind keine Nervenkrankheiten bekannt. Seit seinem 10. Lebensjahr habe der Vater immer zu ihm gesagt, er sei verrückt und dumm. In der Schule hat Herr Z. nur 4 Klassen besucht. Anschließend, im Alter von 12 Jahren, begann er, auf Baustellen und in der Landwirtschaft zu arbeiten. 19 Jahre vor der Aufnahme erfolgte die Übersiedlung nach Deutschland, wo er nach einiger Zeit die dauerhafte Arbeit fand. In der Firma ist er als sehr fleißig und zuverlässig bekannt. Etwa in dieser Zeit hatte Herr Z. eine Landsmännin geheiratet, von der er sich nach zwei Jahren scheiden ließ, angeblich wegen seiner Krankheit. Aus dieser Ehe ging eine heute 16 Jahre alte Tochter hervor. Die Frau sei inzwischen mit einem Deutschen verheiratet. Die Tochter lebe bei der Mutter, er habe zu beiden seit langem keinen Kontakt mehr. Schon seit etwa 8 Jahren hatte Herr Z. gelegentlich an Suicid gedacht. Auslösend dafür seien "Depressionen" wegen seines Alleinseins und seines Krankheitsgefühls gewesen. Sein Leben sei ihm "schwer geworden", und er sah wegen seiner zunehmenden Arbeitsunfähigkeit keine Chance mehr, sein Leben zu bewältigen. Auch sei er seit 6-7 Jahren zunehmend reizbar. Einige Monate und wenige Wochen vor der Aufnahme hatte Herr Z. zwei Suicidversuche mit Tabletten unternommen. Er habe sich bereits zuvor in ambulante psychiatrische Behandlung begeben, da er sich nicht gut gefühlt habe ("Konzentrationsstörungen" und "allgemeine Leistungsstörungen").

In den Tagen nach der Aufnahme gelang es, zunächst in Andeutungen und später immer klarer, Schritt für Schritt mit Herrn Z. über sein Wahnsystem zu sprechen. Immer schlimmere Greueltaten und immer phantastischere Erlebnisse, zum Teil mit politischem Hintergrund, wurden von ihm berichtet: In der Vergangenheit seien in Jugoslawien mehrere Massaker geplant gewesen. 1963 sei ein solches Massaker durch ein Erdbeben, welches vielleicht von Gott geschickt worden sei, verhindert worden. 1966 sei von Gegnern Titos wieder ein Massaker geplant gewesen. Tito habe dies jedoch von einem Hubschrauber aus festgestellt, und so sei auch dieses geplante Massaker nicht zur Ausführung gekommen. Allerdings habe es in den Jahren nach dem 2. Weltkrieg schon 2 große Massaker gegeben, wobei Serben Kroaten umgebracht hätten. Während seines Militärdienstes 1963 habe er festgestellt, daß das Militärlager, in dem er sich befand, auf einem riesigen Massengrab erbaut worden sei. Bemerkt habe er dies an einer umgestürzten Mauer in diesem Lager. Er habe damals Streit mit einem Offizier bekommen, weil er die Mauer wieder aufbauen wollte, aber nicht durfte. Einmal sei auch ein junger Mann aus der Mauer herausgekrochen, mit dem er sich dann unterhalten habe. Nach kurzer Zeit sei dieser Mann wieder in der Mauer verschwunden. Herr Z. wurde dann mit der Frage konfrontiert, ob dies nicht alles von ihm nur vorgestellt gewesen sein könnte. Daraufhin gab er zur Antwort, daß er sich da ganz sicher sei. Er könne nicht mehr sagen, ob der Mann in Zivil war (auf Anfrage), er wisse jedoch, es sei ein junger Mann gewesen, der dann wieder verschwunden sei. Seit dieser Zeit ist Herr Z. davon überzeugt ("100 Prozent, Herr Doktor"), daß in diesem Massengrab bzw. hinter der Mauer nicht nur Knochen zu finden seien, sondern daß dort auch noch Leute am Leben seien.

Wegen dieses Wissens werde er seit Jahren vom jugoslawischen Geheimdienst verfolgt, und es sei geplant gewesen, ihn zu ermorden. Herr Z. berichtet weiter über eine Episode aus dem Jahre 1952. Er sei mit seinem Vater und mit einem Nachbarn unterwegs gewesen. Damals habe der Sohn der Nachbarin ihnen eine Dose Menschenfleisch mitgegeben. Auf die Frage, woher er das gewußt habe, gab er zur Antwort, daß das Fleisch rot-weiß und süß gewesen sei; er habe nie solches Fleisch gegessen. Zwischen 1945 und 1950 habe die Regierung mehrere Massaker an der kroatischen Bevölkerung (Herr Z. ist Kroate) durchgeführt, und man habe dann Seife aus den Toten gemacht. Mit dieser Seife hätten sich alle Jugoslawen waschen müssen, und das habe alle "blöd" gemacht. Auch habe es beiderlei Geschlechter in unterschiedlicher Weise sexuell verändert: die Frauen seien seit der Benutzung dieser aus Menschen gemachten Seife hypersexuell, die Männer hingegen asexuell. Auch bei ihm habe sich dies entsprechend ausgewirkt, weswegen er auch geschieden sei. Die Seife gehe erst dann von den Jugoslawen ab, wenn über das Massaker gesprochen worden sei. Viele Jugoslawen hätten keine richtige Lust am Sex. Das läge an der

Seife. Die Frauen hingegen seien schlimmer als früher. Herr Z. betonte mehrfach, daß, solange man nicht über die Opfer sprechen dürfe, alle Jugoslawen belastet seien. Am meisten belaste ihn, daß die Seife nicht abgehe. Die Auswirkungen der Seife seien fatal. Gefragt, woher er denn wisse, wie die Seife wirke, meinte er, daß er dies beim Militär von einem Offizier gehört habe. Der Offizier habe auch gesagt, daß er sich sexuell ganz tot fühle. Er sei "zu 100 Prozent" sicher, daß sein sexuelles Befinden von der Seife herkomme. Der Einfluß bestehe seit der Kindheit. Als Kind habe er gemerkt, daß mit der Seife etwas ist. Auch seiner Mutter habe er angemerkt, daß sie temperamentvoller geworden wäre. Eigentlich hätte auch er temperamentvoll sein müssen, da seine Mutter und sein Vater beide sehr temperamentvoll gewesen seien. Er sei aber nicht temperamentvoll, und das müsse von der Wirkung der Seife herrühren. Herr Z. ist davon überzeugt, daß etwa jeder zehnte Jugoslawe mit dem Geheimdienst in Verbindung stehe, der ihn verfolge. Einige Monate vor der Aufnahme hatte Herr Z. einen von ihm als Geheimagent gewähnten Landsmann mit einem Messer verletzt. Schon vor einigen Jahren habe er bemerkt, daß in seinem Haus vorübergehend ein Agent wohnte, den er an seinen Blicken entlarvt haben will ("er schaut immer so eigenartig").

Verlauf: Zu Beginn des stationären Aufenthaltes wurde die bislang gegebene antidepressive Medikation abgesetzt. Nachdem in den ersten beiden Wochen die Art der seelischen Störung deutlich geworden war, begannen wir eine medikamentöse Behandlung mit Neuroleptika, und man hatte zunächst den Eindruck, daß die neuroleptische Medikation das Befinden von Herrn Z. etwas besserte (er wurde etwas ruhiger und wirkte weniger gereizt), allerdings um den Preis einer gewissen motorischen Gebundenheit und gelegentlicher wechselnd stark ausgeprägter oraler Hyper- und Dyskinesien. Er selbst gab stereotyp an, daß er sich "immer gleich" fühle; wenn man darüber sprach, daß man den Eindruck hätte, es ginge ihm etwas besser, meinte er, "ja, vielleicht, Herr Doktor". Im Stationsleben war er angepaßt, konnte jedoch insgesamt in der Beschäftigungstherapie nicht sehr viel mitarbeiten. Gelegentlich einmal kam er auf eigene Ideen, anderen bei ihren Arbeiten zu helfen. Es wurde mehrfach versucht, über Zukunftsperspektiven mit Herrn Z. zu sprechen. Seine Reaktion war jedoch immer die, daß er letztlich mit Suicid drohte: Er meinte jeweils zunächst, es ginge ihm noch schlecht und so schlecht, wie es ihm ginge, könne er nicht arbeiten. Der Verdacht, daß Herr Z. möglicherweise Rente bekommen wollte, bestätigte sich nicht; er schlug einmal, darauf angesprochen, die Hände über dem Kopf zusammen und meinte, dann könne er sich ja gleich umbringen, wenn er nicht mehr arbeiten könne. Die Perspektive, nach Jugoslawien zurückzugehen, kam für Herrn Z. nicht in Frage, denn er würde dort sicher umgebracht oder zumindest in noch schlimmerer Weise verfolgt als hier. Nach zwei bis drei Monaten kam es bei Herrn Z. zu einigen "äußerlichen" Veränderungen: Er ging in eine außerhalb der Klinik gelegene Werkstatt für psychisch Kranke, zunächst halbtags, später ganztags. Wie zu erfahren war, verrichtete er dort seine Arbeit recht mechanisch und hatte kaum Kontakt zu anderen Werkstattmitgliedern. Insgesamt wurde die nur geringe Belastbarkeit von Herrn Z. sehr deutlich. Etwa 4 Wochen später überraschte Herr Z. während eines weiteren Gesprächs über Zukunftsperspektiven damit, daß er von sich aus vorschlug, nach Jugoslawien zurückzugehen. Er werde nun doch einen Rentenantrag stellen und mit der Rente, die sehr gering ausfallen werde, nach Jugoslawien gehen und bei Bruder und Mutter auf dem Bauernhof wohnen.

Diese Entscheidung bzw. dieser Entschluß von Herrn Z. war in mehrfacher Hinsicht überraschend: zum einen war die Idee, nach Jugoslawien zu gehen, am Anfang der Behandlung einmal aufgebracht worden, wogegen sich Herr Z. sehr stark gewehrt und als Gründe letztlich paranoide Inhalte vorgebracht hatte. Über den Wahn wurde zwischenzeitlich zwar immer wieder gesprochen, und Herr Z. hatte jeweils bedeutet, daß er nach wie vor von allem "100 Prozent" überzeugt sei; offensichtlich besaß jedoch der Wahn nun keine Bedeutung mehr. Zum Paranoiden ist weiterhin zu bemerken, daß es auf Station und im Leben von Herrn Z. keine Rolle mehr spielte. Einen für gewisse Zeit auf Station befindlichen Mitpatienten, der ebenfalls Jugoslawe war, bezog er in seinen Wahn ebensowenig ein wie andere Jugoslawen, die zufällig auf Station waren wie beispielsweise eine Übersetzerin. Während der restlichen Zeit des stationären Aufenthaltes wurden weitere Zukunftsmöglichkeiten mit Herrn Z. besprochen. Das Wahnsystem war zwar auf Nachfrage noch vorhanden, hatte jedoch seine lebenspraktische Relevanz verloren.

Zusammenfassung: Bei Herrn Z. bestand eine chronische paranoide Psychose mit bizarrem systematisiertem Wahn. Unter neuroleptischer Therapie kam es zu keiner "Distanzierung", wohl aber zu einer Abnahme der lebenspraktischen Relevanz des Wahns, der bei Aufnahme das gesamte Denken, Fühlen und Handeln des Patienten beherrscht hatte.

Wir werden im gesamten Verlauf der weiteren Diskussion immer wieder auf Einzelheiten der drei angeführten Fälle zu sprechen kommen. Auf deren weitere Diskussion kann daher an dieser Stelle verzichtet werden.

1.5 Die drei Wahnkriterien von JASPERS, Fragestellung und Aufbau der Arbeit

Fragt man nach dem Grund, aus dem der Kliniker die bei allen drei Fällen im Vordergrund stehende Symptomatik als Wahn bezeichnet, so wird die Auskunft einhellig in einem Hinweis auf die JASPERSschen Wahnkriterien bestehen. Fragt man weiter nach der Klassifizierung bzw. der diagnostischen Wertigkeit oder nach der Genese einzelner Wahnsymptome, so wird man nicht mit der gleichen Sicherheit, aber doch sehr wahrscheinlich auf KURT SCHNEIDER und FREUD verwiesen. Daß das heute in der Psychiatrie verbreitete Wahnverständnis durch die drei genannten Autoren - KARL JASPERS, SIGMUND FREUD und KURT SCHNEIDER - maßgeblich geprägt wurde, ergibt sich nicht nur aus der klinischen Praxis, sondern auch aus den Ausführungen der Lehr- und Handbücher.

KURT SCHNEIDER konnte auf dem Werk von JASPERS aufbauen, und, wie sich zeigen läßt, sind seine Beiträge zum Wahnproblem Modifikationen JASPERSscher Grundgedanken. Sein Beitrag zur Psychopathologie des Wahns hat weltweite Verbreitung gefunden und ist für die Psychopathologie der Schizophrenie bis heute von großer Relevanz. Sein Wahnverständnis deckt sich weitgehend mit dem der heutigen Psychiatrie, was es zudem erforderlich macht, daß wir uns in einem eigenen Abschnitt mit KURT SCHNEIDER auseinandersetzen (vgl. Abschnitt 3).[6]

Nicht wenige werden auf FREUD verweisen, wenn es um die Frage des wichtigsten Beitrags zur Wahnforschung in diesem Jahrhundert geht. Auf ihn geht eine ganze Reihe von Überlegungen zurück, die sehr bald von der Psychiatrie übernommen wurden, so beispielsweise der Gedanke der Ableitbarkeit der psychotischen Inhalte aus früheren Erfahrungen des Kranken. Bis heute kontrovers diskutiert wird FREUDS "Homosexualitätstheorie" der Wahngenese. Insgesamt rechtfertigt die weite Verbreitung von FREUDS Gedankengut ebenso wie die weite Verbreitung von SCHNEIDERS Überlegungen zum Wahn einen eigenen Abschnitt (vgl. Abschnitt 5).

Die heutige klinische Anwendung von FREUDS Überlegungen fußt auf den grundlegenden Arbeiten von JASPERS, wie sich leicht zeigen läßt: Der klinisch tätige Psychiater, der nach dem "Zweck" des Wahns fragt, die Psychodynamik des Wahnkranken zu verstehen versucht oder nach latenten homosexuellen Impulsen beim Wahnkranken fahndet, muß zunächst wissen, *daß* überhaupt ein Wahn vorliegt. Bei der Entscheidung über diese Frage liefert ihm FREUD allerdings keine Anhaltspunkte, d.h. er muß sie unabhängig von FREUDS Überlegungen zu Wahn entscheiden. Er wird dies in der Regel anhand seiner klinischen Erfahrung tun, die geleitet ist durch seine Kenntnisse der allgemeinen und klinischen Psychopathologie. Die Lehr- und Handbücher hierzu beruhen jedoch bei ihrer Charakterisierung des Wahns alle mehr oder weniger auf JASPERS, so daß JASPERS' Gedanken letztlich *jeden* klinisch tätigen Psychiater leiten, der mit der Diagnostik und Therapie Wahnkranker beschäftigt ist.

KARL JASPERS - geb. 1883, von 1909 bis 1915 Assistent in der Heidelberger Psychiatrie, 1916 bis 1921 Professor für Psychologie, 1922 bis 1961 Ordinarius für Philosophie und nach dem 2. Weltkrieg daneben bzw. darüber hinaus eine Person von politischer Bedeutung - hat ein umfangreiches psychopathologisches und ein noch umfangreicheres philosophisches Werk hinterlassen. Wir wollen uns im folgenden jedoch nicht mit dem Gesamtwerk, sondern lediglich mit einem

---

[6] Daß KURT SCHNEIDER auf JASPERS aufbaut, ist allgemein bekannt und wird von SCHNEIDER selbst durchaus anerkannt: Er setzt das Erscheinen von JASPERS' *Allgemeiner Psychopathologie* gleich mit dem Beginn der wissenschaftlichen Wahnforschung und bezieht sich in seinen Ausführungen immer wieder auf JASPERS.

seiner Beiträge zum Wahnproblem auseinandersetzen, den von ihm entwickelten "Wahnkriterien".

Die von JASPERS erstmals in dieser Form konzipierten Wahnkriterien sind

1. *subjektive Gewißheit,*
2. *Unkorrigierbarkeit* und
3. *Unmöglichkeit des Inhalts*[7].

Zunächst sei nochmals festgehalten, daß sich sowohl die psychiatrischen Lehr- und Handbücher als auch die klinische Praxis trotz aller Bedenken und Einwände gegen diese Kriterien bzw. gegen JASPERS überhaupt an diesen Kriterien anlehnen bzw. mit diesen Kriterien arbeiten. Die folgenden Fragen bedürfen daher sowohl aus klinischen als auch aus theoretischen Gründen einer Antwort:
1) Sind die JASPERSschen Wahnkriterien vor dem Hintergrund des Standes der heutigen Wahnforschung überhaupt noch sinnvoll anwendbar?
2) Läßt sich ein Verständnis dieser Kriterien gewinnen, das über JASPERS hinausgeht und dessen Charakterisierung von Wahn vertieft?
3) Welcher Modifikationen der Kriterien bedarf es unter Umständen aus welchen Gründen?
4) Wie kann die Frage nach dem, was Wahn ist (d.h. nach dem "Wesen" des Wahns), vor diesem Hintergrund beantwortet werden?
5) Welche Konsequenzen aus einer solchen Beantwortung ergeben sich (a) für die klinische Praxis und (b) für die psychopathologische Grundlagenforschung?[8]

Bevor wir in den folgenden Abschnitten (vgl. vor allem die Abschnitte 2 und 6) ein tieferes Verständnis der Kriterien zu erreichen suchen, um damit ein klareres Verständnis von Wahn überhaupt zu gewinnen[9], sei kurz auf die Situation der Psychiatrie im beginnenden 20. Jahrhundert und auf die Situation von JASPERS in dieser Zeit eingegangen. Dadurch soll vor allem deutlich werden, was das Eigentümliche an JASPERS' *Allgemeiner Psychopathologie* ist und warum es ein "ungewöhnliches Buch" ist, "das sich und seinem Verfasser mit einem Schlage einen dauernden Platz in der Geschichte unserer Wissenschaft erobert", wie BUMKE 1914 formulierte. Die Skizze der Situation der Psychiatrie von damals zeigt insbesondere, warum JASPERS' *Allgemeine Psychopathologie* keineswegs an Bedeutung verloren hat, sondern gerade heute hinsichtlich ihrer Relevanz für die Grundfragen der Psychiatrie nicht hoch genug eingeschätzt werden kann.

"Als Jaspers seine Forschungsarbeit begann, war die Psychiatrie auf dem Stand einer klinischen Empirie ohne einheitliches wissenschaftliches System ... In der ganzen Wissenschaft herrschte ein Durcheinander aus anatomischen, physiologischen, erbbiologischen, analytischen, neurologischen, psychologischen, soziologischen Momenten ... Daneben bildete man Theorien und vergaß Theorien, sprach in verschiedenen Terminologien, versuchte es ein wenig mit allen Methoden, ohne ihre Grenzen und ihre Verbindung zu sehen. Das diagnostische Interesse war vorherrschend ... In den psychiatrischen Kliniken war das Bewußtsein einer Stagnation der

---

[7] JASPERS (1973, S. 80) selbst spricht von "äußeren Merkmalen", die Wahnideen "in einem hohen - nicht scharf begrenzten - Maße haben."
[8] Für eine zusammenfassende Beantwortung der Fragen siehe Abschnitt 6.6.
[9] Es sei an dieser Stelle darauf hingewiesen, daß wir uns auf wenige Teilaspekte der Psychopathologie des Wahns beschränken möchten, diese jedoch gründlich behandeln wollen. Wir werden weder das Problem "Prozeß oder Entwicklung" aufgreifen noch die nosologische Stellung des Wahns diskutieren (vgl. GAUPP 1914a,b, 1920, 1938, 1947, HÄFNER 1963, HOFER 1952, 1968a,b, HOFFMANN 1927, JANZARIK 1949, KEHRER 1922a,b, KANT 1929, 1951, KATZ et al. 1964, KEYSERLINGK 1964, MOSBACHER 1931, um nur einige Autoren zu nennen). Eine Einführung in das Thema bzw. eine Übersicht der Art, wie sie beispielsweise von SCHMIDT (1940) oder von HUBER (1955, 1964) geliefert wurde, zu geben, kann ebenfalls hier nicht unsere Absicht sein.

wissenschaftlichen Forschung und Therapie verbreitet" schreibt SANER (1982, S. 28) in seiner JASPERS-Biographie, und man möchte lediglich hinzufügen, daß die Situation der heutigen Psychiatrie kaum treffender charakterisiert werden kann.

JASPERS selbst charakterisiert die Situation der Psychiatrie von damals - und abermals scheint es heute kaum anders zu sein - wie folgt: "Oft war von denselben Dingen mit anderen Worten die Rede, zumeist undeutlich. Mehrere Schulen hatten je ihre eigene Terminologie. Es schien, als ob mehrere Sprachen gesprochen würden, und daß es Abwandlungen gab bis zum Jargon der einzelnen Kliniken. Eine einheitliche, alle Forscher vereinigende gemeinsame wissenschaftliche Psychiatrie schien es nicht zu geben. Bei den regelmäßigen Krankenvorstellungen und Besprechungen im Kreise der Ärzte kam es mir manchmal vor, als ob man immer wieder von vorne anfinge, dann wieder bloß unter ein paar armselige Gattungen das jeweils Vorkommende subsumierte, dann als ob man ständig vergäße, was schon gesagt war. So oft ich auch befriedigt wurde durch das Gelernte, ebenso oft schien es mir, daß man nicht vorankäme" (JASPERS in SCHILPP 1957, S. 11).[10]

Trotz vieler Fortschritte in den verschiedensten Bereichen ist die Psychiatrie bis heute weit davon entfernt, ein einheitliches Lehrgebäude, das mit anderen Fachdisziplinen der medizinischen Wissenschaft insgesamt verglichen werden könnte, darzustellen. Wenn im folgenden versucht wird, JASPERS' bis heute klinisch relevanten Gedanken zum Wahnproblem weiter zu denken, so geschieht dies vor einem ähnlichen Hintergrund, vor dem JASPERS diese Gedanken zu denken begann. "In der Psychopathologie sollte begrifflich klar werden, was man weiß, wie man es weiß und was man nicht weiß" (JASPERS in SCHILPP 1957, S. 13). - Dieser vielzitierte Satz soll auch für die folgenden Überlegungen zum Wahnproblem Leitlinie sein.

Die Bedeutung von JASPERS für die heutige Psychiatrie wird in der Literatur allgemein anerkannt und zeigt sich nicht zuletzt in den Publikationen jüngeren Datums zum heutigen Verständnis der *Allgemeinen Psychopathologie*.[11] Im Unterschied zu einer Reihe von Beiträgen, die sich mit den Begriffen "Verstehen", "Phänomenologie", "Allgemeine Psychopathologie" oder "Phänomenologische Intuition" auseinandersetzen[12], gehen wir im folgenden von *klinischen* Sachverhalten aus, um das auf den JASPERSschen Wahnkriterien bis heute beruhende Wahnverständnis systematisch zu vertiefen. Es wird mithin im folgenden *keine* historische, biographische oder Werk-immanente JASPERS-Interpretation geleistet, worauf hier eigens verwiesen werden soll, um an dieser Stelle möglicherweise aufkommende Erwartungen des Lesers nicht zu enttäuschen.[13] Wir meinen allerdings, daß gerade ein auf klinischen Sachverhalten aufbauender systematischer Gedankengang das - mit BLANKENBURG (1984) zu sprechen - "Unausgeschöpfte in Jaspers Allgemeiner Psychopathologie" am klarsten hervorzuheben vermag.

---

10 JASPERS lag mit seinen Überlegungen damals keineswegs im "Trend" der psychiatrischen Forschung, vielmehr war er dem Gespött und wohl auch der Aggressivität naturwissenschaftlicher Kollegen permanent ausgesetzt: Sein damaliger Chef, der Hirnhistologe FRANZ NISSL, äußerte zu einem Assistenten: "Schade um den Jaspers, ein so intelligenter Mann und treibt lauter Unsinn" (JASPERS in SCHILPP 1957, S. 16), und auch aus einer anderen Bemerkung in JASPERS' Autobiographie geht hervor, daß das Verhältnis von JASPERS zu seinen Kollegen keineswegs frei von Spannungen war: "Die Psychiater müssen denken lernen, meinte ich einmal im Kreise der Ärzte. 'Man muß den Jaspers verprügeln', sagte freundlich lächelnd Ranke" (JASPERS in SCHILPP 1957, S. 11).
11 Vgl. SCHMITT 1979, 1983; BLANKENBURG 1984; GLATZEL 1984; HUBER 1984; JANZARIK 1984; TELLENBACH 1987.
12 Neben den in der vorstehenden Anmerkung genannten Beiträgen sei hier insbesondere verwiesen auf BUMKE 1914; SCHNEIDER 1938; KUNZ 1947 (diese drei Arbeiten sind wiederabgedruckt in SANER 1973) sowie HEIMANN 1950.
13 Die in der Vergangenheit vieldiskutierte Frage des Verstehens - bei JASPERS finden sich hierzu dreizehn Termini - bleibt im folgenden ebenfalls (zumindest explizit) unberücksichtigt. Wir wagen es mithin, JASPERS' Beitrag zum Wahnproblem von einer anderen als der bisher im psychopathologischen Schrifttum geläufigen Seite her zu betrachten, und gehen damit nicht nur methodisch, sondern auch inhaltlich einen neuen Weg.

2 Transkulturelle Psychiatrie und das dritte Jasperssche Wahnkriterium

2.1 Psychische Störungen im Kulturvergleich

Es ist sicherlich nicht übertrieben, wenn man den Wahn als *das* Problem der transkulturellen Psychiatrie schlechthin bezeichnet. Zwar bringen andere psychopathologische Symptome im Kulturvergleich ebenfalls Schwierigkeiten mit sich; diese sind jedoch eher zu umgehen oder zu überwinden als beim Wahn: Wo das "Sehen" von Geistern oder das "Tagträumen" zum Alltag gehört, wird das Symptom *"Halluzination"* problematisch (vgl. SMYTHIES 1956; AL-ISSA 1977; BRAM und SIMOS 1981), und wo die Sprache das Wort "Ich" nicht enthält, sind *"Ichstörungen"* möglicherweise schwieriger zu erfassen (vgl. hierzu WULFF 1966, 1978).[1]

Halluzinationen treten auch bei organischen oder toxisch bedingten Störungen auf. Sie können, trotz aller kulturspezifischen Unterschiede (vgl. WALLACE 1959), gerade bei den genannten Störungen als Halluzinationen nach bestimmten Kriterien relativ einfach festgestellt werden. Es gibt lediglich Schwierigkeiten in Randbereichen wie beispielsweise Tagträumen oder Geistersehen; für einen bestimmten "Kern" der Symptomatik läßt sich jedoch leicht Einigkeit erzielen.

Wahn bereitet im Kulturvergleich aufgrund des dritten JASPERSschen Wahnkriteriums besondere Probleme, weil hier die Frage allein nach adäquaten[2] Urteilen[3] gestellt ist. Was aber als adäquates Urteil zu gelten hat, ist nicht von vornherein ausgemacht, sondern ist beim Vergleich verschiedener Kulturen problematisch. Bevor wir diesen Problemen nachgehen, sei jedoch auf die Ergebnisse der transkulturellen Wahnforschung kurz eingegangen, um die anschließende Diskussion mit Daten zu untermauern.

---

1 Keineswegs bedeutet allerdings das Fehlen des Wortes "ich" auch bereits das Fehlen von Ichstörungen, wie manchmal übereilt geschlossen wird. So ist es beispielsweise eine unzulässige Verkürzung, wenn dasjenige, was die klinische Psychopathologie bei Ichstörungen als gestört ansieht, mit "bürgerlichen Individualitätsvorstellungen" (WULFF 1978, S. 166) gleichgesetzt wird. Diese (und deren vermeintliche Störungen) wird man anderswo (z.B. in Vietnam) zwar kaum finden, mit Sicherheit wird man aber - sofern man nämlich überhaupt auf Menschen trifft - Subjekte finden, die mit Objekten handelnd umgehen und deren Realität sich im Umgang miteinander jeweils herstellt. Das Sich-Gegenüberstellen von Objekten (als jeweils von der Gegenüberstellung unabhängig) und das Konstituieren einer intersubjektiven Realität (beides braucht nicht bewußt im Sinne von "gewußt" sein, es muß vielmehr gelebt sein) kann mithin in anderen Kulturen ebenso gestört sein wie in der unsrigen. Der Begriff "Störung des Ich-Bewußtseins" ist daher zur Bezeichnung der Ich-Störung irreführend, denn es geht hier nicht um eine Störung des Bewußtseins, das jemand von sich (explizit) hat, sondern um eine Störung des Bewußtseins, das ein jeder *ist* (vgl. SPITZER 1985, 1988d).
2 Wie unten gezeigt wird, kann das dritte JASPERSsche Wahnkriterium - die "Unmöglichkeit des Inhalts" - sowohl im Sinne von "Richtigkeit" als auch im Sinne von "Norm" oder "Realität" näher interpretiert werden. Um dem nicht vorzugreifen und um einen allgemeinen Ausdruck für falsche oder unnormale oder irreale Urteile gemeinsam zu verwenden, sprechen wir von "inadäquaten" bzw. "adäquaten" Urteilen.
3 Daß sich Wahn in Urteilen manifestiert, hat JASPERS ebenfalls klar zum Ausdruck gebracht: "Der Wahn teilt sich in *Urteilen* mit. Nur wo gedacht und geurteilt wird, kann Wahn entstehen" (JASPERS 1973, S. 80, Hervorhebung von mir, M.S.).

2.2 Drei Betrachtungsebenen

Geht es um die kulturelle und/oder zeitgeschichtliche Bedingtheit des Wahns, so sind zunächst drei verschiedene Betrachtungsebenen zu unterscheiden, die im folgenden vom Allgemeinen zum Besonderen fortschreitend kurz charakterisiert werden.

(1) Man kann das Vorhandensein bzw. die *Häufigkeit* von *Wahn überhaupt*, entweder bezogen auf eine bestimmte Bevölkerung oder auf ein bestimmtes Krankenkollektiv, untersuchen. So wurde beispielsweise immer wieder der Frage nachgegangen, ob sich die Häufigkeit der paranoid-halluzinatorischen Form der Schizophrenie gegenüber den anderen Formen verändert hat. Auch kann man nach der Häufigkeit von Wahnbildungen in Abhängigkeit von bestimmten Erziehungsstilen oder soziokulturellen Gegebenheiten fragen und mit Hilfe dieses Ansatzes versuchen, Rückschlüsse auf die Ätiologie von Wahn zu ziehen.

(2) Es lassen sich auf einer differenzierteren Betrachtungsebene einzelne *Wahnformen* (man spricht auch gelegentlich von Wahnthemen) isolieren, um deren kulturelle oder zeitliche Bedingtheit zu hinterfragen. Solche sind beispielsweise der Schuld-, Verarmungs-, Kleinheitswahn oder der hypochondrische Wahn der Depressiven oder aber der Verfolgungswahn, Beziehungswahn oder Größenwahn der Schizophrenen. Die Frage nach der kulturellen oder zeitlichen Bedingtheit derartiger Wahnformen wirft ein interessantes Licht auf die Frage, inwieweit derartige Wahnformen im Wesen des Menschen angelegt sind und inwieweit es sich um Produkte bestimmter kultureller Gegebenheiten handelt.[4]

(3) Drittens kann man einzelne konkrete Wahninhalte in Beziehung setzen zu ihrem kulturhistorischen Hintergrund. Auf der konkreten Ebene gilt für die Einzelinhalte, "daß der große Rahmen der in der Psychose gegebenen Grunderlebnisse oft ... mit jenen Inhalten gefüllt wird, die die Zeit anbietet" (KRANZ 1955, S. 62). MURPHY (1967) hebt allerdings hervor, daß der Zusammenhang zwischen kulturellem Hintergrund und Wahninhalt keineswegs immer ein ganz einfacher, oberflächlicher ist. MURPHY beobachtete beispielsweise in Singapur, wo Angehörige verschiedener Kulturen und Religionen dicht gedrängt nebeneinander leben, daß die religiösen Wahnideen der Patienten sich häufig auf andere Religionen als die eigene bezogen.

In den empirischen Untersuchungen der transkulturellen Psychiatrie wird nicht immer zwischen diesen Ebenen unterschieden, und auch im folgenden wird bei einem kurzen Durchgang durch die Ergebnisse derartiger Untersuchungen nicht immer zwischen den einzelnen Ebenen unterschieden. Nach der Darstellung der Häufigkeiten und Inhalte (Abschnitt 2.2) geht es uns vor allem um methodische Fragen und deren allgemeine Diskussion (Abschnitt 2.3). Diese zeigt, daß eine transkulturelle Wahndiagnostik zwar schwierig, aber nicht unmöglich ist, was umgekehrt das Verständnis des Wahnproblems vertieft.

2.3 Häufigkeiten und Inhalte

Wenn Wahn mit JASPERS nur dort entstehen kann, wo geurteilt wird, und Urteilen ganz allgemein eine grundlegende menschliche Fähigkeit darstellt, so liegt von

---

[4] Die Ergebnisse der transkulturellen Psychiatrie hinsichtlich der "Wahnformen" werden aus systematischen Gründen im Abschnitt 7.1 eigens dargestellt und diskutiert.

daher nahe, daß Wahn prinzipiell überall vorkommen kann. Entsprechende empirische Untersuchungen konnten diese Vermutung - bei aller methodenkritischen Skepsis (siehe unten) - weitgehend bestätigen (vgl. J.M. MURPHY 1976 und H.B.M. MURPHY 1982).

Eine Reihe von Untersuchungen beschäftigte sich mit der Frage, ob die einzelnen Unterformen der Schizophrenie, insbesondere die hebephrene, katatone und paranoid-halluzinatorische, zu anderen Zeiten oder in anderen Kulturen mit unterschiedlichen Häufigkeiten auftreten. Die meisten Autoren sind dabei der Auffassung, daß die paranoide Form der Schizophrenie in einer Zunahme begriffen ist (vgl. z.B. KRANZ 1967).

So fand ACHTE (zit. nach LENZ 1964, S. 69f) bei einer Untersuchung an 200 Schizophrenen aus den Jahren 1933 bis 1935 und 1953 bis 1955 eine Zunahme der paranoiden Form der Schizophrenie von 36% auf 59% und eine Abnahme der katatonen Form von 37% auf 11%. MAGARO (1980) referiert eine Reihe von Studien, denen zufolge die Schizophrenie-Formen Hebephrenie und Katatonie klinisch wesentlich seltener als früher diagnostiziert werden zugunsten entweder der paranoiden oder der undifferenzierten Form der Schizophrenie.[5] LENZ hingegen konnte eine Zunahme der paranoiden Form der Schizophrenie im Zeitraum von 1900 bis 1950 nicht finden.

Auch auf die *Dauer* von Wahnsymptomen (und damit möglicherweise indirekt auf deren Prävalenz) wirkt sich der kulturelle Hintergrund aus. PIEDMONT (1966) fand bei einem Vergleich von deutschstämmigen und aus Polen stammenden in New York lebenden Schizophrenen, daß die Deutschen konsequenter waren, mehr Wahnideen zeigten, diese Wahnideen auf einen weiteren Umkreis bezogen und länger an ihnen festhielten. Diese Prädisposition besonders der deutschen Kultur zu kohärenten Wahnideen und insbesondere zum Festhalten an diesen wird auf die Tendenz zur Vernunft und Konsequenz innerhalb der deutschen Kultur zurückgeführt (entsprechend der Leitlinie: "was ich gesagt habe, dazu stehe ich"). Umgekehrt fällt es Mitgliedern von Gesellschaften, die an Besessenheit glauben, häufig sehr leicht, sich von einem Wahninhalt zu distanzieren. Bestimmte Riten, wie beispielsweise eine durch einen Schamanen oder Heiler induzierte Trance oder Austreibung, können dahingehend interpretiert werden, daß sie es dem Patienten erleichtern, sich auf ehrenvolle Weise von seinem Wahn zu distanzieren, ohne als dumm oder inkonsequent gelten zu müssen.

Unter anderem wurde Wahn aus diesem Grund von manchen Autoren mit Akkulturation in Verbindung gebracht. CAROTHERS (zit. nach KIEV 1972, S. 44) fand eine Beziehung zwischen einem westlichen Kultureinfluß und manifestem paranoiden Verhalten unter Patienten in Kenia. Ebenso fand SPIRO (zit. nach KIEV 1972, S. 44), daß bei dem Stamm der Ifaluk auf den Südseeinseln der Karolinen paranoide Ausbrüche erst nach der japanischen Besetzung festgestellt wurden. Insbesondere die Systematisierung des Wahns scheint mit "westlichen" ("rationalen") Kultureinflüssen einherzugehen. LAMBO (1965, S. 66) beobachtete Ähnliches in Afrika und stellt fest: "... systematization is usually vague und rudimentary in most of the non-literate (rural) cases".

Daß die *Inhalte* des Wahns zeitlichen bzw. kulturellen Einflüssen unterworfen sind, wundert kaum: Ebenso, wie Zeitgeist und Kultur das Denken des Gesunden prägen, sind auch die von psychisch Kranken geäußerten Inhalte diesen Einflüssen unterworfen.

---

5 "Most hospital diagnoses include labels of paranoid or undifferentiated, rather than the previous labels of catatonic, hebephrenic, or simple. Katz, Cole, and Lowery (1964) reported that 76% of all schizophrenics admitted to state hospitals in New York were diagnosed either as paranoid, undifferentiated or unascertained. A Maryland state hospital reported 71% of schizophrenic patients were paranoid or undifferentiated. Outpatient clinics in the United States in the early 1960s diagnosed 74% of their patients as paranoid or undifferentiated (WEINER, 1966)" (MAGARO 1980, S. 134).

Besonders instruktive Beispiele für die zeitliche Bedingtheit der konkreten Wahninhalte finden sich bei LENZ (1964, S. 53f): "Auf dem Gebiete der paranoiden Vorstellungen war der Inhalt bis 1880 öfters 'die Preußen' als Folge der kriegerischen Auseinandersetzung im deutschen Krieg zwischen Preußen und Österreich im Jahre 1866 ... 1921 klagt sich ein anscheinend atheistisch gewordener Sozialdemokrat bzw. Kommunist in der Psychose an, daß ihn doch der Teufel habe, weil er nicht mehr in die Kirche gegangen sei und an keinen Himmel mehr geglaubt habe. In den paranoiden Ideen jener Jahre spielt die Sozialdemokratie als Partei der sozialistischen Internationale, die das Kaiserreich gestürzt hat, eine große Rolle. Sie ist nun 'der böse Feind', der früher Teufel und dann Preuße war und vor dem zweiten Weltkrieg (1938) wurden daraus SA und SS, nach dem zweiten Weltkrieg die Russen und die Kommunisten ... 1924 wird der 'physikalische Wahn', wie man ihn jetzt in einem gewissen Gegensatz zur Dämomanie zu nennen pflegt, häufig. Es ist die Zeit, in der das Radio im Volke bekannt wird, regelmäßige Radiosendungen zu hören waren. Drahtlose Beeinflussung, telepathische Kräfte werden nun Inhalt des paranoiden Wahnes. So hat 1936 selbst eine geistliche Schwester sich nicht mehr vom Teufel verfolgt gefühlt, sondern berichtet recht nüchtern von einer Gedankenübertragung durch Telepathie". Man sieht sehr deutlich, wie politische und technische Veränderungen die Ausgestaltung der Inhalte der Psychose beeinflussen, Verfolger sind der Teufel, die Preußen, die Sozialdemokraten, die SA und die Russen, beeinflußt wird man zunächst von Dämonen und später von Radios, Telefonen und heute - kann man ergänzen - von Laserstrahlen und ähnlichem. Auch für das Gebiet des hypochondrischen Wahns ist jedem heute tätigen Kliniker die zeitliche Bedingtheit geläufig, wurde doch aus der Angst vor Pest oder Lues später die Angst vor Krebs und heute die Angst, mit AIDS infiziert zu sein.[6]

Auch KRANZ bemerkt hinsichtlich der einzelnen Inhalte, "... daß 1916 bereits die Figuren von Kaiser, Großherzog und anderen Fürstlichkeiten ... eine deutlich geringere Rolle spielen als 1886 ... Die Technik hat sich weiterentwickelt und spielt mit all ihren Errungenschaften in die schizophrene Psychose hinein. Wesentlich häufiger als 1886 fühlen sich die Kranken von Elektrizität in irgendeiner Form beeinflußt. Auto, Flugzeug, Schreibmaschine, Grammophon, Röntgenstrahlen sind nun im schizophrenen Erleben aktuell. Überhaupt steigen die physikalisch-chemisch-technischen Wahnthemen kontinuierlich an, 1886: 16%, 1916: 20%, 1946: 33% - ein getreues Spiegelbild der fortschreitenden Technisierung unseres Zeitalters. Neben den höchst realen Mächten der physikalischen Welt stehen dann unvermittelt die geheimnisvollen psychologischen und parapsychologischen Wirkungen von Suggestion, Hypnose, Telepathie, Spiritismus, Mediumismus und Theosophie, die die Hexen und Zauberer von 1886 abgelöst haben" (KRANZ 1955, S. 65f).[7]

KIEV (1972, S. 45) führt eine Untersuchung von LAUBSCHER an, wonach bei Schizophrenen aus Queenland/Afrika Mythologien und Verhexungen im Wahn auftreten, wohingegen bei Europäern eher Inhalte wie Elektrizität, Telepathie und Hypnose auftreten. Entsprechende Ergebnisse erzielten TOOTH (1950) in einer Untersuchung in Ghana und STAINBROOK (1952) in einer Untersuchung in Brasilien. LAMBO (1965, S. 65) fand zudem bei Afrikanern ein häufiges Zurückfallen in die frühere Kultur: "One of the most important findings here is the readiness with which most of the members of the literate group, even most fervent christians, regress to their delusions to supernaturalism or magico-mystical influences".

2.4 Richtigkeit, Norm und Realität

Die mit dem dritten JASPERSschen Wahnkriterium verbundene Problematik wird in der Literatur meist anhand eines der drei Begriffe *Richtigkeit*, *Norm* und *Realität*

---

[6] Interessant ist, wie LENZ die zeitbedingten Veränderungen nicht nur der Patienten, sondern auch der psychiatrisch tätigen *Ärzte* beschreibt, die offenbar ganz ähnlich ausfielen: "Obgleich man sich vor 100 Jahren mit der Schilderung der Familien- und Lebenssituation des Kranken oder auch mit der Schilderung eventueller krimineller Handlungen und ihrer äußeren Umstände sehr ausführlich beschäftigte, ... brachte man dem Wahn selbst keinerlei Interesse entgegen ... Nirgends fand man in den mir zur Verfügung stehenden Krankengeschichten der ersten Jahrzehnte [d.h. etwa von 1850 bis 1880] eine Beschreibung des Wahnes selbst oder gar ein Gespräch des Arztes mit dem Patienten, das auf seinen Wahn eingegangen wäre. Man hat manchmal direkt den Eindruck, daß eine heilige Scheu bestand, auf den Wahn selbst näher einzugehen, als ob dies etwas wäre, das tabu ist. Hier war erst ein realistisches Denken betreffend den Wahn, eine Entmystifizierung notwendig, wie sie Ende des vorigen Jahrhunderts überall praktisch verwirklicht wurde" (LENZ 1964, S. 51).

[7] Aus unserer eigenen Erfahrung können wir für die Gegenwart die Einbeziehung von Themen aus östlichen Religionen oder Jugendsekten ergänzen (vgl. auch LANG 1980).

diskutiert. Diese Begriffe dienen dabei als Interpretation der "Unmöglichkeit des Inhalts", wobei der Inhalt entweder als unrichtig, von der Norm abweichend oder nicht mit der Realität in Einklang stehend betrachtet wird. Wie oben bereits angedeutet wurde, ist hiermit das Grundproblem der transkulturellen Wahnforschung angesprochen: Läßt sich Wahn überhaupt sinnvoll diagnostizieren angesichts der Tatsache, daß die in Frage stehenden Inhalte einem kulturabhängigen Wandel unterworfen sind, die Beurteilung ihrer Richtigkeit, Normalität oder Realität aber zur Diagnosestellung erforderlich scheint? - Viele Autoren nehmen hier eine skeptische, d.h. relativistische Position ein und halten sie theoretisch für nicht widerlegbar. Als Gegenargumente zur Rechtfertigung transkultureller Forschungen werden meist empirische Studien zum Vorkommen von Geisteskrankheiten - es gibt sie mit gewissen Schwankungen überall (vgl. MURPHY 1976, 1982) - oder bestimmter Symptome angeführt, was jedoch die prinzipiellen Einwände gegen transkulturelle Vergleiche, die selbstredend auch für die angeführten empirischen Studien zutreffen, nicht entkräftet.

Als Beispiel für eine Auffassung, die das Relativismus-Argument theoretisch für unwiderlegbar hält und sich daher auf die "Praxis" zurückzieht, sei WULFF (1980, S. XIV) angeführt: "Dem Erkenntnisnihilismus ... lassen sich ... Überlegungen entgegensetzen, die obschon theoretisch nicht ebenso stringent, immerhin den Vorzug praktischer Brauchbarkeit ... für sich haben."

Die folgenden Überlegungen sollen im Gegensatz zu dieser "schwachen" antiskeptischen Position zeigen, daß es dem kulturrelativistischen Skeptiker gerade an theoretischer Stringenz mangelt. Seine Argumente - im folgenden nach den jeweils als Angelpunkte dienenden Begriffen mit "Richtigkeits-Argument", "Norm-Argument" und "Realitäts-Argument" bezeichnet - werden hierzu näher betrachtet. Wie sich zeigen wird, läßt sich die skeptische Position in jedem einzelnen Fall entkräften. Daraus folgt jedoch nicht, daß die Problematik des dritten JASPERSschen Wahnkriteriums bereits gelöst wäre, denn eine auf den Widerlegungen der skeptischen Argumente allein beruhende Wahndiagnostik würde dogmatisch verfahren. Mit den folgenden Überlegungen ist damit lediglich gleichsam ein Raum geschaffen, innerhalb dessen sich Wahndiagnostik im einzelnen abspielen kann.

2.4.1 Das Richtigkeits-Argument

Das Richtigkeits-Argument läßt sich mit wenigen Worten wie folgt formulieren: Wenn Wahn nach den klassischen Kriterien von JASPERS dadurch charakterisiert ist, daß eine Person eine falsche Überzeugung unkorrigierbar vertritt, dann hängt die Frage, ob Wahn vorliegt oder nicht, u.a. an unserer Einschätzung der Richtigkeit von Überzeugungen. Diese unterliegt jedoch kulturellen Einflüssen, d.h. ein Satz p, der in der Kultur A für richtig gehalten wird, wird möglicherweise in der Kultur B als falsch angenommen, woraus unter Anwendung der JASPERSschen Wahnkriterien folgt, daß ausgehend von Kultur B bestimmte Sätze der Kultur A als wahnhaft eingestuft werden. Aus formalen Betrachtungen dieser Art werden leicht Auffassungen abgeleitet, die den jeweiligen Inhalt (d.h. den durch Sätze repräsentierten Anteil) von Kultur und Psychose aufgrund der unentscheidbaren Richtigkeit für ununterscheidbar halten.

Diese Auffassung wird häufig vertreten, wobei nicht selten der Inhalt einer Kultur mit dem Inhalt einer Psychose vollkommen gleichgesetzt wird. OPLER (1956, S. 201) führt beispielsweise

LABARRE als Vertreter einer solchen Auffassung an: "There is no discernible difference ... in the content of a culture and a psychosis".

Ein kulturrelativistischer Skeptizismus, der sich darauf stützt, daß in der einen Kultur Aussagen richtig sind, die in der anderen Kultur falsch sind (und daraus ableitet, daß es keine Kultur-übergreifenden verbindlichen Inhalte gibt), ist *immanent* widerlegbar: Richtigkeit ist keineswegs, wie der Skeptiker behaupten muß, voraussetzungsfrei, und sofern ein Satz p hinsichtlich seiner Richtigkeit in verschiedenen Kulturen beurteilt werden soll, müssen die Voraussetzungen für die Anwendung des Begriffs Richtigkeit *überkulturell* gelten. Mit anderen Worten: Wer behauptet, daß ein Satz p in einer Kultur als richtig und in einer anderen als falsch beurteilt wird, der hat bereits akzeptiert, daß es bestimmte *Voraussetzungen* geben muß, deren Gültigkeit *notwendigerweise nicht kulturrelativ* ist. Ohne derartige Voraussetzungen ist ein Vergleich nicht möglich, es bedarf immer eines tertium comparationis. Es sei hinzugefügt, daß diese Voraussetzungen für die Gültigkeit des Arguments keineswegs näher bekannt sein müssen und daß das Argument ganz unabhängig von der Art der Voraussetzungen (in Frage kämen logische Prinzipien, aber auch Anwendungsbedingungen für Begriffe und Sätze bzw. Prinzipien der Verifikation) gilt. Es beruht lediglich darauf, daß die Richtigkeit eines Satzes p nicht voraussetzungsfrei festgestellt werden kann und daher die Behauptung von Unterschieden hinsichtlich der Richtigkeit einzelner Sätze p gleichbedeutend ist mit dem Akzeptieren allgemeingültiger Voraussetzungen. Durch diese Überlegungen wird die Behauptung LABARRES, daß es keinen Unterschied zwischen dem Inhalt einer Kultur und dem einer Psychose gebe, zwar nicht widerlegt; es wird jedoch gezeigt, daß die Behauptung nur unter der Annahme transkulturell gültiger Voraussetzungen vorgebracht werden kann. Ein "Erkenntnis-Nihilismus" (WULFF) ist daher aus theoretischen Erwägungen gerade *nicht* die Folge des Richtigkeitsarguments.

2.4.2 Das Norm-Argument

Kulturrelativistische Überlegungen werden am häufigsten unter Verwendung des Norm-Begriffs vorgebracht, woraus Argumente resultieren, die im folgenden gemeinsam unter dem Stichwort "Norm-Argument" betrachtet werden sollen. Das Norm-Argument wird beispielsweise von WULFF (1980, S. XIV) wie folgt formuliert: "Komprimiert sagt das Relativismus-Problem, daß in einer Kultur gewonnene Maßstäbe - beispielsweise für das Normale und das Abnorme - nicht auf eine andere Kultur übertragen und auf die dortigen Einrichtungen angewandt werden dürfen, weil sie selbst kulturgebunden seien; infolgedessen würden sie nämlich das eigentlich Interessante, weil Fremde, in der anderen Kultur gerade nicht erfassen oder es zumindest nicht zutreffend erfassen können." Psychiatrische Diagnosen, und dies gelte insbesondere für die Diagnose "Wahn", seien mithin letztlich nichts als Feststellungen von Normabweichungen. Was als Norm jeweils gilt, unterliegt jedoch kulturellen Bedingungen, so daß eine Normabweichung in Kultur A nicht unbedingt eine Normabweichung in Kultur B darstellt. Daraus folge direkt, daß es eine transkulturelle Wahndiagnostik nicht geben könne.

So wie das Richtigkeits-Argument auf zugrundegelegte Voraussetzungen im Sinne von Gemeinsamkeiten verweist, baut das Norm-Argument ganz offensichtlich auf einer Gemeinsamkeit auf, die unabhängig von jeder speziellen Norm ist: Der Wahnkranke *weicht ab* von einer (wie auch immer lautenden) Norm. Es geht also offensichtlich *nicht* um *diese* oder *jene* Norm, sondern um das Abweichen von einer allgemein akzeptierten Norm.

MURPHY hebt hervor, daß das Norm-Problem keineswegs nur die transkulturelle Psychiatrie betrifft, sondern in diesem Bereich lediglich besonders deutlich hervortritt. Im übrigen gebe es jedoch von Wahnurteilen praktisch ununterscheidbare Urteile in jeder Kultur: "Where such established communal beliefs appear no less untrue or bizarre than private delusions, the foreign doctor or missionary may maintain not only that he cannot distinguish the two but that no-one else can. In this, however, he forgets that he is himself quite accustomed to make such distinctions within his own society. European psychiatrists every day diagnose delusional states with respect to Christian beliefs which are theoretically in accordance with scripture but which are so far removed from popular presentday acceptance that most clergy would also see them as abnormal ... In most such situations where collective beliefs seem delusory to the observer the solution is to realise that delusion is less concerned with objective proof or disproof than with *deviance from collective belief*..." (MURPHY 1967, S. 691, Hervorhebung von mir, M.S.)

Stellen wir die Frage nach der Differenzierung bzw. Differenzierbarkeit von Wahn (als einer Form von Abweichung) gegenüber anderen Formen von Abweichung wie z.B. Kriminalität zunächst zurück, und halten wir fest: nicht jede Abweichung ist Wahn, aber Wahn ist in jedem Falle eine Form von Abweichung von der Norm.[8]

Genau betrachtet führt das Norm-Argument nur dann in Schwierigkeiten und Widersprüche, wenn man überkulturelle Normen annimmt, denn genau dann und nur dann müßte man einen bestimmten Inhalt immer und überall hinsichtlich der Kategorien "Wahn" oder "Nicht-Wahn" einteilen können. Erlaubt man aber das Bestehen verschiedener Normen und hält lediglich fest, daß beim Wahn ein Abweichen von Normen vorliegt, so gerät man weder in einen Widerspruch noch in einen diagnostischen Nihilismus. Wer somit aus dem Bestehen verschiedener gesellschaftlich oder kulturell bedingter Normensysteme ein Gegen-Argument gegen die Möglichkeit einer kulturübergreifenden Wahndiagnostik ableiten will, der *muß* (ansonsten hätte das Argument keinen Ansatzpunkt) für sich gerade das Bestehen überkulturell gültiger Normen akzeptieren und die Wahndiagnostik von derartigen Inhalten abhängig machen. Da überkulturell gültige Normen von "Kulturrelativisten" abgelehnt werden, ergibt sich eine immanente Widersprüchlichkeit für deren Position.

2.4.3 Das Realitäts-Argument

Das skeptische Argument hinsichtlich der Abgrenzbarkeit von Wahn gegenüber kulturellen Unterschieden wird nicht selten auch unter Verwendung des Begriffs der Realität vorgebracht: Es gäbe nicht *die* Realität, Realität sei vielmehr jeweils das Produkt kultureller Gegebenheiten. Damit könne Wahn auch nicht in bezug auf Realität definiert werden: "A delusion cannot be defined as a distortion of reality because all cultures and all languages 'distort' the physical world to some degree" (WEINSTEIN 1962, S. 23).

Das Realitäts-Argument versucht gleichsam, noch eine Stufe tiefer zu gehen als das Richtigkeits-Argument und das Norm-Argument, da es nicht nur Unterschiede in der Einschätzung und Bewertung von Welt, sondern Unterschiede der Welten selbst ins Spiel bringt. Das Realitäts-Argument scheint damit zunächst der Sache

---

8 Die Tatsache, daß der Begriff "Massenwahn" (vgl. BITTER 1965) existiert, scheint dieser Behauptung zu widersprechen. Dem ist faktisch jedoch nicht so, da ein solcher Begriffsgebrauch entweder von vornherein metaphorisch gemeint ist oder zumindest von einem sehr umfassenden Wahnbegriff ausgeht, der der Umgangssprache, nicht aber der klinischen Praxis entnommen ist.

am weitesten auf den Grund zu gehen. Wie sich jedoch zeigen läßt, beruht es auf einer ungenügenden Klärung des ihm zugrundeliegenden Begriffs von Realität.

Zunächst einmal ist die Behauptung, jede Kultur "verdrehe" die physikalische Realität auf irgendeine Art, in ihrer Bedeutung unklar: Sofern man unter der "physikalischen Realität" das jeweilige, dem neuesten Stand der Physik entsprechende Weltbild versteht, leuchtet unmittelbar ein, daß dieses Weltbild (Elemente, Atome, Elementarteilchen, Kräfte etc.) Ausdruck und Produkt einer bestimmten Kultur (d.h. Produkt höchster intellektueller Anstrengungen vieler) ist. Keineswegs "gibt es" *die* physikalische Realität einerseits und deren kulturelle "Verdrehung" (oder neutraler: "Überformung") andererseits.[9] Unklar ist aber nicht nur, *was* "verdreht" wird, sondern auch, was hier "Verdrehung" überhaupt heißen soll: "Verdrehen" wir die Wellenlänge 750 nm, wenn wir einen Gegenstand, von dem derartige Wellen ausgehen, "rot" nennen? "Verdrehen wir" eine Ansammlung von Teilchen, indem wir bestimmte mikrophysikalisch keineswegs konstante Ausschnitte daraus z.B. als Tisch bezeichnen? "Verdrehen" wir den Wald, wenn wir die Bäume (sehr kulturspezifisch) einzeln beim Namen nennen? - Es ist leicht zu sehen, daß die Rede von der kulturell verdrehten "eigentlichen", im Sinne der physikalischen Realität genau genommen gar keinen Sinn macht, denn (a) das, was die Physik als Realität innerhalb ihrer Theorie in Ansatz bringt, ist selbst Kulturprodukt, und (b) es ist keineswegs klar, was es heißt, daß diese Realität (die keineswegs die Realität schlechthin ist, denn Schmerzen, Farben, Töne etc. kommen in ihr ebensowenig vor wie identische Gegenstände - alles Sachverhalte, die wir ansonsten ohne zu zögern als real bezeichnen) "verdreht" wird.

Aus diesen Überlegungen folgt, daß man das Realitäts-Argument des Skeptikers in jedem Falle umformulieren muß, wenn man es nicht bereits hier aufgeben will: Nicht *die* Realität wird kulturspezifisch überformt, vielmehr gibt es überhaupt nur verschiedene kulturell bedingte Realitäten. SAPIR (zit. nach OPLER 1956, S. 5) hat diese Auffassung sehr klar wie folgt ausgedrückt: "The worlds in which different societies live are distinct worlds, not merely the same world with different labels attached". Die hiermit erreichte Position des "transkulturellen Skeptikers" scheint zunächst kaum noch angreifbar: Da jede Kultur aufgrund ihrer kulturspezifischen Begrifflichkeit bzw. Sprache ihre eigene Realität hervorbringt und ein Wahnkriterium im Nicht-Übereinstimmen eines Urteils mit der Realität besteht, kann es keine kulturübergreifende Wahndiagnostik geben.

Im Detail lautet das Argument wie folgt: Ein Urteil p, das wir als wahnhaft bezeichnen, weil es mit "unserer" Realität nicht übereinstimmt, könnte mit einer anderen Realität durchaus übereinstimmen und wäre daher innerhalb dieser Realität nicht als wahnhaft zu bezeichnen. Damit ein Untersucher aus "unserer" Realität dies mit endgültiger Sicherheit entscheiden könnte, müßte er die andere Realität (nämlich die, innerhalb derer die Person lebt, um deren Beurteilung hinsichtlich der Frage "paranoid oder nicht?" es geht) kennen. Würde der Untersucher sie kennen, entstünden keine Schwierigkeiten. Der Skeptiker muß daher behaupten, daß der Untersucher die relevante Realität (d.h. die Realität, die in diesem speziellen Falle bekannt sein müßte) nicht kennt. Der Skeptiker kann nun auf zwei Weisen versuchen, diese Behauptung zu begründen, woraus sich zwei Versionen des Arguments ergeben, eine schwache und eine starke. Gemäß der

---

9 Wie wir an anderer Stelle am Beispiel von KURT GOLDSTEIN und KARL JASPERS gezeigt haben (SPITZER 1987a; 1988a), ist die Einführung eines physikalischen Realitätsbegriffs in die Psychopathologie nicht nur nutzlos, sondern führt auch in Widersprüche und zu klinisch unbrauchbaren Theorien.

schwachen Version wird der Skeptiker behaupten, daß es eine Reihe von schwierig zu lösenden empirischen Problemen gibt, die es dem Untersucher *praktisch* unmöglich machen, die kulturellen Gegebenheiten einer anderen Gesellschaft genau zu kennen. Dagegen kann jedoch eingewendet werden, daß die Schwierigkeiten bei genügend großem Aufwand an Zeit und Geld keineswegs unüberwindbar sind. Will der Skeptiker unabhängig von den Fortschritten empirischer Forschung seine Position vertreten, so muß er sein Argument mithin in der starken Version vorbringen. Diese lautet, daß die andere Realität - eben sofern sie *andere* Realität ist - vom Untersucher *prinzipiell* nicht erkannt werden kann, weswegen es der transkulturellen Psychiatrie ebenso prinzipiell verwehrt ist, Aussagen über das Vorkommen von Wahn in verschiedenen Kulturen zu machen. Der Skeptiker muß also für sich reklamieren, daß es andere Realitäten gibt, die nicht erkennbar sind.

Was hier ganz allgemein erörtert wurde, ist keineswegs eine "rein akademische Gedankenspielerei", sondern eine gedrängte Darstellung des der transkulturellen Psychiatrie zugrundeliegenden methodischen Problems. Die genannten Positionen sind in der einschlägigen Literatur in verschiedenen Variationen vertreten. Entsprechende Positionen sind in der Anthropologie und der vergleichenden Psychiatrie als die "etische" und "emische" methodische Grundhaltung bekannt. Diese werden beispielsweise von POORTINGA (1980, S. 67) in seiner Arbeit über die *Methodik psychologischer Vergleichsuntersuchungen* wie folgt charakterisiert: "Viele Anthropologen ... haben betont, daß kulturelle Phänomene nur im Rahmen des kulturellen Systems, in dem sie auftreten, verstanden werden können. In der transkulturellen Psychologie kommt diese Vorstellung zum Ausdruck in der sogenannten emischen Richtung ... Deren Ziel ist es, Prinzipien innerhalb eines Bezugsrahmens aufzudecken, der aus dem zu untersuchenden System selbst gewonnen wurde." Im Gegensatz dazu untersuchen die Vertreter der etischen Richtung kulturelle Sachverhalte mittels äußerer Kriterien (vgl. BERRY 1969; JAHODA 1977). Eine Diskussion zwischen Vertretern der emischen und Vertretern der etischen Richtung fand im Grunde genommen allerdings kaum statt, vielmehr wurden von beiden Vertretern empirische Studien durchgeführt, ohne daß zuvor Klarheit über die zugrundegelegte Theorie erlangt worden wäre.

Wie wir gesehen haben, reduziert sich das Grundproblem der transkulturellen Psychiatrie letztlich auf die Frage, ob es eine prinzipiell *unerkennbare andere* Realität geben kann, wobei unter "Realität" ein System von Begriffen bzw. letztlich eine Sprache verstanden wird, die das Denken und Handeln der Angehörigen dieses Kulturkreises, d.h. deren Realität bestimmt.

Wir (bzw. der Skeptiker) sprechen deswegen von einer "unerkennbaren" Realität, weil jede "erkannte" andere Realität, gerade weil sie erkannt ist, mit der unsrigen zur Deckung gebracht werden kann. Der Skeptiker behauptet also, daß es für einen Untersucher eine andere Realität geben kann, die für ihn unnachvollziehbar, unbegreifbar bzw. prinzipiell unverstehbar ist.

Der Skeptiker behauptet mithin, daß der Untersucher (a) von der anderen Realität wissen kann und daß (b) diese andere Realität prinzipiell nicht erkennbar, d.h. nicht verstehbar ist. Zusammen mit der oben (vgl. das SAPIR-Zitat bei OPLER) bereits getroffenen Feststellung, daß Realität letztlich immer Begriffssystem, Sprachsystem bzw. Sprache meint, läßt sich für die skeptische Position die *unabdingbare Voraussetzung* ableiten, daß sie *die Erkennbarkeit von etwas als Sprache behauptet, ohne daß zugleich etwas verstanden zu werden braucht.*

Wir verweisen auf Abschnitt 7.2, wo wir das gleiche Problem nochmals antreffen bei der Frage, inwieweit der Wahnkranke in einer "anderen Welt" lebt. Bei der Diskussion dieses Arguments wird sich zeigen, daß die Erkennbarkeit von etwas als Sprache und die Verstehbarkeit in einem notwendigen Zusammenhang stehen, woraus unmittelbar folgt, daß der transkulturelle Skeptiker im Unrecht ist. Auch der "emisch" vorgehende Forscher, der glaubt, nur "kulturimmanent" forschen zu können, unterliegt damit einem methodischen Selbstmißverständnis.

Diese Überlegungen sind keineswegs gleichbedeutend damit, daß der transkulturelle Psychologe oder Psychiater sich nicht mit den kulturellen Gepflogenheiten der untersuchten Gesellschaft vertraut machen soll - im Gegenteil! Da er überhaupt nur insoweit verstehen kann, wie es ihm gelingt, das "andere", "Fremde" in Beziehung zu setzen mit bereits Bekanntem, muß er sich mit dem kulturellen Kontext so weit wie irgend möglich vertraut machen; nur so wird die Realität der anderen für ihn nachvollziehbar, verständlich und damit in Beziehung gesetzt zu "seiner" Realität. Wer demgegenüber ein beziehungsloses Nebeneinander zweier Realitäten behauptet, der versteht entweder nicht, was er sagt und tut, oder versteht eine der beiden Realitäten nicht.

2.5 Zwischen Dogmatismus und skeptischem Relativismus

Halten wir zunächst fest: Weder in der einen Gesellschaft als *richtig* und in der anderen als *falsch* gewertete Urteile, noch unterschiedliche *Normen*, noch unterschiedliche Auffassungen über die *Welt* bzw. *Realität* insgesamt verhindern, daß kulturvergleichende Psychiatrie möglich ist. Insbesondere scheint eine kulturübergreifende Wahndiagnostik nicht nur aus praktischen oder pragmatischen Gründen notwendig sondern theoretisch auch möglich zu sein. Die Probleme liegen vielmehr nicht in der Theorie, sondern im empirischen Detail.

Wenn auch gezeigt werden konnte, daß eine radikale Skepsis im Hinblick auf die transkulturelle Wahndiagnostik nicht angezeigt ist, so soll umgekehrt nochmals betont werden, daß die antiskeptischen Argumente lediglich deren Möglichkeit zeigen, nicht aber bereits als klinische Richtschnur dienen können. Würde dies versucht, so resultierte ein Dogmatismus, d.h. es würden allgemeine (unserer Kultur entstammende) Überlegungen mit Patientenaussagen aus fremden Kulturen konfrontiert, was theoretisch unsinnig und praktisch undurchführbar ist. Jeder Psychiater, der die Diagnose "Wahn" wann und wo auch immer stellt, kommt nicht umhin, sich auf den Patienten und dessen Umgebung so genau wie nur irgend möglich einzulassen. Er kann und soll dabei seinen eigenen kulturellen Hintergrund nicht verleugnen, will er das Fremde sich überhaupt vertraut machen, darf ihn aber auch nicht zum Maßstab für richtig und falsch, gesund und krank, kurz, zur Norm machen. Einen - wie wir sahen nicht nur praktisch, sondern vor allem auch theoretisch *möglichen* - Weg dazwischen zu finden, ist keine leichte, aber dennoch eine lösbare Aufgabe. Bei dieser Aufgabe kann das dritte JASPERSsche Wahnkriterium allerdings nur von begrenztem Wert sein und manchmal in die Irre führen. Wir haben jedoch gesehen, daß es zu einer Wahndiagnostik nicht erforderlich ist, daß über die Möglichkeit oder "Unmöglichkeit" aller Inhalte bereits entschieden ist.

Der in Abschnitt 1 dargestellte erste Fall (Herr X.) zeigt ebenfalls, daß die Frage nach der "Realität" keineswegs leicht zu beantworten ist. Im Verlauf des stationären Aufenthaltes wurde immer deutlicher, wie "real" die Bedrohung der Existenz des Patienten durch den wirtschaftlichen Boykott bestimmter Firmen tatsächlich war. Man hatte Herrn X. in der Tat "in die Ecke gedrängt" und ihm keine Chance zur Vermarktung seiner Erfindung gegeben, an der er jahrelang gearbeitet hatte und die "objektiv" (d.h. von kompetenten Gutachtern beurteilt) als erfolgversprechend eingestuft worden war. Die Diagnose des Symptoms Wahn stützte sich mithin weniger auf Annahmen über die Realität der vom Patienten vorgebrachten Inhalte, als vielmehr auf das Vorhandensein anderer Symptome (z.B. Halluzinationen) und auf die Art, in der bestimmte Inhalte vertreten wurden und mit diesen durchaus "realen" Sachverhalten umgegangen, gelebt wurde (vgl. Abschnitt 6).

3 Kurt Schneiders Versuch der Umgehung des dritten Wahnkriteriums

3.1 Inhalt als Problem

Nicht nur im Bereich der transkulturellen Psychiatrie bereitet das dritte JASPERSsche Wahnkriterium Schwierigkeiten.

Immer dann, wenn keine anderen Symptome außer Wahn das Vorliegen von psychischer Krankheit zweifelsfrei annehmen lassen und wenn zudem der Patient ruhig und besonnen Urteile vertritt, hinsichtlich deren "Unmöglichkeit" der Psychiater nicht sofort eine Entscheidung fällen kann, taucht systematisch die Frage auf, ob Wahn nicht vielleicht doch anders erkannt werden könnte als über die "Unmöglichkeit des Inhalts". Man hat daher lange nach formalen Aspekten von Wahnurteilen gesucht, d.h. nach *formalen* Aspekten einer ansonsten als *"inhaltlich"* bezeichneten Denkstörung.

Der bekannteste Versuch, Wahn allein durch strukturelle, formale Merkmale zu charakterisieren mit dem gleichzeitigen expliziten Verwerfen inhaltlicher Gesichtspunkte, geht auf KURT SCHNEIDER zurück. Dieser definierte den Begriff "Wahnwahrnehmung", der sich bereits bei JASPERS findet, im Rückgriff auf die JASPERSschen Überlegungen neu, um zumindest bei einer Gruppe von Wahnsymptomen inhaltliche Überlegungen für die Diagnose "Wahn" irrelevant werden zu lassen. Da KURT SCHNEIDER auf den Überlegungen von KARL JASPERS aufbaut, wird im folgenden zunächst dessen Begriff der Wahnwahrnehmung diskutiert.

3.2 JASPERS: Wahn als Form von Bedeutung

JASPERS führt den Begriff der Wahnwahrnehmung bei der Thematisierung der "primären Wahnerlebnisse" ein, worin sich seine Auffassung von der Genese des Wahns ausdrückt: das Primäre beim Wahn sind bestimmte "Wahnerlebnisse", aus denen durch "Wahnarbeit" ein "Wahnsystem" werden kann. Da JASPERS in seiner *Allgemeinen Psychopathologie* von "Einzeltatbeständen des Seelenlebens" ausgeht, ist es für ihn keine Frage, daß einzelne Wahnerlebnisse am Beginn des Wahns stehen. Diese in der deutschen Psychiatrie verbreitete Auffassung steht im Gegensatz zur französischen Psychiatrie sowie zu einer Reihe von "anthropologisch" orientierten Psychiatern wie beispielsweise STORCH, MINKOWSKI oder BINSWANGER, die an den Anfang des Geschehens eine primäre Veränderung des gesamten "In-der-Welt-Seins" stellen und einzelne Wahnerlebnisse aus dieser generellen "Verrückung" ableiten.[1] "Wahnarbeit" in der JASPERSschen Bedeutung - verstanden als gedankliche Verarbeitung und Systematisierung von als primär angenommenen einzelnen Wahnerlebnissen - gibt es innerhalb der französischen Psychiatrie und

---

[1] Für Übersichten zur Auffassung von Wahn in der anthropologischen Psychiatrie vgl. BLANKENBURG 1967, 1987.

innerhalb der anthropologischen Psychiatrie nicht in dieser Form, bzw. wird derartigen Vorgängen nicht der Stellenwert beigemessen wie bei JASPERS.

Zu den primären Wahnerlebnissen zählt JASPERS Wahnwahrnehmungen, Wahnvorstellungen und Wahnbewußtheiten (vgl. JASPERS 1973, S. 78 ff). Der Begriff der Wahnwahrnehmung wird von ihm wie folgt umschrieben: "Wahnwahrnehmungen gehen vom Erlebnis unklarer Bedeutungen bis zu klarem Bedeutungs- und Beziehungswahn... Es handelt sich hier nicht um urteilsmäßige Deutungen, sondern in der nach der sinnlichen Seite völlig normalen und unveränderten Wahrnehmung wird die Bedeutung unmittelbar erlebt" (JASPERS 1973, S. 83).

Halten wir fest, was JASPERS zufolge konstitutiv für die Bedeutung von "Wahnwahrnehmung" ist: Einerseits handelt es sich um eine "völlig normale und unveränderte" Wahrnehmung, in der jedoch andererseits eine Bedeutung "unmittelbar" erlebt wird, die als wahnhaft bezeichnet werden muß. Diese Bedeutung muß nicht klar bestimmt sein, sondern ist, vor allem "im Beginn von Prozessen" (JASPERS 1973, S. 83), häufig sehr unbestimmt, "unheimlich, grauenerregend oder seltsam, merkwürdig, rätselhaft oder übersinnlich, überirdisch. Die Gegenstände und Vorgänge bedeuten etwas, aber bedeuten nichts Bestimmtes" (JASPERS 1973, S. 83f).

3.2.1 Dependenzgrammatik, Bedeutung und Zweigliedrigkeit

Mit den Mitteln bzw. in der Begrifflichkeit der Dependenzgrammatik[2] läßt sich das JASPERSsche Verständnis von Wahn besonders klar herausheben: "Bedeuten" ist ein zweistelliges Prädikat: etwas$_1$ bedeutet etwas$_2$. Dabei muß das etwas$_1$ verschieden sein von dem etwas$_2$, d.h. sobald von *Bedeutung* gesprochen wird, geht es *notwendigerweise um zwei "Glieder"*. Für JASPERS muß daher aus systematischen Gründen *jede* Form von Wahn das Merkmal der "Zweigliedrigkeit" aufweisen, was sich anhand seiner *Allgemeinen Psychopathologie* unschwer belegen läßt: "Da alles primäre Wahnerleben ein Erleben von Bedeutungen ist, gibt es keine eingliedrigen Wahneinfälle" (JASPERS 1973, S. 86).

Da "Bedeutung" in jedes Erleben - insbesondere in die Wahrnehmung - konstitutiv miteingeht[3] und beim Wahn Veränderungen dieses "Bedeutungsbewußtseins" vorliegen (und keineswegs dessen Aufhebung), geht "Bedeuten" und damit die zweistellige Valenz dieses Verbs notwendigerweise in die Bedeutung von "Wahn" in jeder Form mit ein. Bei dem von JASPERS gebrauchten Ausdruck "Bedeutungswahn" handelt es sich daher um eine Tautologie, denn im Sinn des Wortes "Wahn" liegt bereits begründet, daß es sich um eine abnorme Bedeutung handelt.

---

[2] Mit "Dependenzgrammatik" bezeichnet man eine Methode der formalen Darstellung der Syntax einer Sprache. Als strukturelles Zentrum eines Satzes wird dabei das Verb aufgefaßt, dessen Valenzen (der Ausdruck ist bewußt der Chemie entlehnt) die Struktur des Satzes bestimmen. Die Valenzen von Verben eröffnen eine bestimmte Zahl von Leerstellen, die obligatorisch oder fakultativ zu besetzen sind. Die Anzahl der Valenzen ("Stellen") eines Verbums stellt mithin ein einfaches, wenn auch grobes Beschreibungsmerkmal für dieses Verbum dar (vgl. BUSSMANN 1983, S. 87f, 567f).
[3] "...die Bedeutung [ist] im sinnlich Wahrnehmbaren, Vorgestellten, Erinnerten unmittelbar mit da..." (JASPERS 1973, S. 83).

3.3 Die Elimination des Inhalts bei der Diagnostik inhaltlicher Denkstörungen: Wahnwahrnehmung

Die heute in der Literatur zu findenden Definitionen des Begriffs der "Wahnwahrnehmung" gehen fast ausnahmslos auf KURT SCHNEIDER zurück, der Ende der vierziger Jahre diesen Begriff präzisiert und ihm vor allem eine vorrangige Bedeutung bei der Diagnose der Schizophrenie eingeräumt hat: Wahnwahrnehmungen sind eines der bedeutsamsten der "Symptome ersten Ranges" der Schizophrenie[4], jener als pathognomonisch angesehenen, jedoch keineswegs obligaten[5] Zeichen der Schizophrenie. Betrachten wir seine Ausführungen im einzelnen:

"Man redet dann von Wahnwahrnehmung, wenn einer wirklichen Wahrnehmung ohne verstandesmäßig (rational) oder gefühlsmäßig (emotional) verständlichen Anlaß eine abnorme Bedeutung beigelegt wird" (SCHNEIDER 1949, S. 26). Auch für SCHNEIDER liegt damit einer Wahnwahrnehmung eine "wirkliche Wahrnehmung", d.h. *keine veränderte* Wahrnehmung zugrunde.

Wenn zwischen der Wahrnehmung und der abnormen Bedeutung rational oder emotional verständliche Zusammenhänge bestehen, so handelt es sich nicht um eine Wahnwahrnehmung: "Die Wahnwahrnehmungen sind zu trennen von den abnormen Bedeutungserlebnissen *mit Anlaß*" (SCHNEIDER 1949, S. 26, Hervorhebung im Original).[6] SCHNEIDER bezeichnet solche Bedeutungsbeimessungen als "wahnähnliche Reaktionen" und hält sie für "durchaus verständlich" (S. 26). Eine wahnähnliche[7] Reaktion ist aus einer bestimmten Stimmungslage heraus verständlich, eine Wahnwahrnehmung hingegen nicht.

SCHNEIDER hat Mühe, dem Gegenargument zu begegnen, daß eine Wahnwahrnehmung doch durchaus von einer Wahnstimmung ihren Ausgang nehmen und daher durchaus "verständlich" sein könne im Sinne einer rationalen Ableitbarkeit aus einer bestimmten Stimmung. Diesem Einwand begegnet er wie folgt: "Sie [die Wahnwahrnehmung] ist höchstens in sie [die Wahnstimmung] eingebettet, nicht aber aus ihr ableitbar. Nicht einmal in der gefühlsmäßigen Farbe braucht die Wahnstimmung mit der späteren Wahnwahrnehmung übereinzustimmen: die Wahnstimmung kann unheimlich, die Wahnwahrnehmung beglückend sein"

---

4 Gemäß dem heutigen Begriffsverständnis sind die von KURT SCHNEIDER so bezeichneten Symptome ersten Ranges eigentlich "Kriterien ersten Ranges" (vgl. hierzu SPITZER 1987b).
5 KOEHLER und SAUER (1983) fanden Wahnwahrnehmungen bei 142 Schizophrenen in 15,5% der Fälle. MARNEROS (1984) gibt in seiner Untersuchung von 1208 Krankengeschichten schizophrener Patienten die Häufigkeit von Symptomen ersten Ranges mit 47% an. Wahnwahrnehmungen waren bei 19% der Patienten vorhanden.
6 Daß die Wendung "ohne Anlaß" (mit explizitem Ausschluß u.a. der Affektlage) der (psychologischen) Forschung - d.h. der Erforschung der "Anlässe" - Schwierigkeiten bereiten kann, liegt auf der Hand, wird aber oft nicht bemerkt: MÜLLER und WYTEK (1975) sprechen bei der "deskriptiven Abgrenzung des Phänomens" u.a. davon, daß "einer wirklichen Wahrnehmung ohne rationalen oder emotional verständlichen Anlaß eine abnorme Bedeutung ... beigelegt wird" (MÜLLER und WYTEK 1975, S. 66). Wenn sie jedoch danach ihr "Denkmodell" der Genese entwickeln, sprechen sie von einem "Kontinuum mit gleitenden Übergängen von der Normalwahrnehmung zur Wahnwahrnehmung ..., wobei das Ausmaß der ... Affektivität bzw. ... der Angst ... die Wahrnehmung bzw. die Wahrscheinlichkeit zu Fehlwahrnehmungen bestimmt" (S. 68). Damit wird aber ein Ausschlußkriterium zu einer genetischen Bedingung des gleichen Sachverhaltes! - Es ist sehr deutlich, daß nur eine schärfere Begrifflichkeit die empirische Forschung hier vor Widersprüchen und Unklarheiten bewahren kann.
7 Um Verwirrungen und Unklarheiten vorzubeugen, sei kurz auf Unterschiede in der von JASPERS und SCHNEIDER verwendeten Terminologie eingegangen: Unableitbare Wahnideen bezeichnet SCHNEIDER als "wahnhaft", ableitbare als "wahnähnlich", wohingegen JASPERS von "echten Wahnideen" (unableitbar) und "wahnhaften" Ideen (ableitbar) sprach. Der Ausdruck "wahnhaft" wird somit von beiden Autoren - trotz ansonsten häufig identischer Aussagen zum Wahnproblem - in entgegengesetzter Bedeutung gebraucht!

(SCHNEIDER 1949, S. 27). SCHNEIDER fügt dem noch den interessanten Satz hinzu: "Wenn man aber hier *doch* einmal die abnorme Deutung einer Wahrnehmung aus einer motivlosen, z.B. angstvollen Stimmung verstehend ableiten kann, wäre das eine jener häufigen wahnähnlichen Reaktionen eines Psychotischen" (SCHNEIDER 1949, S. 27, Hervorhebung im Original). SCHNEIDER argumentiert demnach wie folgt: eine Wahnwahrnehmung ist *definitionsgemäß* nicht aus einer bestimmten Stimmung oder aus bestimmten verstandesmäßig zu erfassenden Gegebenheiten ableitbar. Wenn eine bestimmte Deutung einer Wahrnehmung ableitbar ist, so handelt es sich bei der gedeuteten Wahrnehmung selbstredend nicht um eine Wahnwahrnehmung.

SCHNEIDER stellt der Wahnwahrnehmung den "Wahneinfall" gegenüber, der wie folgt charakterisiert wird: "Unter einem Wahneinfall verstehen wir Einfälle, wie den der religiösen Aufgabe, der besonderen Fähigkeit, der Verfolgung, des Geliebtwerdens... Jeder Psychotische kann solche Wahneinfälle haben und die Abgrenzung zu den Einfällen Nichtpsychotischer ... ist begrifflich unmöglich" (SCHNEIDER 1949, S. 26f). Der Wahneinfall, so heißt es an anderer Stelle, "ist ein rein gedankliches Meinen" (S. 27).

3.3.1 Logische Struktur statt Inhalt

SCHNEIDER wird nicht müde, den besonderen Unterschied zwischen Wahnwahrnehmung und Wahneinfall zu betonen, denn dieser ist ihm zufolge ein Unterschied der *Struktur:* Der Wahneinfall ist für ihn - im Gegensatz zu JASPERS - "eingliedrig", die Wahnwahrnehmung hingegen "zweigliedrig". "Der Wahneinfall ist schwerer zu fassen als die Wahnwahrnehmung. Die Wahnwahrnehmung ist zweigliedrig. Das erste Glied geht vom Wahrnehmenden zum wahrgenommenen Gegenstand, das zweite Glied vom wahrgenommenen Gegenstand zur abnormen Bedeutung" (SCHNEIDER 1949, S. 28).

Mit seiner Auffassung vom Wahneinfall als eingliedrig weicht SCHNEIDER von JASPERS und der auf ihm aufbauenden Tradition ab. Zwar wird in der Literatur nicht selten behauptet, SCHNEIDER habe die Zweigliedrigkeit von Wahnwahrnehmungen herausgestellt (und in der Tat scheint SCHNEIDER sich selbst auch so verstanden zu haben), in Wahrheit liegen die Dinge jedoch anders: Worin SCHNEIDER von der Tradition abweicht, ist seine Auffassung des Wahneinfalls als "eingliedrig". Sofern unter Wahn eine abnorme Bedeutungsgebung oder Beziehungssetzung verstanden wird, ist jede Form von Wahn - wie wir bereits oben gesehen hatten - "zweigliedrig". Für SCHNEIDER jedoch ist wahnkonstitutiv, daß jemand einen Sachverhalt der Form *"daß dies-und-das der Fall ist"* glaubt, für JASPERS lautete der entsprechende Sachverhalt hingegen *"daß dies-und-das etwas Bestimmtes bedeutet"*. SCHNEIDER weicht damit von JASPERS grundlegend in seiner Auffassung dessen, was Wahn überhaupt ist, ab.

Die von SCHNEIDER für Wahnwahrnehmungen geforderte Struktur bedarf der weiteren Diskussion: Obgleich die etwas ungewöhnliche Redeweise - statt von einem "Glied" müßte von einer *Relation* (und allenfalls von zwei Gliedern einer bzw. drei Gliedern zweier Relationen) die Rede sein - nicht von vornherein nahelegt, daß hier ein logisches Verhältnis gemeint ist, hat SCHNEIDER hier genau dies im Auge: "... die Zerlegung ist ja *logisch* und *nicht psychologisch* gemeint" (SCHNEIDER 1949, S. 28, Hervorhebungen im Original). Charakteristisch für Wahnwahrnehmungen ist somit für SCHNEIDER, daß sie logisch zweigliedrig sind. "Der Wahneinfall [hingegen] ist logisch eingliedrig" (SCHNEIDER 1980, S. 113).

Inwiefern hier von "logischen" Verhältnissen gesprochen werden kann, bedarf der Klärung.

WEINSCHENK (1952, S. 475) macht diesbezüglich einen zunächst sehr plausibel klingenden Einwand: "Hierbei kann es sich nicht um formale Logik handeln, die von besonderen Inhalten des Denkens abstrahiert und nur die Gesetze des richtigen Denkens zum Gegenstand hat... Wenn man aber von verschiedenen Wegstrecken innerhalb eines Wahrnehmungs- und Denkvorganges spricht, dann handelt es sich immer um psychologische Tatbestände."

WEINSCHENK lenkt damit das Augenmerk mit Recht auf die unklare Redeweise SCHNEIDERS: Was ist damit gemeint, daß ein "Glied" vom Wahrnehmenden zum wahrgenommenen Gegenstand "geht"? - Der gewöhnlichen Rede würde es, wie wir oben bereits angemerkt hatten, eher entsprechen, von einer *Relation* einerseits zwischen der wahrnehmenden Person und dem Gegenstand und andererseits zwischen ebenfalls der wahrnehmenden Person und einer abnormen Bedeutung, die diese Person dem Gegenstand zumißt, zu sprechen. Insbesondere das zweite "Glied" (vom wahrgenommenen Gegenstand zur abnormen Bedeutung) ist problematisch, denn zwischen einer Bedeutung und einem Gegenstand besteht nur dann eine Beziehung, wenn eine Person diese Beziehung herstellt (die Rede von einem "Glied", das - scheinbar von selbst - "geht", verschleiert die Tatsache, daß eine Person eine Beziehung herstellt).

Dem Einwand WEINSCHENKS könnte SCHNEIDER unter Verwendung des Relationsbegriffs allerdings folgendermaßen begegnen: Es geht in der Wahnwahrnehmung nicht um "Wegstrecken innerhalb eines Wahrnehmungs- und Denkvorganges", sondern um bestimmte, für Wahnwahrnehmungen definitionsgemäß konstitutive Relationen. Vergleicht man nun die Relationen, die bei Wahneinfällen vorliegen, mit denen, die bei Wahnwahrnehmungen (bzw. bei den Sachverhalten, die ich im folgenden so nennen möchte) vorliegen, so ergibt sich deutlich ein Unterschied in den Valenzen: Beim Wahneinfall fällt einer Person (1. Valenz) etwas (2. Valenz) ein, bei der Wahnwahrnehmung hingegen sieht eine Person (1. Valenz) in etwas (2. Valenz) eine bestimmte Bedeutung (3. Valenz). Da die Tatsache, daß es sich immer um Personen als Subjekte der Erfahrungen handelt, trivial erscheint, bleibt ein *charakteristischer Unterschied in der Anzahl der Valenzen*, unabhängig vom *Inhalt* und unabhängig von *psychologischen* (etwa durch Introspektion gewonnenen) Daten. Der Unterschied ist mithin nicht inhaltlicher und nicht psychologischer, sondern "sprachlogischer" (d.h. grammatischer und semantischer) Art.

3.3.2 Diagnostische Relevanz

Dem "logischen" Unterschied zwischen Wahneinfall und Wahnwahrnehmung kommt SCHNEIDER zufolge bei der Diagnostik der Schizophrenie große Bedeutung zu. Was Wahneinfälle anbelangt, so gibt es für ihn nur zwei Kriterien, die zu ihrer Diagnose angewandt werden: "*Wichtigkeit* für den Betreffenden" bzw. "besonderes Wertgewicht" (S. 30, Hervorhebung von mir, M.S.) und psychologische *Unableitbarkeit*. Beide Kriterien hält er *nicht* für stichhaltig. Zur Wichtigkeit bemerkt er: "Dieses besondere Wertgewicht des Wahneinfalles kann nun ... nicht entscheidend für seine Abgrenzung von anderen Einfällen verwendet werden. Auch der Einfall einer Erfindung oder ein religiöser Einfall des nicht-psychotischen Lebens kann (jedenfalls für unseren Blick) das nämliche Wertgewicht, die gleiche Bedeutung für den Erlebenden haben. Ein Unterschied ist jedenfalls nicht faßbar" (SCHNEIDER 1949, S. 30). Ähnlich äußert er sich zur Unableitbarkeit: "Auch das Kriterium des psychologisch Unableitbaren, 'Primären' ist Wahneinfällen gegenüber nicht grundsätzlich anwendbar, denn sie entspringen wohl stets der präpsychotischen Gedanken-, Wert- und Triebwelt des Wahnkranken" (SCHNEIDER 1949, S. 30). Sowohl die Unableitbarkeit als auch die besondere Wichtigkeit eines Wahneinfalls sind damit ungeeignet, ihn klar von Nicht-Wahn abzugrenzen.

Anders liegen die Dinge dagegen bei der Wahnwahrnehmung: Neben den beiden zweifelhaften Wahnkriterien trifft für sie zu, daß sie allein anhand ihrer Struktur zu diagnostizieren ist, unabhängig vom Inhalt. Für Wahneinfälle trifft dies nicht zu: *"Wir halten also daran fest, daß der Wahneinfall eine derartige Zweigliedrigkeit nicht aufweist*, weshalb man ihn nach diesem Gesichtspunkt nicht von anderen Einfällen scharf abgrenzen kann... Nun aber haben sie [die Wahneinfälle] ein derartiges spezifisches Aussehen *nicht* und darum ist es doppelt mißlich, daß auch das Kriterium des Unableitbaren sehr häufig versagt" (SCHNEIDER 1949, S. 29f, Hervorhebungen im Original).

Daß SCHNEIDER von den Inhalten bei Wahnwahrnehmungen absehen zu können glaubt, geht deutlich aus folgender Bemerkung zu Wahneinfällen hervor: "Hätten die Wahneinfälle eine spezifische Struktur ... dann könnte man vom Inhalt ja absehen" (SCHNEIDER 1980, S. 116). Da ein Wahneinfall somit nie klar von einem gesunden spontan auftretenden Einfall besonderen Inhalts (SCHNEIDER nennt religiöse Erfahrungen oder bestimmte Erfindungen) abzutrennen ist, ist ein Wahneinfall allein zur Diagnose einer Psychose unzureichend: "Der Wahneinfall hat keine spezifische Struktur wie die Wahnwahrnehmung und darum kann man auf ihn selbst die Annahme einer Psychose nicht gründen. Man muß einmal auf die klinische Gesamtlage schauen ..." (SCHNEIDER 1980, S. 116).

Halten wir fest: Für SCHNEIDER läßt die Struktur der Wahnwahrnehmung zu, bei der Diagnose von Wahn vom Inhalt abzusehen. Daraus leitet er deren besonderes Gewicht bei der Schizophrenie-Diagnostik ab.

3.4 Kritik an SCHNEIDERs Wahnwahrnehmungs-Begriff

Bei der Kritik an SCHNEIDERs Begriff der Wahnwahrnehmung sind unterschiedliche Betrachtungsebenen zu differenzieren. Es gibt erstens (Abschnitt 3.4.1) Unklarheiten hinsichtlich einiger inhaltlicher Bestimmungen von "Wahnwahrnehmung". Zweitens (Abschnitt 3.4.2) macht SCHNEIDER wahrnehmungstheoretische Voraussetzungen, die angezweifelt werden können und angezweifelt wurden. Drittens (Abschnitt 3.4.3) enthält SCHNEIDERs Auffassung von der besonderen zweigliedrigen Struktur der Wahnwahrnehmungen logische Widersprüche.

Im folgenden sollen diese Problembereiche im einzelnen erörtert werden. Es könnte die Frage aufgeworfen werden, weshalb nicht zunächst die logischen Widersprüche thematisiert werden, wonach sich die Diskussion empirischer Probleme erübrigte, da ein Begriff, der logische Unklarheiten enthält, ohnehin nicht empirisch verwertbar ist. Obgleich dieser Einwand berechtigt ist, hätte ein ihm entsprechendes Vorgehen zur Folge, daß eine Reihe von Gesichtspunkten außer acht gelassen würde, die von klinischer Bedeutung sind. Solche Überlegungen sollen daher nicht von vornherein abgeschnitten werden, erhellen sie doch manche Frage, die sich im Alltag immer wieder aufwirft.

3.4.1 Inhaltliche Unklarheiten

Unklarheiten der SCHNEIDERschen Charakterisierung von Wahnwahrnehmungen betreffen seine Äußerungen (1) zur "Wahnerinnerung", (2) zum zeitlichen Zusammenhang der beiden "Glieder", (3) zur Wahnstimmung sowie (4) zum Zusammenhang der Wahnwahrnehmungen mit der Persönlichkeit des Kranken.

Ad 1) SCHNEIDER spricht auch dann von Wahnwahrnehmung, "wenn einer *erinnerten* Wahrnehmung nachträglich eine besondere Bedeutung beigelegt wird... Das ist gewissermaßen eine *mnestische Wahnwahrnehmung*, anders ausgedrückt: eine Form der Wahnerinnerung" (SCHNEIDER 1949, S. 29, Hervorhebungen im Original). Zu dieser Konstruktion meint SCHNEIDER selbst, daß es besser wäre, statt von "mnestischer Wahrnehmung" zu sprechen, den Terminus "Wahnvorstellung" zu verwenden, hält jedoch dies für ungut, da "der Ausdruck Wahnvorstellung so verbraucht und so diffus geworden [ist], daß er im Wahnproblem auch da nicht mehr auftreten kann, wo er am Platze wäre..." (S. 29).

SCHNEIDER legitimiert diese "weite" Auffassung von Wahnwahrnehmung damit, "daß ein gewisser Zeitabstand zwischen Wahrnehmung und abnormem Bedeutungserlebnis auch bei den aktuellen Wahnwahrnehmungen oft vorkommt" (SCHNEIDER 1949, S. 29). Die erste Schwierigkeit dieser Ansicht besteht darin, daß Erinnerungen, auch wenn es Erinnerungen an Wahrnehmungen sind, nicht nur "blasser" oder eben "vorstellungsartiger" sind als Wahrnehmungen, sondern *eine ganz andere Struktur* haben: Erinnere ich mich daran, als ich das letzte Mal beim Schwimmen war, so sehe ich mich schwimmen und spüre keineswegs das kalte Wasser direkt an meiner Haut in der Erinnerung, obgleich ich mich noch nie schwimmen sah, sondern beim Schwimmen immer vor allem die Nässe und Kälte des Wassers wahrnahm.[8] Wenn ich mich an meine Hand erinnere, so fällt es mir schwer zu sagen, welcher der zweitlängste Finger ist, wohingegen dies im Fall der Wahrnehmung sofort zu sehen ist. Wenn Erinnerungen somit nicht einfach "blassere" Wahrnehmungen sind, sondern sich strukturell von diesen unterscheiden, so ist die Grenze zwischen Wahnerinnerungen und Wahneinfällen keineswegs so klar gezogen, wie SCHNEIDER dies gerne sähe: auch bei Wahneinfällen muß ich Erinnerungen an bestimmte Gegebenheiten haben, zumindest an mich selbst. Damit ist aber der prinzipielle Unterschied zwischen Wahnerinnerungen und Wahneinfällen in Frage gestellt.

Man könnte nun versuchen, den Unterschied zwischen Wahneinfall und Wahnerinnerung dadurch aufrechtzuerhalten, daß beim Wahneinfall den Inhalt der Erinnerung ich selbst, mein Charakter, meine Persönlichkeitszüge etc. ausmachen und bei der Wahnerinnerung der Inhalt der Erinnerung etwas anderes ist. Diese, im Vergleich zur SCHNEIDERschen, bereits sehr schwache Position (geht es doch nur noch um *inhaltliche* Unterschiede von Erinnerungen) wird nochmals dadurch gefährdet, daß keineswegs immer ohne weiteres klar ist, woran sich jemand bei einem Wahneinfall oder einer Wahnerinnerung genau erinnert. Erinnert er sich nicht auch im Falle des Geliebtwerdens (nach SCHNEIDER ein Wahneinfall) an einen anderen und im Falle der Wahnerinnerung auch an sich selbst?[9]

WEINSCHENK weist mit Recht darauf hin, daß die Verhältnisse bei einer "Wahnerinnerung" durchaus umgekehrt liegen können, als SCHNEIDER sich dies vorstellt: nicht werde einer erinnerten Wahrnehmung nachträglich eine besondere Bedeutung beigelegt, sondern bei Erinnerungen tauchten "Vorstellungen mit abnormer Bedeutung auf" (WEINSCHENK 1952, S. 474). Für WEINSCHENK sind mithin derartige Wahnerinnerungen "eingliedrige Vorstellungsvorgänge" (S. 474), da

---

[8] So zumindest ergeht es den meisten Menschen (vgl. JAYNES 1976).
[9] SCHNEIDER führt das Beispiel eines schizophrenen Mädchens an, daß sagte, "'nachher' habe es 'dann wieder gedacht', der besuchende Herr wäre nur der verkleidete Sohn von der Herrschaft gewesen, der es ausprobieren oder zur Frau haben wollte" (SCHNEIDER 1949, S. 29). Das Mädchen erinnerte sich somit sehr wohl auch an sich selbst und nicht nur an den Herrn.

"nicht erst normale, objektive Erinnerungsvorstellungen und dann nachfolgend - nach besonderen Denkakten - mnestische Wahnwahrnehmungen" (S. 474) auftreten, sondern "die Erinnerungsvorstellungen ... mit dieser abnormen Bedeutung" (S. 474) auftreten.

Ad 2) Das bei SCHNEIDER ungelöste Problem der Wahnerinnerung führt zwangsläufig zur Frage, wie es um den zeitlichen Zusammenhang zwischen Bedeutungssetzung und Wahrnehmung bestellt ist. "Ob er eine Sekunde, eine Stunde oder Jahre beträgt, kann keinen grundsätzlichen Unterschied ausmachen" (SCHNEIDER 1949, S. 29), ist SCHNEIDERs Auffassung, die mit der Wahnerinnerung problematisch wird. Weiterhin sei hier nur festgehalten, daß der Gedanke, eine Wahnwahrnehmung könne auch dann erst entstehen, wenn die in sie eingehende Wahrnehmung bereits geraume Zeit zurückliegt, voraussetzt, daß die Wahrnehmung selbst unverändert ist.

Ad 3) Ungeklärt ist bei SCHNEIDER auch die Beziehung zwischen Wahnstimmung und einzelner Wahnwahrnehmung. Man erfährt lediglich, daß die Wahnwahrnehmung nicht "verständlich" aus der Wahnstimmung hervorgehe, da in ihr noch keine konkreten Bedeutungen vorkämen: "Schon ihrer Vagheit wegen kann diese Wahnstimmung inhaltlich nicht richtunggebend sein für die spätere Wahnwahrnehmung. Man kann nicht den besonderen Inhalt der Wahnwahrnehmung aus der unbestimmten Wahnstimmung heraus verstehen" (SCHNEIDER 1949, S. 27).

Die Untersuchungen von MATUSSEK (1952) zu den Veränderungen in der beginnenden Psychose sprechen gegen diese Auffassung. Ihm zufolge läßt sich zu Beginn von Psychosen häufig ein "gesteigertes Hervortreten von Wesenseigenschaften" (vgl. MATUSSEK 1952, S. 295ff) feststellen, wobei "das Pathologische ... nicht in dem Wahninhalt, sondern in dem gesteigerten Hervortreten einer auch sonst vorhandenen Wesenseigenschaft" liege (MATUSSEK 1952, S. 298). Die SCHNEIDERsche "Unbestimmtheit" der Wahnstimmung wird somit von MATUSSEK zwar nicht inhaltlich, aber doch formal näher bestimmt. Neben dem gesteigerten Vorrang von Wesenseigenschaften sei die Wahnstimmung durch eine "Lockerung des natürlichen Wahrnehmungszusammenhangs" bzw. durch die "Herausspaltung einzelner Wahrnehmungsbestandteile aus ihrem natürlichen Zusammenhang" gekennzeichnet. MATUSSEK spielt hier auf etwas an, das später BLANKENBURG (1971) mit "Verlust der natürlichen Selbstverständlichkeit" bezeichnet hat: In der beginnenden Psychose fallen dem Kranken bestimmte Dinge auf, die normalerweise nicht auffallen, sind Dinge wichtig, die normalerweise unwichtig sind, und werden ganzheitliche Vorgänge, die normalerweise selbstverständlich zur Kenntnis genommen werden, ausgeblendet. MATUSSEK spricht in diesem Zusammenhang auch von "Wahrnehmungsstarre" bzw. vom "Festgefahrensein in Einzelheiten" bzw. vom "Nicht-Loskommen-Können von bestimmten Wahrnehmungsobjekten" (MATUSSEK 1952, S. 305ff). Diesen Ausführungen zufolge muß zumindest angezweifelt werden, ob Wahnwahrnehmungen tatsächlich in der unvermittelten Weise auftreten, wie dies von SCHNEIDER behauptet wird.

Ad 4) SCHNEIDER zufolge bestehen bei Wahnwahrnehmungen weniger deutliche Beziehungen zur prämorbiden Persönlichkeit als bei Wahneinfällen. Die Beziehung zwischen Persönlichkeit und Wahnwahrnehmung wird jedoch auch in seinen Arbeiten hierzu nicht geklärt, SCHNEIDER spricht an entsprechenden Stellen vielmehr ohne weitere Belege hierfür von einem "Prozeß", d.h. von einem körperlichen Geschehen, der für die Wahnwahrnehmung verantwortlich ist. Insbesondere MATUSSEK (1952) hat darauf hingewiesen, daß die Frage nach der "Wahnfunktion", d.h. der (von einer Reihe von Autoren immer wieder diskutierte) finale Ansatz für ein Wahnverstehen, keineswegs durch SCHNEIDERs Ausführungen geklärt ist.

3.4.2 Theoretische Voraussetzungen

Neben der bereits angeführten Kritik an SCHNEIDER wird bei der Erörterung von Wahnwahrnehmungen immer wieder auf bestimmte theoretische Voraussetzungen hingewiesen, die SCHNEIDER offenbar (möglicherweise beeinflußt durch JASPERS) unkritisch übernahm und die sein Denken in eine bestimmte Richtung lenkten. Insbesondere MATUSSEK baut seine Kritik an SCHNEIDERS Wahnwahrnehmungsbegriff in dieser Weise auf: MATUSSEK argumentiert, daß die beiden bedeutendsten Beiträge zur Psychopathologie der Wahnwahrnehmung von SCHNEIDER, deren Zweigliedrigkeit und deren hoher Stellenwert für die Diagnostik der Schizophrenie, theoretische bzw. methodische Artefakte sind.

Zur diagnostischen Wertigkeit der Wahnwahrnehmung bemerkt MATUSSEK folgendes: "Die wachsende Bedeutung der Wahnwahrnehmung für die Klinikpraxis war eine Folge der angewandten Methodik. Denn mittels des Verstehens bekommen unwillkürlich die Symptome den diagnostischen Vorrang, die sich als schlechthin uneinfühlbar erweisen, ohne daß sie 'sachlich' schizophrener sein müßten als die anderen. Die Wahnwahrnehmung scheint nun ... am uneinfühlbarsten zu sein ... das 'Unverständliche' der Wahnwahrnehmung liege dabei nicht in der Wahrnehmung ... sondern in der abnormen Sinngebung einer an sich normalen Wahrnehmung" (MATUSSEK 1952, S. 281). MATUSSEK kritisiert die auf JASPERS zurückgehende Scheidung verständlicher und unverständlicher Seelenerscheinungen: Man "muß auch die seelische Struktur der 'unableitbaren' Primärsymptome zu begreifen suchen ..." (MATUSSEK 1952, S. 280). MATUSSEKS Argument gegenüber dem hohen diagnostischen Stellenwert, den SCHNEIDER der Wahnwahrnehmung eingeräumt hatte, besteht somit im Bestreiten der Voraussetzung, unter der dieser hohe Stellenwert überhaupt aufkommen kann: der auf JASPERS zurückgehenden prinzipiellen Scheidung zwischen verständlichen und unverständlichen seelischen Zusammenhängen und der diagnostischen Bedeutung der Unverständlichkeit.[10]

Der bedeutendste Kritikpunkt von MATUSSEK, der auch von anderen Autoren vorgebracht wurde (WEINSCHENK 1952), besteht darin, die ebenfalls auf JASPERS zurückgehenden wahrnehmungspsychologischen Voraussetzungen, die SCHNEIDER implizit macht, zu bestreiten: Diese Voraussetzungen sind vor allem in der Elementenpsychologie des letzten Jahrhunderts zu sehen, die JASPERS mit seiner Rede von den "Einzeltatbeständen des Seelenlebens" (Überschrift des ersten Teils der *Allgmeinen Psychopathologie*) übernommen hat. MATUSSEK zitiert GRUHLE, der die auch von SCHNEIDER geteilte Auffassung, die Wahrnehmung des Schizophrenen sei ungestört, bei Wahnwahrnehmungen liege lediglich eine Denkstörung vor, wie folgt ausdrückt: "Der Kranke ist nicht in den sogenannten elementaren Bestandteilen seiner Wahrnehmungserlebnisse gestört (Farbe und dergleichen), nicht in deren gestaltlicher Formung ('dies ist ein so geartetes Gebilde'), nicht in der hinzutretenden Sinnformung, dem Sinnerlebnis ('das ist ein Tisch'), nicht in einer weiteren verarbeitenden Funktion der Intelligenz ('es ist ein Rokoko-Tisch'), sondern nur dem Zwang zur Symbolerfassung" (GRUHLE, zit. nach MATUSSEK 1952, S. 283).

MATUSSEK konfrontiert die Elementenpsychologie mit den Ergebnissen der Gestaltpsychologie und übernimmt von METZGER die "Ganzeigenschaften" "Struktur", "Beschaffenheit" und "Wesenseigenschaft" als "Eigenschaften, die sich durch einen anschaulichen und funktionellen Primat ... in der Wahrnehmung auszeichnen" (MATUSSEK 1952, S. 293). MATUSSEKs Argument lautet kurz zusammengefaßt wie folgt: Die Gestaltpsychologie hat gezeigt, daß Wahrnehmen kein einfacher elementarer abbildender Vorgang ist, sondern "Ganzeigenschaften" oft eher wahrgenommen werden als Einzelheiten, aus denen man sich die Gesamtwahrnehmung

---

[10] MATUSSEK bestreitet damit das, was heute unter dem Titel "Unverständlichkeitstheorem" nach wie vor kontrovers diskutiert wird.

zusammengesetzt dachte.[11] Sofern man jedoch die Richtigkeit der gestaltpsychologischen Aussagen unterstellt, könne man nicht mehr zwischen "Wahrnehmung" und "Wahrnehmung von Bedeutung" unterscheiden, da in jeder Wahrnehmung immer eine bestimmte Bedeutung wahrgenommen werde. Daraus wiederum folgt: bei der Wahnwahrnehmung bzw. bei denjenigen Sachverhalten, die KURT SCHNEIDER und MATUSSEK beide mit "Wahnwahrnehmung" bezeichnen würden, liegt eine Veränderung der Wahrnehmung selbst (und nicht nur von deren Deutung) vor.

Von methodischer Bedeutung ist, daß MATUSSEK und alle anderen Autoren, die dieses Problem erörtern, es für eines der Empirie halten, obgleich sogar die geschichtliche Entwicklung zeigt, daß es kein empirisches Problem sein kann: Daß Wahrnehmung nicht als Abbildung zu verstehen ist, war lange vor den Untersuchungen der Gestaltpsychologen bereits klar. Unklar war lediglich, wie man - schlecht geredet - den "Anteil des Wahrnehmenden" an der Wahrnehmung nennen bzw. verstehen sollte. Wenn man - was offenbar geschehen ist (siehe das oben angeführte GRUHLE-Zitat) - Denken und Wahrnehmen einander gegenüberstellt, so kann es nicht ausbleiben, daß das Wahrnehmen nur noch "Empfindungen" liefert, "Material" für weitere "denkerische" "Verarbeitung". Seit KANT den Gedanken ausgeführt hat, daß unsere Formen der Erfahrung (d.h. unser Denken) auch konstitutiv für die Objekte der Erfahrung sind, hat das "empiristische" Verständnis von Wahrnehmung (wahrgenommen wird Material) gleichsam massive Konkurrenz bekommen: Das Ergebnis von Wahrnehmung, der wahrgenommene Gegenstand, ist immer das Produkt aus dem Zusammenspiel von sinnlichem Material (das wir als solches nicht haben, sondern nur durch Abstraktion uns begrifflich verdeutlichen können) und Denken (im Sinne kategorialer Formung). Die Trennung zwischen Wahrnehmung und Denken, wie sie SCHNEIDERS Begriff der Wahnwahrnehmung zugrundeliegt, ist mithin Ausdruck eines empiristischen Wahrnehmungsverständnisses.

Die Unterscheidung zwischen direkt Wahrgenommenem und aus der Wahrnehmung Erschlossenem hält MATUSSEK prinzipiell für sinnvoll und möglich, wie aus folgendem Zitat hervorgeht: "R. wußte in diesem Moment sehr wohl zu unterscheiden zwischen den wirklichen Eigenschaften des Gegenstandes - dem im Aussehen und Verhalten sich kundtuenden 'Naturhaften und Unbändigen' des Hundes - und seinem auf Grund dieser Wahrnehmung einsetzenden Fragen und Schließen, ohne allerdings die Grenze zwischen beiden genau angeben zu können" (MATUSSEK 1952, S. 291). Diese Grenze ist für ihn offenbar absolut und auch im nachhinein feststellbar: "Es können Eigenschaften des Objektes wahrgenommen werden, ohne daß man sie sich gleich explicite vergegenwärtigt. Sie werden erst nach einiger Zeit im Denken gegenwärtig" (MATUSSEK 1952, S. 291). Es wird mithin auch für ein nachträglich gefälltes Urteil für möglich gehalten, immer entscheiden zu können, ob es "eigentlich schon in der Wahrnehmung vorhanden" war oder erst "nachträglich mit Bezug auf frühere Wahrnehmung gefällt" wurde. Der Versuch einer solchen Unterscheidung erscheint jedoch aus theoretischen wie auch empirisch-psychologischen Gründen nicht sinnvoll.

Halten wir fest: Ob die Trauer in einem Gesicht "erschlossen" (d.h. durch Denken gewonnen) oder "wahrgenommen" ist, ist keine Frage der Empirie, sondern der Extension der zugrundegelegten Begriffe.[12]

Wir hatten oben bereits kurz angeführt, wie die Veränderung des Wahrgenommenen für MATUSSEK aussieht. Nachdem er erst einmal die Wahrnehmung von Ganzeigenschaften in den Vordergrund gestellt hat, stellt sich für ihn das Problem, zwischen der These ZUTTS, gemäß der Wesenseigenschaften von Objekten durch Schizophrene *vermindert* wahrgenommen werden[13], und der These STORCHS, nach der die Wesenseigenschaften *vermehrt* hervortreten (vgl. MATUSSEK 1952, S. 284f),

---

11 "So erfaßt man z.B. den Stimmungswechsel im Gesichtsausdruck eines anderen, auch wenn die entsprechenden physiognomischen Strukturveränderungen nicht gleich anschaulich wahrgenommen werden" (MATUSSEK 1952, S. 294). MATUSSEK führt noch eine Reihe weiterer Beispiele aus der Gestaltpsychologie an.
12 Daran ändern auch die Ergebnisse der Gestaltpsychologie oder neuerdings der kognitiven Psychologie (mit Untersuchungen zur subliminalen Wahrnehmung) nichts: Auch wenn experimentell als erwiesen gelten kann, daß z.B. Trauer auch dann noch wahrgenommen werden könnte, wenn der Betreffende nicht einmal sagen könnte, ob er überhaupt etwas sieht, muß zuvor bereits geklärt sein, wann von Wahrnehmung gesprochen werden soll (vgl. SPITZER 1988a).
13 Eine knappe Darstellung findet man z.B. in ZUTT 1953.

zu entscheiden. MATUSSEK entscheidet sich dabei eindeutig zugunsten von STORCH: "... nicht eine Unfähigkeit zur Wesenserfassung, die im Gegenteil sogar gesteigert ist, sondern die Selektion bestimmter, einem Wesen streng zugeordneter Gegenstandsqualitäten" liege beim Kranken vor (MATUSSEK 1952, S. 300). Sein Ergebnis muß dann wie folgt lauten: "Die abnorme Bedeutung ist am Gegenstand anschaulich angetroffen ... sie wird primär nicht erschlossen, oder sonstwie 'vom Denken herbeigeholt', sondern unmittelbar am Gegenstand aufgrund einer veränderten Wahrnehmungswelt erlebt" (S. 310).

3.4.3 Logische Schwierigkeiten

Logische Schwierigkeiten ergeben sich bei SCHNEIDERs Begriff der Wahrnehmung gerade daraus, daß er dem Einwand MATUSSEKs gerecht werden will, der darin besteht, daß jede Wahrnehmung Bedeutungen unmittelbar (und nicht erst als Erschlossene) liefere. SCHNEIDER erkennt durchaus an, daß normale Wahrnehmungen "zweigliedrig" sein können, und zitiert MATUSSEKs Untersuchungen zum Symbolerleben in der Wahrnehmung. Von großer Bedeutung ist aber, wie SCHNEIDER diesem Einwand begegnet: "Da wir bei unserer Zergliederung ein *verständliches* Bedeutungserleben noch zum ersten Glied gerechnet haben, sind in *diesem* Sinne solche Symbolerlebnisse von Wahrnehmungen *keine* zweigliedrigen Vorgänge" (SCHNEIDER 1949, S. 28f, Hervorhebungen im Original). Als Kriterium dafür, ob ein Bedeutungserleben zweigliedrig oder eingliedrig zu nennen ist und damit eine Wahnwahrnehmung darstellt oder nicht, verwendet er damit genau dasjenige, von dem er mit Bezug auf den Wahneinfall gesagt hatte, es sei gerade kein verläßliches Kriterium zur Erkennung von Wahn: die Unverständlichkeit! Mit dieser Erwiderung ist somit genau das aufgegeben, was SCHNEIDER immer wieder für das Bedeutsamste an der Wahnwahrnehmung hält, ihre *besondere Struktur*.

Offenbar hat SCHNEIDER diese Lücke in seiner Argumentation selbst in irgendeiner Form gespürt, hätte er doch sonst nicht im Anschluß an seine Replik auf MATUSSEK die "höhere Wichtigkeit" als Unterscheidungskriterium von Wahnwahrnehmungen gegenüber Symbolerlebnissen bei normalen Wahrnehmungen angeführt. Betrachten wir diese Stelle genauer: "Übrigens fehlt auch jenes persönliche Betroffensein von einer 'höheren Wichtigkeit', wenn dies auch schwer faßbares Merkmal der Wahnwahrnehmungen ist. Eine andere Qualität haben diese also sicher, auch dann, wenn man das im Gegensatz zu uns nach dem Gesichtspunkt der Zweigliedrigkeit nicht anerkennen wollte" (SCHNEIDER 1949, S. 29). In der *Klinischen Psychopathologie* findet man an entsprechender Stelle Ähnliches: "Übrigens ist auch die Qualität des Betroffenseins bei der Wahnwahrnehmung wohl eine andere, wenn sie auch begrifflich nicht zu fassen ist. Sie scheint ein Numinoses von ganz besonderer Art zu sein" (SCHNEIDER 1980, S. 113). In diesen beiden durch "übrigens" eingeleiteten Passagen wird folgendes deutlich: Obgleich Unverständlichkeit und höhere Wichtigkeit als alleinige Kriterien als ungeeignet zur Diagnose von Wahn ausgewiesen wurden, beruft SCHNEIDER sich dennoch letztlich auf sie, wenn es um die Feststellung von Wahnwahrnehmungen geht. Damit sind Wahnwahrnehmungen allerdings gerade nicht strukturell verschieden von "normalen" Wahrnehmungen und für die Diagnostik von Psychosen keineswegs geeigneter als Wahneinfälle.

3.5 BLANKENBURGs Lösungsvorschlag: Gestörte Integration und Kommunikation

Zumindest teilweise mit Bezug auf die dargestellte Problematik entwickelt BLANKENBURG in seiner 1965 erschienenen Arbeit *Zur Differential-Phänomenologie der Wahnwahrnehmung* einen eigenen Lösungsvorschlag. Im Hinblick auf die Ununterscheidbarkeit von Wahnwahrnehmungen und Wahrnehmungen fragt er zunächst: "Bedeutet dies, daß man gegenüber der Aufgabe einer phänomenologischen Differenzierung zwischen außergewöhnlichem (aber nicht krankhaftem) und krankhaftem Bedeutungserleben resignieren müßte?" (BLANKENBURG 1965, S. 293). Er versucht dann der Frage der Besonderheit der Wahnwahrnehmung dadurch nachzugehen, daß er der Wahnwahrnehmung eines schizophrenen Patienten ein nicht pathologisches Bedeutungserlebnis gegenüberstellt, um so die Differenz anhand des sehr Ähnlichen klarer darstellen zu können. Die "Akzentuierung von Psychose-ähnlichem beim Gesunden und scheinbar normal-psychologisch Einfühlbarem beim Psychotiker ... läßt sich als Kunstgriff benutzen, um ... Wesensunterschiede vielleicht schärfer ... herauszuarbeiten ..." (BLANKENBURG 1965, S. 286). Er gelangt bei seiner Analyse zu dem Ergebnis, daß sich gesundes und pathologisches Bedeutungserleben "nicht so sehr in der Empfänglichkeit, Sensibilität, Beeindruckbarkeit" unterscheiden, sondern "in der Unfähigkeit [des Kranken], empfangene Eindrücke integrativ zu verarbeiten, d.h. zu assimilieren" (BLANKENBURG 1965, S. 297). Dazu kommt die "Kommunikabilität des Erfahrenen" (BLANKENBURG 1965, S. 297) als Merkmal des gesunden Bedeutungserlebens.

Gestörte Integrations- und Kommunikationsfähigkeit bei Bedeutungserlebnissen ist mithin die von BLANKENBURG entwickelte Bestimmung des Begriffs "Wahnwahrnehmung". Damit ist er einerseits einen deutlichen Schritt weiter gegangen als frühere Autoren, allerdings um den Preis, zwei für Schizophrene ohnehin bekanntermaßen zutreffende und für Wahnkranke nicht selten angenommene[14] Defizite hinsichtlich "normalpsychologischer" Fähigkeiten (Integration und Kommunikation) anzuführen. Was nach BLANKENBURG von SCHNEIDERS Erstrangsymptomen der Schizophrenie gleichsam übrigbleibt, ist nicht mehr als das folgende: Es gibt Bedeutungserlebnisse bei Gesunden und auch bei Schizophrenen. Schizophrene zeichnen sich durch Störungen der Integrations- und Kommunikationsfähigkeit aus, was sich auch an deren Bedeutungserleben zeigt, das bei diesen Kranken nicht integriert (bzw. assimiliert) wird und über das nicht kommuniziert wird.

Wir halten BLANKENBURGS Analyse für zutreffend, möchten jedoch folgendes zu bedenken geben: Sie stellt Eigenschaften ("Wesensmerkmale") des Sachverhaltes der Wahnwahrnehmung in den Vordergrund, die deren besondere diagnostische Wertigkeit, deren *Prägnanz*, kaum erklären können. Um diese Prägnanz, d.h. um klare, einfache diagnostische Kriterien ging es SCHNEIDER jedoch bei der Formulierung seiner Erstrangsymptome. BLANKENBURGS Fortschritt im Sinne einer widerspruchsfreien Explikation der Bedeutung des Begriffs wird mithin erkauft durch die Aufgabe von dessen diagnostischer Besonderheit. - Muß dies so sein?

Diese Frage kann auch wie folgt formuliert werden: Läßt sich der Begriff der Wahnwahrnehmung auch auf eine Weise definieren, die einerseits den Anforderungen SCHNEIDERS für die Diagnosestellung der Schizophrenie genügt, andererseits jedoch die bislang dargestellten Schwierigkeiten in der Definition vermeidet?

3.6 Eindeutigkeit und Einfachheit

Interessanterweise herrscht trotz unterschiedlicher Definitionen des Begriffs der Wahnwahrnehmung über die gemeinten Sachverhalte (in der neueren Philosophie

---

14 BURKHARDT (1964) begreift die Wahnstimmung als pathologisches Kommunikationsphänomen, und GLATZEL (1976, 1978) entwirft eine ganze "interaktionale Psychopathologie".

würde man sagen: über die zu interpretierenden "Daten") weitgehende Einigkeit: Sowohl JASPERS als auch SCHNEIDER, MATUSSEK oder BLANKENBURG stützen sich auf ähnliche oder sogar auf die gleichen Berichte von Patienten.

Betrachten wir daher nochmals einige der von ihnen angeführten Beispiele: "'Der Hund kratzt so sonderbar an der Tür' ... 'Als ich über den Platz ging, war die Uhr auf einmal verkehrt, sie war verkehrt stehengeblieben, ich hatte gedacht, sie geht auf die andere Seite herum' ... 'Im Polizeirevier hatte ich den Eindruck, daß ich nicht auf der Polizeiwache, sondern daß ich im Jenseits sei. Ein Beamter hat wie der Tod ausgesehen. Ich dachte, der Mann sei schon tot und muß so lange auf der Maschine schreiben, bis er seine Sünden abgebüßt hat.' ... 'Als ich ins Bett ging, dachte ich, da liegt schon einer drinnen, denn die Steppdecke war so holprig. Das Bett fühlte sich so an, als ob Menschen drin lägen.' ... 'Zu Hause war dann alles nicht mehr so wie früher. Es war teilweise kleiner. Es war alles nicht mehr so heimelich wie sonst, kalt und fremd ... Mein Vater hatte mir ein Buch besorgt. Da dacht ich, es wäre extra für mich geschrieben'" (JASPERS 1973, S. 84ff). "'Ein Hund auf der Treppe eines katholischen Schwesternhauses lauerte mir in aufrecht sitzender Stellung auf, sah mich ernst an und hob eine Vorderpfote hoch, als ich in seine Nähe kam. Zufällig ging einige Meter vor mir eine andere männliche Person des Weges, die ich eiligst einholte und schnell kontrollierte, ob der Hund vor ihm auch präsentiert hatte. Ein staunendes Nein von diesem setzte mich nun in die Gewißheit, daß ich es hier mit einer deutlichen Offenbarung zu tun hatte'" (SCHNEIDER 1980, S. 106). "Am Ortsausgang bemerkte er [der Patient] einen zottigen Hund, der wild herumsprang und laut bellte. Der Anblick eines so naturhaften und ungebändigten Tieres beeindruckte ihn stark; er mußte sich richtig über den Hund freuen. Als er sich in dessen Nähe stellte, um zu urinieren, hörte der Hund plötzlich zu bellen auf und ging still um ihn herum, um schließlich an der gleichen Stelle 'sein Geschäft zu verrichten'. Das kam R [dem Patienten] sonderbar und eigenartig vor. 'Dieses Tier, das vorhin noch so wild und unbändig herumsprang, ist plötzlich ganz ruhig geworden, als ich mein Geschäft verrichtete, und außerdem: genau an derselben Stelle ... Ich nahm ... eine instinktive Kraft bei dem Hund an, die zunächst einmal von mir eine beruhigende Wirkung ausstrahlen spürte, mir dann aber auch irgendwie kundtun wollte, er wisse genau, ich gehöre nicht hierher'" (MATUSSEK 1952, S. 289f).

Bei den in diesen Beispielen geschilderten Erlebnissen handelte es sich den drei genannten Autoren zufolge um Wahnwahrnehmungen. Man könnte auch an weiteren Beispielen zeigen, daß sie sich in ihrer Auffassung über die Extension dieses Begriffs (d.h. über die mit ihm zu bezeichnenden Sachverhalte) nicht unterscheiden. Wie wir gesehen hatten, lagen jedoch insbesondere bei SCHNEIDER und MATUSSEK ganz verschiedene Auffassungen hinsichtlich der Intension (d.h. der "Bedeutung") des Begriffs vor, so daß man sich im Grunde darüber wundern muß, wie es geschehen kann, daß zwei Autoren einem Terminus zwei unterschiedliche Bedeutungen beilegen können, mit ihm aber dasselbe bezeichnen. (SCHNEIDER sah die Wahrnehmung als unverändert an bei zusätzlich bestehender abnormer Bedeutung; bei MATUSSEK hingegen war bereits die Wahrnehmung verändert.) Es spielt mithin offenbar bei der Diagnose überhaupt keine Rolle, welche der beiden Auffassungen hinsichtlich der Wahrnehmung man vertritt!

Wir hatten bereits oben gesehen, daß es sich bei der Frage nach dem Enthaltensein von Urteilen in Wahrnehmungen nicht um eine empirisch zu entscheidende handelt, sondern vielmehr unter anderem um ein Problem widerspruchsfreier Sprachregelung. Bei der Diskussion von SCHNEIDERs Auffassung zur Wahnwahrnehmung hatten wir weiterhin gesehen, daß sein Kriterium, von Wahnwahrnehmungen zu sprechen, letztlich das der Unverständlichkeit ist, was bedeutet, daß auch gemäß der Definition SCHNEIDERs Wahnwahrnehmungen nicht unterschieden sind von Wahneinfällen.

Man könnte das Problem damit auf sich beruhen lassen, wenn nicht die einheitliche Extension des Begriffs (d.h. die Verwendung des Begriffs von verschiedenen Autoren für die gleichen Sachverhalte) auf eine dem Begriff zugrundeliegende, ihn von anderen Wahnerlebnissen abgrenzbar machende Bedeutung verweisen würde. Es kann mithin wie folgt gefragt werden: Wenn es Sachverhalte gibt, die von einer Reihe von Autoren relativ klar von Wahneinfällen abgegrenzt werden (wenn auch mit unterschiedlicher Begründung), was zeichnet diese Sachverhalte dann aus, wenn sie einerseits gegenüber den Wahneinfällen keine besondere Struktur aufweisen und andererseits ebenso wie diese (nämlich über ihre Unverständlichkeit) diagnostiziert werden? Noch anders gefragt: Was ist eigentlich das Besondere an Wahnwahrnehmungen?

Verdeutlichen wir uns zunächst das folgende: Der Streit um das Vorliegen oder Nicht-Vorliegen einer bereits veränderten Wahrnehmung ist offensichtlich nicht nur für die Festlegung der Extension dieses Begriffs irrelevant, er bringt zudem eine Schwierigkeit ins Spiel, die von MATUSSEK offenbar nicht gesehen, von WEINSCHENK aber zumindest angesprochen wurde: die Frage der Unterscheidung zwischen Wahnwahrnehmungen und Illusionen. Illusionäre Verkennungen sind ja gerade definiert als veränderte Wahrnehmungen aufgrund bestimmter Stimmungen bzw. Affekte. Ist auch bei Wahnwahrnehmungen die Wahrnehmung verändert, dann bliebe als Abgrenzungskriterium zwischen Wahnwahrnehmungen und illusionären Verkennungen wohl lediglich eine Unterscheidung zwischen den Affekten übrig, die zu veränderten Wahrnehmungen führen: Bei den illusionären Verkennungen ist - betrachtet man die Beispiele - zumeist Angst im Spiel, während es bei Wahnwahrnehmungen um eine diffuse "Wahnstimmung" geht, die allerdings auch angstbesetzt sein kann. Wenn WEINSCHENK sagt, "Die Wahnwahrnehmungen stehen ihrer psychologischen Struktur nach den Illusionen sehr nahe", und auch von "kontinuierlichen Übergängen" zwischen Illusionen und Wahnwahrnehmungen spricht (WEINSCHENK 1952, S. 475f), so ist nichts gewonnen, sondern im Gegenteil diese Unklarheit lediglich (wenn auch unklar) zum Ausdruck gebracht: Die Klarheit, die bei der "intuitiven" Unterscheidung zwischen Wahnwahrnehmungen und Illusionen bei den meisten Autoren relativ einhellig herrscht, geht verloren, und man muß daher fragen, ob WEINSCHENKs Interpretation der Sachverhalte die Dinge nicht mehr verwischt als verdeutlicht.

Betrachten wir einen Aspekt aus dem dritten in Abschnitt 1 dargestellten Fall (Herr Z.), um der Frage nach einer abgrenzbaren und in sich widerspruchsfreien Bedeutung des Begriffs Wahnwahrnehmung nachzugehen:

Der Bericht von Herrn Z., er habe einen Mann aus einer Mauer herauskommen und wieder darinnen verschwinden sehen und dabei gewußt, daß das Militärlager auf einem Friedhof errichtet worden sei, unter dem noch Menschen lebten, ist ohne Schwierigkeiten als Wahn zu identifizieren. Es geht dabei jedoch nicht um eine besondere logische Struktur, sondern zum einen um inhaltliche Aspekte und zum zweiten um die Art, in der diese Inhalte vorgebracht werden ("das ist 100 Prozent sicher, Herr Doktor"). Die Frage, ob Herr Z. hier ein reales Ereignis illusionär verkannt hat, einem realen Ereignis in der Erinnerung eine besondere Bedeutung beigelegt hat oder ob die ganze Episode halluziniert bzw. als Erinnerung erfunden war, stellte sich bei der Frage, ob es sich hierbei um Wahn handelt, nicht. Wie wir gesehen hatten, führt der Begriff der Wahnerinnerung eher in die Irre.

Das Beispiel liefert einen wichtigen Hinweis für das Verständnis von Wahnwahrnehmungen bzw. von Wahn überhaupt. Das Nachprüfen der Adäquatheit (d.h. der Richtigkeit, Normalität oder des Realitätsgehaltes) von Aussagen ist je nach Inhalt dieser Aussagen unterschiedlich schwierig. Sofern sich diese Aussagen auf Dinge oder auf nur ein Ding oder noch besser auf nur ein bestimmtes Ereignis beziehen, fällt die Entscheidung hinsichtlich der Realität wesentlich leichter als bei Aussagen, deren empirische Nachprüfung komplizierte Prozeduren einschlösse oder deren empirischer Gehalt möglich bzw. wahrscheinlich ist. Noch schwieriger oder gar unmöglich wird die Prüfung der Adäquatheit bei Aussagen, die prinzipiell nicht empirisch zu überprüfen sind, so beispielsweise bei Aussagen religiösen Inhalts. Anders gesagt: wird Inadäquatheit für einen vom Patienten geäußerten Sachverhalt beansprucht, so ist diese Inadäquatheit vom Untersucher je nach geäußertem Sachverhalt leicht, schwer oder (zumindest empirisch) überhaupt nicht zu begründen. Sofern die behaupteten Sachverhalte sich allerdings eng an wahrgenommenen Dingen oder Ereignissen (seien diese Wahrnehmungen ihrerseits verändert oder nicht) orientieren, ist die Überprüfung oder die Beurteilung der "Möglichkeit" und damit die Diagnose "Wahn" leicht möglich und kaum anzweifelbar.[15] Es gibt Fälle, bei denen das dritte JASPERSsche Wahnkriterium prinzipiell nicht angewendet werden kann oder eine Anwendung aus praktischen Gründen nicht möglich ist. In diesen Fällen ist die Diagnose ungleich schwieriger, so daß eine Unterscheidung von Wahnsymptomen im Hinblick auf die Schwierigkeit (und damit indirekt auch im Hinblick auf die diagnostische Sicherheit) durchaus sinnvoll erscheint.

BASH, der sich bei seiner Diskussion von "Wahnwahrnehmung" ganz an SCHNEIDER anlehnt[16], macht im Grunde (wenn auch etwas versteckt) ganz ähnliche Aussagen, ohne sich allerdings deren Tragweite bewußt zu sein: "Die Wahnwahrnehmung ist eher *kontrollierbar*, besser und sicherer mit der allgemeinen Erfahrung und den objektiven Gegebenheiten *vergleichbar* als die Wahnidee, von welcher man bisweilen nicht sicher sein kann, ob sie genial oder verrückt sei. Bei der Wahnwahrnehmung ist die objektive Vergleichsbasis gegeben und die Täuschungsgefahr herabgesetzt, wenn auch nicht aufgehoben" (BASH 1955, S. 131, Hervorhebungen im Original). Aus dem Zitat geht hervor, daß BASH den Unterschied zu Wahneinfällen nicht mit der Schärfe zieht, wie SCHNEIDER dies tut, wird doch die "Täuschungsgefahr" nur als "herabgesetzt" betrachtet, d.h. eine quantitative (nicht qualitative) Differenzierung vorgenommen.

In der besseren Kontrollierbarkeit bzw. Vergleichbarkeit - und nicht (wie oben gezeigt) in einer bestimmten Struktur - ist der Kern von SCHNEIDERs Behauptung zu sehen, daß Wahnwahrnehmungen diagnostisch wegweisender seien als Wahneinfälle. SCHNEIDER wollte damit zu Recht einer Beobachtung bzw. klinischen Erfahrung Ausdruck verleihen, nämlich der, daß die Diagnose "abnormer Bedeutungen" dann *eindeutiger* und in jedem Falle *einfacher* ist, wenn der Patient selbst diese abnormen Bedeutungen auf bestimmte Dinge oder Ereignisse (auf "Wahrnehmungen") bezieht.

Fassen wir zusammen: Wahnwahrnehmungen sind für JASPERS eines von mehreren, gleichwertig nebeneinander stehenden primären Wahnerlebnissen, KURT SCHNEIDER hingegen hebt sie gegenüber Wahneinfällen besonders hervor. Wie die Diskussion der von ihm behaupteten "Zweigliedrigkeit" jedoch gezeigt hat, haben Wahnwahrnehmungen keine besondere Struktur. Die von MATUSSEK aufgeworfene Frage, ob die Wahrnehmung selbst bei Wahnwahrnehmungen verändert ist oder nicht, ist (wie die Betrachtung der Extension dieses Begriffs bei verschiedenen Autoren gezeigt hat) ganz offensichtlich in praktischer Hinsicht irrelevant. Statt dessen gilt Folgendes: die Diagnose "abnormer Bedeutungserlebnisse" bzw. von "Wahn" ist in Abhängigkeit von der "Konkretheit" der behaupteten Sachverhalte unterschiedlich schwierig. Beziehen sich die abnormen Bedeutungen auf Dinge oder Ereignisse, so ist ihre "Abnormität" augenfällig oder wenigstens augenfälliger als in Fällen, wo ein konkreter Bezug nicht geäußert wird. Wahnwahrnehmungen (d.h. Wahnäußerungen mit konkretem Bezug auf Dinge oder Ereignisse) sind damit zwar ihres prinzipiellen Unterschieds zu Wahneinfällen beraubt. Unsere Interpretation scheint jedoch die klinische Praxis und die von den Patienten geäußerten Sachverhalte besser und vor allem kohärenter abzubilden als andere Auffassungen.

---

15 Auch BERNER (1969) hebt beispielsweise hervor, daß die Faßbarkeit (d.h. die Einfachheit der Diagnose) und die psychologische Bedeutung von Wahn keine Frage nach der Wahrnehmung ist, an die er sich knüpft.

16 Man betrachte seine Definition, die deutlicher ist als die von SCHNEIDER: "Bei der Wahnwahrnehmung wird ein beliebiger sinnlicher Gegenstand der Außenwelt als das wahrgenommen, wofür es andere gesunde Menschen übereinstimmend halten; es wird ihm aber ebenso unvermittelt wie im Falle der Wahnidee eine wahnhafte Bedeutung beigelegt" (BASH 1955, S. 130).

4 "Grundstörungen": Modelle der Ätiopathogenese

Die Frage nach dem, was der Wahn "eigentlich" ist, wurde und wird nicht selten dadurch zu beantworten versucht, daß man auf seine Genese verweist. "Meist wurde die Entstehung und das Wesen des Wahns durcheinandergeworfen", bemerkt GRUHLE (1932, S. 170) zu Recht: Jeder, der Wahn "erklärt" als Störung der Sexualentwicklung, des Affektes, der Wahrnehmung oder eines Gehirnvorgangs, d.h. jeder, der nach Gründen oder Ursachen von Wahn sucht, muß sich darüber im klaren sein, daß dies bereits *voraussetzt*, zu wissen, was Wahn ist. Sofern hier nicht sauber getrennt wird in Fragen der Entstehung und Fragen der Abgrenzung der Sache selbst, entsteht ein methodischer Zirkel. Wenn wir im folgenden verschiedene Modelle der Ätiopathogenese diskutieren, so vor allem deshalb, weil sie immer wieder aufgrund von (Selbst-) Mißverständnissen für Bestimmungen dessen, was Wahn ist (des "Wesens" des Wahns), gehalten wurden und werden. Eine Auseinandersetzung mit Grundstörungsmodellen erscheint durch den erheblichen Einfluß dieser Theorien auf die klinische Praxis zudem gerechtfertigt.

4.1 JASPERS' erstes und zweites Wahnkriterium und der Begriff der Grundstörung

Wahn ist ein Urteil oder ein System von Urteilen. Kaum ein Untersucher konnte bzw. kann sich der Verwunderung entziehen, die sich im Gespräch mit Wahnkranken einstellt und deren *unkorrigierbares* Festhalten an ihren *subjektiv gewissen* Überzeugungen betrifft. Dieses Festhalten wider bessere Gründe hat in der Vergangenheit immer wieder dazu geführt, daß theoretische Überlegungen zum Wahn nicht bei den Wahnurteilen stehenblieben, sondern *eine ihnen zugrundeliegende Störung* postulierten. Der in der Literatur hierfür häufig verwendete Terminus ist der der "*Grundstörung*", d.h. einer Störung, die "hinter" oder "unter" dem Wahn liegt, ihn bewirkt und damit "verständlich" macht, daß der Wahnkranke an einem Urteil in ganz anderer Weise als der Gesunde festhält.

Selbst bei JASPERS, einem Autor, dem man gerne - je nach theoretischer Ausrichtung des Kommentators - zugute hält oder vorwirft, daß er versucht, sich eng an das zu halten, was der Kranke berichtet, und sich nicht in Spekulationen über mögliche intrapsychische Gründe oder Ursachen zu verlieren, findet man entsprechende Vermutungen. JASPERS (1973, S. 78) spricht zwar einerseits davon, daß der Wahn "ein *Urphänomen*" sei, wobei hinzuzufügen ist, daß JASPERS mit dem Terminus "Urphänomen" sehr heterogene Sachverhalte bezeichnet und ganz offensichtlich durch das Präfix "ur" ausdrücken will, daß es sich bei diesen Sachverhalten um letzte, nicht weiter reduzible Sachverhalte handelt.[1] An einer anderen Stelle seiner *Allgemein Psychopatho-*

---

[1] Neben Wahn bezeichnet JASPERS die Subjekt-Objekt-Beziehung sowie das ganzheitliche Gestälterfassen von Gesichtsausdrücken (d.h. durchaus heterogene Sachverhalte) als Urphänomene: "In allem entwickelten Seelenleben besteht dies in keiner Weise rückführbare Urphänomen, daß ein Subjekt den Objekten (Gegenständen) gegenübersteht ..." (JASPERS 1973, S. 49). "Dieser Tatbestand des Sehens von Ausdruck ist ein Urphänomen unserer Welterfassung ..."

logie (JASPERS 1973, S. 165) spricht JASPERS jedoch ebenso wie andere Untersucher die Vermutung aus, daß Wahn *nicht* etwas Letztes, sondern etwas noch weiter Zurückführbares sei (in direktem Widerspruch zur Auffassung vom Wahn als Urphänomen): "Phänomenologisch zeigte sich im Wahn ein ihm zugrundeliegendes, dem Gesunden radikal fremdes Erleben, etwas Primäres ..."

Als weiteres Beispiel für einen Autor, der eine Theorie der Vorgänge "hinter" dem Wahn entwarf, sei FREUD angeführt, der den Wahn zunächst neurosenpsychologisch auffaßte wie die Zwangsneurose oder die Hysterie und erst viele Jahre später aufgrund (wenn auch nicht sehr großer) eigener Erfahrung und eigenen therapeutischen Scheiterns eine später weiter mehrfach modifizierte Theorie des Wahns entwarf, die ihn als *Ausdruck* anderer Störungen begreift.

4.2 Allgemeine Typologie der Grundstörungen

Aufgrund der Tatsache, daß es sich beim Wahn um *Urteile* handelt, lag es nahe, auch die ihm zugrundeliegende Störung als Urteil zu konzipieren. Die Entstehung des Wahns wurde dann als eine Kette von Grund-Folge-Beziehungen gedacht, die im Patienten "unbemerkt" ablaufen und an deren Ende ein falsches Urteil oder ein System falscher Urteile, der Wahn, steht. Was nicht selten als "Wahntheorie" bezeichnet wird, setzt sich zusammen aus (1) dem als "primum movens" angenommenen Urteil (der "Grundstörung"), (2) einer Kette der Grund-Folge-Beziehungen sowie (3) einer Reihe von Zusatzannahmen über menschliches Erleben, Denken und Verhalten. Derartige "Wahntheorien" sind bei allen inhaltlichen Unterschieden, wie sich im folgenden zeigt, *strukturell* keineswegs so verschieden, wie man zunächst annehmen könnte.

Die "Grundstörung" wurde allerdings nicht nur als *Urteil* gedacht, sondern auch als Störung oder Veränderung in verschiedenen grundlegenden Bereichen des Seelenlebens (verschiedenen "psychischen Funktionen") wie Affekt, Denken, Wahrnehmen oder Persönlichkeit. Von Bedeutung ist, daß entsprechend diesen Konzeptionen von "Grundstörungen" deren Verhältnis zum Wahn nicht mehr eines von *Grund* und *Folge*, sondern eines von *Ursache* und *Wirkung* ist.

Zwei Einwände gegen die hiermit vorgeschlagene Typologie scheinen hier naheliegend. Der erste Einwand geht dahin, daß sich Veränderungen in beispielsweise den Bereichen Affekt oder Wahrnehmung auch in Urteilen niederschlagen bzw. ausdrücken können. Der Einwand ist zwar berechtigt, übersieht jedoch, daß wir, wenn wir von Störungen im Bereich der Affektivität oder der Wahrnehmung sprechen, gerade nicht die (resultierenden) Urteile meinen, sondern in der Regel diese Urteile als *Ausdruck* der genannten Störungen verstehen. Gestört sind mithin nicht die Urteile, sondern die zu den Urteilen führenden "Mechanismen" bzw. die "Anlässe", aufgrund derer die Urteile gefällt werden. Wenn wir die Urteile meinen würden, dann gehörten die Theorien zu den erstgenannten (Grundstörung als Urteil; Verhältnis zum Wahn als Grund-Folge-Beziehung).

Der zweite Einwand macht geltend, daß beides gemeint sein könnte, eine Störung im Bereich einer "psychischen Funktion" *und* ein Urteil, das Ausdruck dieser Störung sei. Hierzu ist zu sagen, daß der Einwand für viele Theorien zwar zutrifft, diese Tatsache den Theorien jedoch keineswegs zugute zu halten ist: Sofern beispielsweise bei der Rede von einem Affekt nicht klar gesagt wird, ob man

---

(JASPERS 1973, S. 190). "Der Wahn ist ein Urphänomen" (JASPERS 1973, S. 78). - JASPERS sagt von Urphänomenen lediglich, daß sie bestünden, und gibt keine weiteren Hinweise dafür an, was des näheren unter einem "Urphänomen" zu verstehen ist. Ganz offensichtlich handelt es sich bei den JASPERSschen "Urphänomenen" um als solche nicht explizit herausgestellte Theoreme. Es gibt zwar eine Phänomenologie, die für "Phänomene" zuständig ist, jedoch keine "Urphänomenologie" zur Aufklärung derartiger Sachverhalte.

einen bestimmten sprachlichen Bedeutungsgehalt meint, eine empfundene Qualität, eine Ursache für ein Verhalten oder eine Verhaltensdisposition, ist unklar, was mit Affekt in einem bestimmten Zusammenhang jeweils gemeint ist.[2]

Obwohl für manche bekannte Wahntheorien damit unklar ist, ob sie hinsichtlich des Verhältnisses von "Grundstörung" und Wahn ein Grund-Folge- oder ein Ursache-Wirkungs-Verhältnis annehmen, werden im folgenden zunächst Grundstörungsmodelle, die eher ein Urteil als primär annehmen, und dann Modelle, die eher eine Störung im Bereich psychischer Funktionen bzw. deren physiologischer Korrelate annehmen, diskutiert. Es ergibt sich so eine Zusammenschau sehr heterogener "Wahntheorien", wobei allerdings strukturelle Gemeinsamkeiten, die ansonsten kaum bemerkbar sind, deutlich hervortreten. Erst diese Zusammenschau macht die Komplexität deutlich, die heute mitschwingt, wenn von der "Grundstörung" in bezug auf Wahn die Rede ist.

4.3 Grundstörung als Urteil

4.3.1 Theorie der Entstehung des Größenwahns als Paradigma für Wahn als Schluß

Die verschiedenen *Hypothesen zur Wahnentstehung* aus Urteilen lassen sich sehr gut am Beispiel des Größenwahns demonstrieren. Zwar kann ein weniger systematisiert imponierender Größenwahn in Form von "Größenideen" bei Manikern oder auch bei Patienten mit schizoaffektiver Psychose gleichsam "aus heiterem Himmel" auftreten, d.h. es müssen keine anderen psychotischen Veränderungen des Erlebens und Verhaltens vorausgehen, so daß man von Größenideen als den "primären" Veränderungen sprechen kann. Daneben hatte man aber schon im letzten Jahrhundert einen *Zusammenhang zwischen Verfolgungswahn und Größenwahn* vermutet. HOFFBAUER (zit. nach KRANZ 1955) hat beispielsweise über den Verfolgungswahn ROUSSEAUS geäußert, daß ein sich vergiftet Wähnender sich selbst kaum für unbedeutend halten kann. Insofern kann der Größenwahn als ("sekundäre") Reaktion auf einen Verfolgungswahn gedeutet werden. Da der Verfolgungswahn seinerseits häufig als Ausdruck eines Beobachtungs- oder Beziehungswahns gedeutet wird, ergibt sich sogar eine *dreifache Aufeinanderfolge von Wahnthemen,* wie sie beispielsweise von MEYNERT (1890, S. 18) angenommen wird: Auf den Beobachtungswahn folgt der Verfolgungswahn, und auf den Verfolgungswahn folgt der Größenwahn. Auch WERNICKE (1906, S. 84, 168) faßte den Größenwahn als logische Folge des primären Beziehungs- und sekundären Verfolgungswahns auf und sprach von "konsekutivem Größenwahn". Größenwahn ist damit ein "tertiärer" Wahn und wird als Erklärungswahn für den primären Beziehungs- und den sekundären Verfolgungswahn aufgefaßt. Allerdings ist auch das

---

[2] Ein Beispiel für eine Theorie, die einerseits zu den bekanntesten Affekttheorien gehört und in der Tat davon "lebt", zwischen Bedeutungsgehalt (und damit den Grund-Folge-Beziehungen) von Affekten und deren kausalen Relationen zu unterscheiden, andererseits diese Unterscheidung explizit oft nicht berücksichtigt, ist die Psychoanalyse: Der für jede Form von "Psychodynamik" zentrale Begriff der Besetzung beruht auf der Möglichkeit der Trennung von Bedeutungsgehalt und "Energie" oder "Ladung" eines Gedankens, was neue Zuordnungen von Bedeutung und Energie, die Psycho-"Dynamik", überhaupt erst ermöglicht. Obwohl damit die Trennung von Grund-Folge-Beziehungen einerseits und Ursache-Wirkungs-Beziehungen andererseits zu den notwendigen Voraussetzungen der Psychoanalyse gehört, finden sich in den Schriften FREUDS und dessen Nachfolgern häufig vage oder mehrdeutige Formulierungen, die jeweils im Unklaren lassen, welche Kategorie von Relationen in einem bestimmten Zusammenhang gemeint ist.

Umgekehrte, der Schluß von Größenwahn auf Verfolgungswahn, denkbar, wie ZIEHEN (1902, S. 107) ausführt.

So plausibel derartige Erklärungen sind, so kontrovers wurde jedoch die Art des "Schließens" diskutiert: ZIEHEN sprach von einem logischen, wenn auch nicht bewußten Schlußfolgern.[3] SPECHT (1908) hingegen meinte, daß wie auch immer verstandenes logisches Schließen nicht bei der Wahngenese beteiligt sein kann. Bei "Erklärungen" von Größenideen vor dem Hintergrund von Verfolgungsideen handele es sich allenfalls um nachträgliche, aufgesetzte Begründungen für ein primär bereits vorhandenes Geschehen. SPECHT zufolge sind somit Verfolgungswahn und Größenwahn nicht logisch und zeitlich in einer Reihe zu sehen, sondern primär zusammen vorliegend. SPECHT polemisiert gegen ein allzu "rationales" Verständnis der Wahnarbeit mit den folgenden Worten: "Den Menschen möchte ich sehen, der 1. zu solchen fragenden Überlegungen über sein Ich kommt und 2. mit solchen Beantwortungen sein Inneres von Grund auf verändert" (SPECHT 1908).

Auch FREUD hält ein derartiges Verständnis der Genese des Größenwahns für zu "rationalistisch". Er bemerkt in seinen Ausführungen zum Fall SCHREBER das Folgende: "In den Lehrbüchern der Psychiatrie ist häufig die Rede von einer Entwicklung des Größenwahns aus dem Verfolgungswahn, die auf folgende Art vor sich gehen soll: Der Kranke, der primär vom Wahne befallen worden ist, Gegenstand der Verfolgung von seiten der stärksten Mächte zu sein, fühlt das Bedürfnis, sich diese Verfolgung zu erklären, und gerät so auf die Annahme, er sei selbst eine großartige Persönlichkeit, einer solchen Verfolgung würdig. Die Auslösung des Größenwahnes wird somit einem Vorgange zugeschrieben, den wir nach einem guten Wort von E. JONES 'Rationalisierung' heißen. Wir halten es aber für ein ganz und gar unpsychologisches Vorgehen, einer Rationalisierung so stark affektive Konsequenzen zuzutrauen, und wollen unsere Meinung daher scharf sondern von der aus den Lehrbüchern zitierten" (FREUD, Werke VIII, S. 284).

Im folgenden werden einzelne Urteile, von denen angenommen wurde bzw. angenommen wird, daß sie bei der Entstehung von Wahn beteiligt sind, diskutiert.

4.3.2 Urteil: "Ich liebe ihn"

Dieses Urteil, das nach einer Reihe von Zusatzannahmen und "unbewußt" erfolgender Schlüsse beispielsweise zu dem Wahnurteil "er verfolgt mich" führt, ist Bestandteil der wahrscheinlich bekanntesten Wahntheorie überhaupt. FREUD versuchte im Rahmen dieser oft als "Homosexualitätstheorie" bezeichneten Überlegungen vier Wahnformen aus diesem Satz abzuleiten, was sowohl unter (begriffs-) analytischem wie auch unter empirischem Blickwinkel problematisch erscheint. Da psychoanalytische Auffassungen zur Wahngenese insgesamt paradigmatisch sind für eine Reihe entsprechender Überlegungen aus anderen Bereichen und da psychoanalytische Auffassungen in der Klinik weit verbreitet sind, werden diese im Anschluß an die allgemeine Übersicht in einem eigenen Abschnitt (vgl. Abschnitt 5) diskutiert.

---

[3] "In der überwiegenden Mehrzahl der Fälle kommt es zu dieser Weiterentwicklung der Verfolgungsideen zu Größenideen. Dabei ist diese Weiterentwicklung jedoch durchaus nicht stets das Product eines bewußten logischen Schlußprocesses. Häufig reiht sich die Größenidee an die Verfolgungsidee an, ohne daß der Kranke sich des logischen Zusammenhangs bewußt wird. Nicht selten bringen ihn erst die Fragen des Arztes ('wie kommen Sie zu dieser Selbstüberschätzung?') zum Bewußtsein des Zusammenhangs beider" (ZIEHEN 1902, S. 108).

4.3.3 Urteil: "Ich hasse ihn"

Aggressiven Tendenzen wird von einer Reihe von Autoren eine wichtige Rolle in der Wahnentstehung zugemessen. Zusätzlich zu dem angeführten Urteil bedarf es lediglich noch der Annahme des Mechanismus' der Projektion, um daraus das Thema des Verfolgungswahns - er haßt mich - zu bilden.

Vertreter dieser Theorie der Wahngenese sind beispielsweise SWANSON et al. (1970), die eine auf Haß und Aggressivität beruhende Wahngenese vorschlagen. Aus dem initialen "ich hasse ihn/sie" wird durch Projektion "er/sie haßt mich"; der postulierte "Mechanismus" der Wahngenese aus dem Urteil "ich hasse ihn" ist einfacher als der FREUDS, da er lediglich in einer Projektion besteht.

Was die empirische Überprüfung bzw. Validierung anbelangt, so ist zunächst zu sagen, daß die Aggressions-Haß-Theorie der Wahngenese ebenso wie die Homosexualitäts-Theorie anhand klinischer Erfahrungen mit einigen Fällen gebildet worden ist. Ingesamt gibt es allenfalls indirekte Hinweise für ihre Bestätigung.

OVERALL et al. (1961) untersuchten Schizophrene auf das Vorhandensein von Wahnsymptomen und aggressive Tendenzen und fanden eine Korrelation. SILVERMAN und CANDELL (1970) fanden ebenfalls in einer Untersuchung an Schizophrenen, daß die subliminale Präsentation aggressiver Inhalte zu einer Verstärkung der manifesten Psychopathologie bei den Patienten führt. In dieser Untersuchung werden allerdings keine näheren Angaben zur Psychopathologie, insbesondere zu manifest paranoiden Symptomen, gemacht. Ein von HEILBRUN (1980) unternommener Replikationsversuch der Ergebnisse von SILVERMAN erbrachte zudem ein negatives Ergebnis.

4.3.4 Urteil: "Ich tauge nichts"

Ebenfalls u.a. von psychoanalytischer Seite wurde als "Grundstörung" ein vermindertes Selbstwertgefühl für die Wahnentstehung verantwortlich gemacht. Der bekannteste Vertreter dieser Auffassung ist ALFRED ADLER, der den Wahn als vom Betreffenden inszenierten "Nebenkriegsschauplatz des Lebens in einem Scheinkampf gegen selbstgeschaffene Schwierigkeiten" (ADLER 1927, S. 191) betrachtet. Der Wahnkranke suche dadurch seine "mögliche oder vermutete Niederlage im Leben zu verdecken, zu rechtfertigen oder endlos hinauszuschieben" (ADLER 1927, S. 191). Damit stellt ADLERS Theorie der Wahngenese zugleich eine der deutlichsten Varianten des *teleologischen Wahnverständnisses* dar: Der Wahn entsteht diesen Theorien zufolge letztlich, um einem bestimmten Zweck zu dienen, d.h. nicht aus einer bestimmten Ursache heraus oder einem bestimmten Grund.[4]

Gemäß der Selbsterniedrigungstheorie von COLBY (1975) sowie FAUGHT et al. (1977) wird ebenfalls ein Satz wie "ich bin nichts wert" als Primum movens in der Wahngenese betrachtet.[5] Dieser Satz führe dazu, daß die betreffende Person[6] in den sprachlichen Äußerungen anderer beständig nach Bestätigung für diese Auffassung sucht und gelegentlich auch findet. Diese von anderen Personen

---

[4] Etwa um die gleiche Zeit formulierte KAHN (1929, S. 453) Entsprechendes: "Es ist ... wichtig, daß Wahn solange und in dem Ausmaße gebildet wird, als der Wahnbildner ihn zum Zweck der Selbstwertrettung braucht."
[5] COLBY führt TOMKINS an, der bereits 1963 eine Wahntheorie formulierte, in der Wahn letztlich als Ausdruck der Reaktion auf den Satz "ich tauge nichts" gesehen wird. "The major source of distortion in his (des Wahnkranken) interpretation is in his insistence on processing all information as though it were relevant only to the possibility of humiliation" (TOMKINS 1963, zit. nach COLBY 1975, S. 13).
[6] Bei COLBY verfährt in dieser Weise allerdings nicht nur eine wahnkranke Person, sondern auch bzw. vor allem ein Computerprogramm, das der Simulation paranoider Urteile dienen soll.

gemachten Äußerungen über eigene Fehler und Schwächen können jedoch nicht ertragen werden, da eine Erniedrigung resultieren würde. Um die selbsterniedrigenden Äußerungen nicht akzeptieren zu müssen, verfolgt daher die betreffende Person eine andere Strategie und schreibt die Fehler und Schwächen anderen zu. Da diese falsche Attribuierung von der Person nur für sich vorgenommen wird, folgt, daß für sie zwar keine Selbsterniedrigung, aber auch kein korrigierendes feedback durch andere resultiert. "This transfer of blame is reflected in the interpersonal behaviour of the paranoid person" (FAUGHT et al. 1977, S. 156).

COLBY nimmt somit an, daß ein Gefühl der eigenen Insuffizienz oder der eigenen Minderwertigkeit dadurch kompensiert wird, daß die Minderwertigkeit auf andere Personen projiziert wird. Diese Projektion der Inferiorität oder Insuffizienz vermindere das eigene Insuffizienzgefühl, führe jedoch auch zu einem mißtrauischen Verhalten anderen gegenüber und bilde damit letztlich den Keim zur Wahnbildung.

Gemäß der Theorie COLBYS sind homosexuelle Neigungen ein eher zufälliger Anlaß für Gedanken der Selbsterniedrigung und können daher zwar im Verlauf der Entstehung von Wahn auftreten, sind jeoch nicht selbst Grund der Wahnentstehung. COLBYS Theorie ist daher mit dem Befund offener Homosexualität bei Paranoikern vereinbar; man braucht nur anzunehmen, daß der homosexuelle Paranoiker nicht aufgrund seiner Homosexualität, sondern aufgrund anderer Anlässe Beschämung und Selbsterniedrigung verspürt. Auch erlaubt COLBYS Theorie durchaus die Existenz von homosexuellem Liebeswahn (siehe unten).

SULLIVAN (1965) betont ebenfalls die Projektion einer geringen Selbsteinschätzung nach außen für die Wahnentwicklung. Er nimmt an, daß Gefühle der Minderwertigkeit, der Beschämung und der Insuffizienz auf andere übertragen bzw. projiziert werden, was dann in einer mißtrauischen Einstellung diesen anderen gegenüber resultiert. Der Abmilderung eigener Minderwertigkeitstendenzen entspricht damit das Mißtrauen den (minderwertigen!) anderen gegenüber, das den Keim der Wahnentwicklung darstellt.

TÖLLE (1987) erklärt die Wahnentwicklungen bei körperlich Behinderten ebenfalls im Sinne einer Projektion der eigenen Unzulänglichkeit, zu der insbesondere sensitive Charaktere neigten: "Diese Erfahrung der Unzulänglichkeit und Insuffizienz ist für den Sensitiven inkompatibel, er kann sie weder bewältigen noch mit neurotischen Mitteln abwehren" (TÖLLE 1987, S. 762). Es komme somit zur Projektion des Konflikts, was für den Kranken eine Entlastung darstelle. An insgesamt 16 Kasuistiken versucht TÖLLE aufzuzeigen, "daß sensitive Selbstunsicherheit im Beziehungserleben, Behindertsein in Beeinträchtigungserlebnissen, Insuffizienzerfahrung in Verfolgungsvorstellungen wahnhaft zum Ausdruck kommen können" (TÖLLE 1987, S. 762).

4.4 Als Funktionsstörung konzipierte Grundstörungen

Kaum eine der sogenannten "psychischen Funktionen" wurde nicht mit Vermutungen zur Entstehung von Wahn in Verbindung gebracht. Im folgenden werden zunächst entsprechende Modelle angeführt und bewertet, woran sich eine Diskussion physiologischer Störungen, die als Wahnursache angesehen wurden, anschließt.

4.4.1 Gestörter Affekt

Bereits 1870 hatte HAGEN ausgeführt, daß der Wahn in der "Brustwärme" von Affekt und Leidenschaft "rasch wächst und großgezogen wird" (HAGEN 1870, S.59). HAGEN führt auch bereits Gründe an, warum der gestörte Affekt bei den Wahnkranken häufig nicht beachtet wird: "Daß dieses Mitleiden des Gemütslebens nicht immer deutlich in die Augen fällt, hat außer der anfänglichen Selbstbeherrschung der Kranken und der Unachtsamkeit der Umgebung noch einen 3. Grund, den nämlich, daß dieselbe (dasselbe) durch den Wahn selbst sozusagen maskiert ist. Da dieser nämlich das Blendende, leichter Aufzufassende ist, so nimmt er alle Aufmerksamkeit in Anspruch, und es gewinnt leicht den Anschein, als ob er das Primäre, die Gemütsaffektion aber lediglich das Sekundäre, erst in seinem Gefolge entstandene wäre. Dies ist nun zwar zuweilen so, in der Hauptsache aber nicht, wie eine sorgfältige Betrachtung und Erwägung des Gesamtverlaufs der Störung lehrt" (HAGEN 1870, S. 62). HAGEN begegnet damit einem später immer wieder vorgebrachten Einwand, daß sich nicht bei jeder Psychose der pathologisch veränderte Affekt nachweisen lasse (vgl. z.B. GRUHLE 1932, S. 75). Insgesamt machte er mithin vor bereits über 100 Jahren auf Kriterien aufmerksam, die angeführt werden können, um die Theorie der affektiven Wahngenese zu stützen: Man würde entsprechend dieser Theorie eine affektive Störung *insbesondere beim Beginn* des Wahns erwarten und würde weiterhin Vermutungen über die Art der pathologischen Affektivität anzustellen haben. Beides wurde in der Folgezeit immer wieder aufgegriffen, obgleich es an methodisch klaren empirischen Untersuchungen hierzu mangelt (siehe unten).

Auch KRAEPELIN sah die Ursache des Wahngeschehens unter anderem in einer Störung der Affektivität. Diese müsse man selbst dann annehmen, wenn der Wahn aus Trugwahrnehmungen abgeleitet ist: "... auch wenn sie (die Wahnidee) durch Trugwahrnehmungen genährt und inhaltlich bestimmt wird, hat sie ihre eigentliche Wurzel in der intellectuellen Verarbeitung von Vorstellungen, die allerdings wieder von anderer Seite her, z.B. durch Gefühle und Affecte, beeinflußt werden können" (KRAEPELIN 1889, S. 109).

In seiner 1901 erschienenen Arbeit *Über den pathologischen Affekt in der chronischen Paranoia - Ein Beitrag zur Lehre von der Wahnentwicklung* legte SPECHT - ein Nachfolger auf dem Lehrstuhl von HAGEN in Erlangen - eine der ausgearbeitetsten Theorien der Wahnentstehung aus Störungen der Affektivität vor. Er geht dabei davon aus, daß auch bei Normalpersonen Affekte das Wahrnehmen und Denken beeinflussen, wobei er vor allem auf das Beispiel der Affektillusionen verweist. Die Tatsache, daß bei vielen Wahnkranken der Affekt zunächst nicht deutlich gestört ist, führt SPECHT darauf zurück, daß der Affekt sich im Verhalten nicht in dem Maße ausdrücke wie bei Depressiven oder Manikern. SPECHT führt insbesondere explizit die Unkorrigierbarkeit des Wahns auf dessen affektive Genese zurück, wobei er einen auf Analogie beruhenden Schluß zieht: Ebenso wie starke Affekte gegenüber logischen Argumenten unzugänglich bzw. unbeeinflußbar erscheinen, stehe es um die durch starke Affekte hervorgerufenen Wahnideen. An diesen werde aufgrund der affektiven Genese auch wider bessere Argumente festgehalten. Dieser Analogieschluß - sowohl Wahn als auch Affekte sind durch Argumente nicht zu beeinflussen, also ist Wahn affektiv (mit-) bedingt - ist zwar formal nicht zwingend, hat aber für den Kliniker bis heute eine nicht zu unterschätzende Attraktivität.

Auch E. BLEULER (1906, 1911, 1916) sieht die Ursache des Wahns in einer Störung des Affekts, wobei er ebenso wie SPECHT an der "Normalpsychologie" anknüpft: "Die Affekte hemmen bei jedem Menschen bis zu einem gewissen Grade die ihnen widersprechenden Assoziationen und fördern die gleichsinnigen. Deshalb täuscht sich auch der Gesunde unter dem Einfluß der Affekte nicht selten ... Wer sich über jemanden ärgert, sieht dessen Fehler ausschließlich oder doch in Vergrößerung; wer etwas sehr wünscht, verkleinert die Hindernisse; wer sich fürchtet, vergrößert sie; wer aus irgendeinem Grunde die Außenwelt feindlich auffaßt, findet überall Grund zu Mißtrauen. Die Unbelehrbarkeit und Diskussionsunfähigkeit bei Gesunden, deren Affektivität nachhaltig und im Verhältnis zur Überlegungskraft sehr stark ist, führt zu Irrtümern und geht ohne Grenze in die Paranoia über" (BLEULER 1911, S. 313). Im einzelnen ist BLEULER zufolge der veränderte Affekt Ursache einer Schwächung des Denkvermögens, die BLEULER, der auch von der "Schaltungskraft der Affekte" spricht, "Schaltschwäche" nennt (vgl. BLEULER 1916, 1923). Bei geschwächtem Denkvermögen können sich die Affekte um so stärker auswirken: "Sind die logischen Affinitäten geschwächt, so verstärkt sich der Einfluß der Affecte" (BLEULER 1911, S. 814). BLEULERS Theorie der Wahnentstehung läßt sich somit dahingehend zusammenfassen, daß er eine affektiv bedingte formale Denkstörung (die "Schaltschwäche") als Ursache der Wahnentstehung annimmt.

Auch WEINSCHENK (1965) ist von der "Wirksamkeit der pathologischen Affektivität bei der Wahnentstehung der endogenen Psychose" überzeugt und hebt hervor, daß die von ihm als "HAGEN-SPECHT-BLEULERsche Wahntheorie" (vgl. WEINSCHENK 1965, S.99) bezeichnete Theorie der Beteiligung der Affektivität an der Wahngenese keineswegs widerlegt sei. Er selbst schildert einen Fall, bei dem "die Kausalität der pathologischen Affektivität bei der Wahnentstehung in eindringlicher Weise aufgezeigt" wird (WEINSCHENK 1965, S. 119).

In einer früheren Arbeit hatte WEINSCHENK (1955) bereits die affektive Genese mit einer Genese des Wahns über Wahrnehmungsstörungen verknüpft: Der gestörte Affekt führe nicht zu einer Störung des logischen Denkvermögens, sondern zu einer Störung der "gegenständlichen Sachverhalte, die beurteilt werden" (WEINSCHENK 1955, S. 308). Ein gestörter Affekt bedingt mithin beispielsweise Halluzinationen, und diese werden dann (durchaus logisch korrekt) wahnhaft interpretiert. "Die Verkehrtheit der Erkenntnisse ist nicht in der logischen Sphäre, sondern in der affektiv verursachten Verfälschung der gegenständlichen Gegebenheiten begründet" (WEINSCHENK 1955, S. 308). Im Gegensatz zu BLEULERS Theorie der affektiv verursachten Denkstörung postuliert WEINSCHENK somit - wie dies in Ansätzen bereits bei SPECHT geschehen ist - eine affektiv verursachte Wahrnehmungsstörung als Grundstörung beim Wahn.

Die Theorie der Wahngenese aus einer Veränderung der Affektivität wurde in maßgeblicher Weise zurückgedrängt durch die von KARL JASPERS eingeführte und von KURT SCHNEIDER beibehaltene Unterscheidung zwischen *primären* und *sekundären* Wahnerlebnissen. Gemäß dieser Unterscheidung werden alle Wahnerlebnisse, die aus Affekten ableitbar sind, als "wahnhafte" (JASPERS) bzw. "wahnähnliche" (SCHNEIDER) Erlebnisse bezeichnet[7] und den "unableitbaren" bzw. "unverständlichen" Erlebnissen des "echten" Wahnes gegenübergestellt.

---

7 Auf die verwirrende Terminologie - JASPERS stellt den unableitbaren "echten" Wahnideen die ableitbaren "wahnhaften" Ideen gegenüber, wohingegen SCHNEIDER bei Unableitbarkeit von "wahnhaft" und bei Ableitbarkeit von "wahnähnlich" spricht - hatten wir oben bereits hingewiesen: Der Ausdruck "wahnhaft" meint bei SCHNEIDER und JASPERS genau das Entgegengesetzte.

Unter der Prämisse, daß Wahn genau nur dann echter Wahn ist, wenn er nicht aus Affekten ableitbar ist, wurde die Theorie der Wahnentstehung aufgrund von Störungen im Bereich der Affektivität von JASPERS mithin stark eingeschränkt auf sekundäre, verständliche Erlebnisse. WEINSCHENK (1965) weist demgegenüber darauf hin, daß diejenigen Autoren, die von einer affektiven Wahngenese sprechen, einen *pathologischen* Affekt meinen, der über den Kranken hereinbricht und insofern gerade nicht "verständlich" ist. Der Wahn ist insofern nicht psychologisch erklärbar, da es der ihn verursachende gestörte Affekt ebenfalls nicht ist.

Ein weiteres Argument gegen JASPERS erwächst für WEINSCHENK aus der unzureichenden Charakterisierung der Wahnstimmung durch JASPERS. Diese werde von ihm gerade deshalb als unableitbar konzipiert, weil er der Rolle der pathologisch gestörten Affektivität nicht weiter nachgehe: "... die Wahnstimmung [wird] ... als primär gegeben gekennzeichnet, wodurch aber nach den Jaspersschen prinzipiellen Annahmen eine weitere psychologische Erklärung abgeschnitten ist. Damit bleibt also die spezifische Kausalität der pathologischen Affektivität unberücksichtigt, sie wird von Jaspers nicht weiter verfolgt" (WEINSCHENK 1965, S. 96). Damit stehen sich zwei Auffassungen zur Rolle der Affektivität bei der Wahnentstehung gegenüber, die aus definitorischen Gründen unvereinbar sind: Wird einerseits behauptet, daß der Affekt (wenn auch gelegentlich vom Patienten und/oder Untersucher unbemerkt) immer vorhanden sei, so steht dem die Behauptung gegenüber, daß "echter" Wahn nie auf Affektveränderungen zurückzuführen sei. Angesichts dieser Schwierigkeiten erscheint es sinnvoll, die empirischen Fakten, über die einerseits entschieden werden soll und die andererseits zur Entscheidung herangezogen werden sollen, genauer zu sichten.

Seitens klinisch tätiger Psychiater gibt es unterschiedliche Auffassungen, was empirische Daten zur Frage der Rolle der Affektivität in der Wahngenese anbelangt: Einerseits findet man immer wieder die Meinung, daß insbeondere am Beginn der Erkrankung affektive Symptome bestehen (vgl. z.B. BERNER et al. 1971). Andererseits vertreten nicht wenige die gegenteilige Meinung: "However many leading psychiatrists deny that delusional persons show any excessive affect or that it was present before the delusions appeared" (ARTHUR 1964, S. 110).

Obgleich aus dem JASPERS-SCHNEIDERschen Wahnverständnis folgt, daß echter Wahn bei affektiven Psychosen nicht vorkommt, gab es immer wieder Unsicherheiten in dieser Frage, sogar bei den genannten Autoren selbst. So findet man beispielsweise bei SCHNEIDER das Folgende: "Die Schizophrenie ist die Wahnkrankheit im engeren Sinne ... wo wirklicher Wahn ist, ist schizophrene Symptomatik, wenn auch nicht ganz ohne Ausnahme Schizophrenie" (SCHNEIDER 1952, S. 40). Diese Aussage ist jedoch gleichbedeutend damit, daß es Wahn auch bei anderen Psychosen geben kann, wobei offen bleiben muß, ob hier affektive Psychosen gemeint sein könnten. Eindeutig auf affektive Psychosen zu beziehen ist jedoch folgender Sachverhalt: Wir hatten oben bereits gesehen, daß SCHNEIDER die Wahnwahrnehmung als pathognomonisch für die Schizophrenie betrachtet. Demgegenüber läßt er jedoch "paranoide Deutungen von wirklichen Wahrnehmungen" (d.h. Sachverhalte, die sich von Wahnwahrnehmungen entweder überhaupt nicht oder nur sehr schwer abgrenzen lassen) auch bei cyclothymer Depression zu.

Die somit bereits bei SCHNEIDER vorhandenen Unklarheiten hinsichtlich der nosologischen Wertigkeit von unableitbarem Wahn werden bei KOLLE (1957) noch deutlicher, wenn er (in JASPERSscher Terminologie von "echtem Wahn" sprechend) meint: "Daß es echten Wahn auch außerhalb des schizophrenen Formenkreises gibt, ist unbestritten... Auch im Verlaufe von Cyclothymien gibt es vorübergehend echten Wahn." Auch HERTRICH (1962) ist hinsichtlich der psychologischen Verständlichkeit depressiver Wahnthemen der Auffassung, daß diese meistens unableitbar sind und damit etwas Letztes darstellen. "Primärer" Wahn wird mithin auch bei Patienten mit affektiven Störungen als im Bereich der möglichen Symptome angesehen.

Sofern Wahn und depressive Symptome zugleich vorhanden sind, neigen bis heute allerdings viele Psychiater dazu, von Schizophrenie zu sprechen. Insbesondere in der anglo-amerikanischen Psychiatrie der letzten Jahrzehnte bis zur Einführung des DSM-III herrschte ein "weiter" Schizophreniebegriff vor, der bei gleichzeitigem Bestehen schizophrener und affektiver Symptome Anlaß war, die Diagnose einer Schizophrenie zu stellen. Entsprechend wurde Wahn - eines der "klassischen" Symptome der Schizophrenie - nur selten bei affektiven Psychosen beobachtet. Daß auch hierzulande ein ähnlicher Trend besteht (beim gleichzeitigen Auftreten von schizophrenen und depressiven Symptomen wird meist eine Schizophrenie angenommen), wurde von LEONHARD und TROSTORFF (1964) im Rahmen einer empirischen Untersuchung gezeigt.

Die Frage nach einer Beziehung zwischen Wahn und Affektivität läßt sich nicht nur ausgehend von einer paranoiden Systematik, sondern auch ausgehend von affektiven Störungen stellen.[8] Jedoch sind auch bei der Frage nach der Häufigkeit paranoider Symptome der affektiven Störungen die dargestellten Überlegungen von nicht zu unterschätzender Bedeutung. Faßt man den Wahnbegriff eng im Sinne echter Wahnideen nach JASPERS bzw. wahnhafter Ideen nach SCHNEIDER, so kommt Wahn bei affektiven Psychosen nicht vor (SCHNEIDER: "Wo echter Wahn ist, ist Schizophrenie"). Wie bereits oben angedeutet, bedurfte es nach den auf JASPERS und SCHNEIDER beruhenden Unterscheidungen zwischen echten Wahnideen und wahnhaften bzw. wahnähnlichen Ideen einiger Jahrzehnte, bis Verbindungen zwischen Wahn und dem manisch-depressiven Formenkreis wieder häufiger thematisiert wurden. Bis in die *fünfziger Jahre* hinein blieb Wahn bei vielen Autoren oft *allein* der Schizophrenie vorbehalten (vgl. KALTOFEN 1985, S. 12).

Obgleich das Vorkommen von Wahnsymptomen bei affektiven Störungen *heute* allgemein akzeptiert ist, ist die Unterscheidung zwischen primären und sekundären Wahnideen immer noch wirksam: Sprach JASPERS davon, daß sekundäre Wahnideen beispielsweise aus Affekten "verständlich" hervorgehen, so ist heute mit beispielsweise der Formulierung des DSM-III, daß bei affektiven Störungen die Wahninhalte "stimmungskongruent" sind, letztlich nichts anderes gemeint. Ein Kleinheits- oder Verarmungswahn bei einer Depression ist für JASPERS psychologisch verständlich, d.h. ableitbar aus dem depressiven Affekt. Im DSM-III würde man von einem stimmungskongruenten Wahn sprechen, d.h. von einem Wahn, der zum krankhaft veränderten Affekt paßt, wobei das Kriterium des "Passens" klinisch sich nicht vom JASPERSschen Vorgehen unterscheidet. "Stimmungskongruente psychotische Merkmale [sind] Wahnphänomene..., deren Inhalt vollständig zu

---

[8] Die Diskussion eines derartigen Zusammenhangs wird immer auch unter Einbeziehung nosologischer Fragen geführt: BASH (1955) hält eine nosologische Differenzierung von Depressionszuständen anhand der Existenz von Wahnsymptomen für möglich: Reaktiv Depressive entwickeln seiner Meinung nach keinen Wahn, sondern lehnen sich eher, wenn auch oft indirekt, gegen ihr Unglück auf, wohingegen endogen Depressive paranoide Symptome entwickeln können und ihren Zustand als gegeben hinnehmen.
W.v. BAEYER (1957) diskutiert nosologische Probleme anhand des mehrfach beobachteten Umschlags cyclothymer Depressionen in paranoide Symptome nach Elektrokrampfbehandlung.
Nach ABRAMS et al. (1974) bereitet die Differentialdiagnose paranoide Schizophrenie/Manie klinisch oft Schwierigkeiten, wofür nicht zuletzt die im Haupttext angeführten Unklarheiten verantwortlich zu machen sind.

einer depressiven oder manischen Stimmung paßt. Wenn die Stimmung depressiv ist, beinhalten ... Wahnphänomene etwa Themen der eigenen Unzulänglichkeit, Schuld, Krankheit, Tod, Nihilismus oder verdienter Bestrafung. Ist die Stimmung manisch, so ist der Inhalt der Wahnphänomene ... eine enorme Steigerung von Wert, Macht, Können und Persönlichkeit" (DSM-III, S. 376). Die scheinbar "objektive" Formulierung des "Passens" darf nicht darüber hinwegtäuschen, daß keineswegs primär klar abgegrenzte Sachverhalte (etwa Labordaten vergleichbar, die zu bestimmten Diagnosen "passen" und zu anderen nicht) vorliegen, sondern immer interpretierte Patientenäußerungen, von denen keineswegs in jedem Fall eindeutig feststeht, in welche psychopathologische Kategorie sie einzuordnen sind.

4.4.2 Wahrnehmungsstörung

Der Frage nach einem Zusammenhang zweier Störungen A und B läßt sich u.a. dadurch nachgehen, daß man die Häufigkeit der Störung A bei Patienten mit Störung B feststellt und umgekehrt. Entsprechend gingen wir oben dem Problem der Häufigkeit von Wahn bei affektiven Störungen bzw. der Häufigkeit affektiver Symptome bei Wahnkranken nach, mußten allerdings feststellen, daß theoretische Festlegungen letztlich bis heute eine klare Antwort verhinderten. Dies verhielt sich bei Wahrnehmungsstörungen nicht im gleichen Maße so, obwohl sich auch hier zeigen läßt, daß manche definitorische Festlegung die Forschung behinderte und keineswegs für die nötige Klarheit sorgte. So wurden beispielsweise in der ersten Hälfte dieses Jahrhunderts Wahrnehmungsstörungen bei Schizophrenen kaum untersucht, möglicherweise, weil E. BLEULER derartige Störungen zwar beschreibt, sie aber nicht *als Störungen der Wahrnehmung* beschreibt.[9] Ein weiteres Beispiel stellt der definitorische Ausschluß von Wahrnehmungsstörungen bei "reinen" paranoiden Psychosen dar. Darüber hinaus sind Überlegungen zur Wahngenese aufgrund von Wahrnehmungsstörungen eng verknüpft mit strukturellen Überlegungen zur Entstehung von Wahn überhaupt. Insbesondere von seiten der deutschen Psychiatrie sind, wie bereits oben dargestellt, immer wieder die Begriffe "primäres Wahnerlebnis" und "Wahnarbeit" in die Diskussion eingebracht worden, und gestörte Wahrnehmungserlebnisse wurden von manchen Autoren als das "Material" betrachtet, aus dem der Wahn durch logische Schlüsse zustandekomme. Dabei wurden sowohl gestörte Körperempfindungen als auch gestörte optische oder akustische Wahrnehmungen als primär angenommen, der Wahn entstehe aber erst, wenn der Patient seine gestörte Wahrnehmung logisch zu erklären versuche und allerlei Schlüsse ziehe, d.h. "Wahnarbeit" leiste. Sofern sich im Einzelfall eine solche Genese nachvollziehen läßt, wird auch von *Erklärungswahn* gesprochen, d.h. von einem Wahn, der darin besteht, beispielsweise Halluzinationen zu erklären.

Etwas abweichend hiervon sieht E. BLEULER die Rolle von Wahrnehmungsstörungen in der Wahngenese. Wenn er sagt, daß "die meisten Wahnideen... in Form von Sinnestäuschungen zum Bewußtsein (kommen)" (E. BLEULER 1911, S. 111), so ist damit ausgesagt, daß Wahrnehmungsstörungen zwar beim Bewußtwerden des Wahns eine Rolle spielen, daß jedoch keineswegs Wahrnehmungsstörungen als primär und Wahn als sekundär aufzufassen sind.

Gelegentlich wurde auch versucht, zwischen wahrnehmungsbedingten und anderen Wahnideen zu differenzieren. So hielt KRAEPELIN (1889, S. 109) beispielsweise Wahnideen, die auf Sinnestäuschungen beruhen, für eher korrigierbar als Wahnideen anderer Ursache, hebt jedoch

---

9 Vgl. E. BLEULER (1911, S. 45ff), der eine gestörte Denk- bzw. Urteilsfähigkeit als Ursache annimmt.

andererseits auch die Bedeutung der Sinnestäuschung in der Genese jeder Wahnform hervor: "Jede Wahnidee... kann erzeugt werden durch eine einfache Sinnestäuschung und ist dann der Correctur leicht zugänglich, sobald die Irrealität jener Täuschung erkannt worden ist."

Zum Teil im Zusammenhang mit dem zunehmenden Interesse an drogeninduzierten Psychosen, bei denen es u.a. zu erheblichen Veränderungen im Bereich der Wahrnehmung kommt, erschien in den sechziger und siebziger Jahren eine Reihe von Studien, die zeigten, daß auch bei endogenen Psychosen, insbesondere zu deren Beginn, Störungen im Bereich der Wahrnehmung nicht selten auftreten. Dies brachte erneuten Aufwind für Wahntheorien, die als Grundstörung eine Wahrnehmungsstörung annehmen.

Seit langem ist bekannt, daß Wahrnehmungsstörungen, insbesondere Hörminderung oder Taubheit, zur Ausbildung von Wahnsymptomen führen können.

Bereits KRAEPELIN (1909, S. 102f) spricht von der "Psychose der Schwerhörigen" und diskutiert eingehend die Rolle von Ohrenleiden bei der Wahnentstehung: "Bei erworbener Schwerhörigkeit beobachtet man gelegentlich einförmige Beeinträchtigungsideen mit Gehörstäuschungen und Beziehungswahn, die anscheinend viele Jahre hindurch fortbestehen können, ohne sich weiter zu entwickeln. Wenn es auch bei der Schwierigkeit der Verständigung fast unmöglich ist, sich ein klares Bild von dem Seelenzustande solcher Kranker zu verschaffen, so ist man doch versucht, diese 'Psychose der Schwerhörigen' mit dem Ohrenleiden in ursächliche Verbindung zu bringen. Sie erscheint gewissermaßen als eine Weiterbildung des bekannten Mißtrauens, das sich bei Schwerhörigen so leicht einstellt, verknüpft mit den Täuschungen, die auf dem Gebiete des Gehörssinnes teils durch Krankheitsvorgänge, teils durch die Anspannung der Aufmerksamkeit bei Wegfall äußerer Eindrücke entstehen" (KRAEPELIN 1909, S. 103).

ALLERS (1920) vergleicht den Verfolgungswahn in sprachfremder Umgebung im Sinne einer ängstlich-depressiv gefärbten paranoid-halluzinatorischen Reaktion mit dem Wahn Schwerhöriger und liefert einige Fallbeispiele.[10]

HOUSTON und ROYSE (1954) verglichen 40 ertaubte mit 50 gehörgesunden hinsichtlich Alter und Geschlecht nicht unterschiedenen psychiatrischen Patienten und fanden, daß mehr als doppelt so viele Patienten in der Gruppe der Ertaubten als paranoid eingestuft worden waren.

KAY und ROTH (1961) fanden umgekehrt bei 42 wahnhaften Paraphrenien in 11 Fällen eine Taubheit.

HERBERT und JACOBSEN (1967) untersuchten 47 paraphrene Patienten über 65 Jahre unter anderem im Hinblick auf das Vorhandensein von Störungen der Wahrnehmung. In 47% der Fälle fanden sie einen mittleren bis totalen Visusverlust, in 40% eine mittlere bis totale Taubheit und in 21% ein schwergestörtes Sehen und Hören. Auch nach Ausschluß kleinerer Störungen hatten 83% der Patienten eine Störung im Bereich des Sehens oder Hörens.

KAY (1972) gibt die Inzidenz für Gehörstörungen bei Spätschizophrenien mit 30 bis 40% an, was sich signifikant von den 7 bis 14% Hörstörungen bei affektiven Psychosen älterer Menschen unterscheidet.

Eine Studie von COOPER und CURRY (1976) ergab eine Hörstörung vor dem Beginn der Psychose bei 21 von 54 paranoiden Patienten (39%) verglichen mit 8 von 57 Patienten (14%) mit affektiven Störungen.[11] Zusammen mit PORTER untersuchte COOPER (1976) neben dem Visus auch ophthalmopathologische Veränderungen überhaupt. Es zeigte sich dabei kein Unterschied in beiden Gruppen für das Nahsehen, das Weitsehen war jedoch in der paranoiden Gruppe vergleichsweise schlechter. Ophthalmopathologische Veränderungen wurden in der Gruppe der paranoiden Patienten in 56% der Fälle entdeckt, verglichen mit 37% bei der Gruppe mit affektiven Störungen. 14 paranoide Patienten hatten dichte Katarakte oder eine Aphakie verglichen mit 4 Patienten der Gruppe mit affektiven Störungen.

Die angeführten empirischen Ergebnisse sprechen mithin deutlich für einen Zusammenhang zwischen gestörter Wahrnehmung und der Genese von paranoiden Symptomen. Der *Mechanismus*, der bei Schwerhörigen oder Tauben zur Wahnentwicklung führt, wird von einer Reihe von Autoren[12] etwa wie folgt diskutiert: Von Bedeutung ist einerseits die gestörte Wahrnehmung und andererseits die Tatsache, daß die betreffende Person um das Bestehen der Wahrnehmungsstörung

---

10 Vgl. hierzu auch HERSCHMANN 1921, PRITZKER 1938.
11 Der Häufigkeitsunterschied ist auf dem 1%-Niveau signifikant (eigene Berechnung mittels Chi-Quadrat-Test).
12 Vgl. BECK 1974, CAMERON 1967, FESTINGER 1954, LEMERT 1962 sowie MAHER 1974b.

entweder nicht weiß oder diese Wahrnehmungsstörung nicht wahrhaben will. Die Wahnsymptomatik entsteht dann aus dem Bestreben der Person heraus, sich ihre - veränderten - Wahrnehmungen zu erklären. Sie hört beispielsweise nicht, wenn Personen miteinander sprechen, und kommt zu dem Schluß, daß möglicherweise über sie selbst geflüstert wird. Sofern die betreffende Person dann nachfragt und erfährt, daß nicht über sie geflüstert wird, wird sie dies für eine Lüge halten, da sie doch an ihrer Wahrnehmung von Flüsterstimmen nicht zweifeln kann. Dies wird bei der betreffenden Person zu Ärger und Mißtrauen führen, so daß Kreisprozesse in Gang kommen, die sich selbst verstärken. Mit der Zeit werden soziale Beziehungen unter dieser Einstellung der betreffenden Person leiden, die Person wird zunehmend isoliert und wird immer weniger Rückmeldungen von anderen im Sinne von Korrekturen falschen Denkens und Verhaltens erhalten. Auf diese Weise kann die Entstehung eines Verfolgungswahns verstanden werden als Endprodukt der anfangs durchaus vernünftig erscheinenden Suche einer Person nach Erklärungen für ihre Wahrnehmungen, wobei nochmals hervorzuheben ist, daß eine Prämisse dieser Hypothesenkette darin besteht, daß die Person nicht weiß, daß ihre Wahrnehmung gestört ist.

ZIMBARDO et al. (1981) erzeugten zur experimentellen Überprüfung der Hypothese, daß Taubheit zu paranoiden Symptomen führen kann, bei männlichen Studenten auf hypnotischem Wege experimentell eine Hörminderung und überprüften in einem speziell dafür entwickelten Versuchsdesign die Neigung dieser Studenten zur Entwicklung paranoider Inhalte. Insgesamt wurden 18 gut hypnotisierbare Studenten ausgewählt, von denen 6 in Hypnose die Instruktion partieller Hörminderung erhielten und zusätzlich die Instruktion zur posthypnotischen Amnesie. Die verbleibenden 12 Versuchspersonen wurden in 2 Kontrollgruppen aufgeteilt, wobei der einen Gruppe ebenfalls partielle Taubheit während der Hypnose suggeriert wurde, jedoch mit dem Wissen um diese Hypnose-bedingte Störung. Den Mitgliedern der 2. Kontrollgruppe wurde mit posthypnotischer Amnesie suggeriert, sie sollten sich an einem juckenden Ohr kratzen, um den Effekt einer posthypnotischen Suggestion überhaupt auf das Verhalten kontrollieren zu können. Die 1. Kontrollgruppe diente zur Erfassung des Effektes des Wissens der Versuchspersonen um ihre Störung auf die Entwicklung paranoider Inhalte bei suggerierter Gehörminderung.

ZIMBARDO et al. erhielten mit dieser Methodik eindeutige Ergebnisse: Die Versuchspersonen, die um ihre suggerierte Hörminderung nicht wußten, wichen auf verschiedenen Erfassungsskalen für paranoides Denken und Verhalten signifikant von beiden Kontrollgruppen ab. Sie waren eher agitiert, irritiert, verwirrt und ihren Mitmenschen feindlich gegenüber eingestellt und schätzten sich selbst ebenfalls eher feindlich, irritiert, agitiert und verwirrt ein. Wurde ihnen während der Testprozedur beispielsweise das Angebot gemacht, eine Aufgabe mit anderen gemeinsam zu lösen, so nahmen 9 der 12 Kontrollpersonen das Angebot an, wohingegen nur eine der sechs Personen in der Experimentalgruppe dieser Aufforderung nachkam. ZIMBARDO et al. halten ihre Ergebnisse insbesondere im Hinblick auf die Entwicklung von Wahnsymptomen bei älteren Menschen für relevant: "Indeed, the onset of deafness among the elderly is sometimes actively denied because recognizing a hearing deficit may be tantamount to acknowledge a greater defect - old age. Perhaps self-deception about one's hearing deficit may even be sufficient, in some circumstances, to yield a similar response, namely, a search for a more personally acceptable alternative that finds fault in others rather than in oneself" (ZIMBARDO et al. 1981, S. 1531). Ob allerdings ein Verfolgungswahn tatsächlich der Erkenntnis des eigenen vorgerückten Alters vorzuziehen ist, wie die Autoren glauben, ist zu bezweifeln.

Einer der derzeit bedeutendsten Vertreter der Auffassung, daß Wahn ein Resultat von Wahrnehmungsstörungen darstellt, ist MAHER (1974a,b, 1988a,b,c MAHER und ROSS 1984), dessen Theorie im folgenden kurz dargestellt wird, da sie die ausgearbeitetste Version derartiger Ansätze darstellt.

Für MAHER ist das Denken von Wahnkranken, für sich betrachtet, *nicht* pathologisch verändert. Damit ist gemeint, daß die zu Wahnideen führenden Denkabläufe nicht als von normalen Denkabläufen unterschieden angesehen werden. MAHER stellt eine Analogie zwischen Wahnideen und wissenschaftlichen Theorien her: In beiden Fällen werde Ordnung und Bedeutung in beobachtetes empirisches Datenmaterial gebracht. Diese Analogie wird von MAHER dann weitergeführt, indem er fünf Behauptungen, die sowohl für Wahnideen und wissenschaftliche Theorien gelten würden, aufstellt: (a) Die Notwendigkeit für eine Theorie bzw. Wahnidee entsteht immer dann, wenn unvorhergesehene empirische Daten ("a puzzle") vorliegen, die (b) nach Erklärung verlangen. "Puzzles are surprises. The events that are surprising are seen as significant. Another way of stating this is that when there is a discrepance between what we expect to observe and what we do observe, we experience the discrepance as significant. We notice it; we are brought into a state of alertness and tension..." (MAHER 1988a, S. 20). Unklärbares empirisches Datenmaterial führt somit zu Wachheit und Anspannung, die (c) erst dann reduziert werden, wenn eine Erklärung für das Datenmaterial gefunden ist, die dann von einer Spannungsreduktion begleitet ist: "When an explanation for such a puzzle has been developped, it is accompanied by marked feelings of relief and tension reduction ..." (MAHER 1988a, S. 20).

(d) Sofern nach der Entwicklung einer die Daten erklärenden Theorie neue Daten auftreten, die mit der Theorie nicht vereinbar sind, entsteht kognitive Dissonanz. Erfahrungen, die mit der Theorie konsistent sind, vermindern die Dissonanz. (e) Ebenso wie eine wissenschaftliche Theorie wird ein Wahnsystem nur dann verlassen, wenn eine andere Erklärung gefunden wird, die die Erfahrungen des Patienten (der Wissenschaft) besser erklärt als die bisherige Theorie bzw. das bisherige Wahnsystem.

MAHER stellt zusätzlich die folgenden Behauptungen auf bzw. leitet sie aus dem Bisherigen ab: Sofern eine Person Erfahrungen macht, die anderen Personen nicht zugänglich sind, oder sofern eine Person bestimmte Erfahrungen als rätselhaft empfindet, die andere Personen nicht als rätselhaft empfinden, wird die betreffende Person von anderen über kurz oder lang als wahnhaft eingeschätzt, denn sie entwickelt Theorien zur Erklärung derartiger Erfahrungen. Mithin sollte es zur Entwicklung von Wahn immer dann kommen, wenn eine Person eine Wahrnehmungsstörung (die dieser Person andere Erfahrungen vermittelt als anderen Personen) oder eine Aufmerksamkeitsstörung (d.h. eine Störung von Prozessen, die Daten entsprechende Bedeutungen verleihen bzw. für die Weiterverarbeitung zugänglich machen) aufweist.[13] MAHER nimmt weiterhin an, daß es im ZNS eine physiologische Entsprechung für die Erlebnisse von Bedeutung bzw. von Spannungsreduktion gibt. Er postuliert hierzu bestimmte neuronale Schablonen für erwartete und tatsächlich eingetretene Erfahrungssequenzen sowie einen Vorgang des Vergleichs derartiger Schablonen, aus dem entweder Spannungsreduktion (beim Vorliegen gleicher Schablonen) oder Spannungserhöhung (bei Unterschieden zwischen der Schablone, die die erwarteten Erfahrungen repräsentiert, und der Schablone, die die tatsächlichen Erfahrungen repräsentiert) resultieren. "The clear implication of this model is that delusional beliefs are developed in much the same way that normal beliefs are, and that they serve essentially the same purposes" (MAHER 1988a, S. 22). MAHER hat mit seiner Theorie keinerlei Schwierigkeiten, die subjektive Gewißheit und die Unkorrigierbarkeit des Wahns zu erklären: "In the light of this possibility the delusional belief is not being held 'in the face of evidence normally sufficant to destroy it,' but is being held because of evidence powerful enough to support it" (MAHER 1974a, S. 87). An anderer Stelle formuliert er entsprechend: "... it is important to reiterate that these ... hypotheses are rational, given the intensity of the experiences that they are developed to explain" (MAHER und ROSS 1984, S. 405).

---

[13] Daneben nimmt MAHER an, daß auch bei Störungen des Ausdrucksverhaltens andere Personen die betreffende Person als wahnhaft einstufen, ohne daß er auf diesen Punkt näher eingeht.

In seinen jüngeren Publikationen diskutiert MAHER selbst die *Einwände* gegen seine Theorie.[14] Zunächst könnte gefragt werden, warum der Wahnkranke an seiner bizarren Erklärung der Daten festhält und eine natürliche Erklärung (die beispielsweise lauten könnte: "Ich habe eine Wahrnehmungsstörung") eher ablehnt. Hierzu gibt MAHER zu bedenken, daß auch Normalpersonen und beispielsweise insbesondere Wissenschaftler ein von ihnen entwickeltes System zur Erklärung der Erfahrung ("belief-system") nur mit Mühe ändern, wenn dieses System einmal eine kohärente Form angenommen hat. Die damit in Zusammenhang stehende Frage, warum der Patient nicht Erklärungen entwickelt, die ihn weniger belasten, beantwortet MAHER mit der Feststellung, daß die Funktion von Wahnideen nicht die ist, Glückserlebnisse hervorzurufen, sondern quälende Rätsel zu erklären: "If the explanation is serving a purpose for the patient, why does it not serve a happy purpose? ... 'better the devil that you do know than the devil that you don't,' is a proverb that may contain an important psychological truth. Delusions, like other explanations, are not intended to create happyness; they are intended to explain distressing puzzles" (MAHER 1988b, S. 335f).

Zum zweiten bestünde in der Bevölkerung eine allgemeine Hinwendung zum Magischen und Mystischen, die entsprechende Erklärungstendenzen bei Patienten mit Wahrnehmungsstörungen in Gang setze bzw. unterstütze.

Unter systematischem Aspekt ist die dritte Replik MAHERS am interessantesten, wie sich unten (siehe Abschnitt 6) noch genauer zeigen wird: Der Wahnkranke gibt sein Wahnsystem gerade deshalb nicht auf, weil seine eigenen Erfahrungen für ihn einen größeren Stellenwert besitzen als die korrigierenden Erfahrungen der anderen: "To ask patients to abandon the delusion is ... tantamount to asking them to trust the evidence of other people's senses in preference to their own - something that is not impossible to do, but something that is not really done by most people" (MAHER 1988a, S. 26). MAHER bringt mithin die Unkorrigierbarkeit des Wahns in Zusammenhang mit dem erkenntnistheoretisch höheren Stellenwert (d.h. mit der höheren Gewißheit) eigener sinnlicher Erfahrungen im Vergleich zu den sinnlichen Erfahrungen anderer Menschen.

Obgleich MAHER die vorgebrachten Einwände entkräften kann, schlägt er dennoch in seinen neueren Publikationen eine Modifikation seiner Theorie vor, die vor allem erklären soll, warum die meisten Personen *mit* ungewöhnlichen Erfahrungen *keine* Wahngedanken entwickeln.[15] Als Modifikation bringt MAHER den *Ausschluß des Zufalls* als weiteren Baustein seiner Theorie ins Spiel.[16] Die Rolle

---

14 Derartige Einwände lassen sich systematisch bereits bei älteren Autoren finden: "Man hat alle Wahnideen auf logischem Wege entstehen lassen wollen, als Erklärungen von veränderten Körperempfindungen, veränderten Wahrnehmungen usw. Dem ist entgegenzuhalten, daß wir bei vielen Kranken diese Veränderungen gar nicht finden und jedenfalls nirgends an der Wurzel der Wahnideen ..." (BLEULER 1911, S. 314f). BICKEL (1920, S. 131) formuliert entsprechend: "Eine sensorielle Wahnbildung, d.h. eine Entstehung von Wahnvorstellungen aus Wahrnehmungen oder Sinnestäuschungen, kommt ohne gleichzeitige Störung des Vorstellungs- oder Gefühlslebens nicht vor". Für BECKER (1914, S. 642) kommt es sogar einer Revision der Diagnose gleich, wenn sich eine angenommene Wahnvorstellung als richtige Schlußfolgerung herausstellt. Auch GRUHLE (1932, S. 171) hält eine Wahngenese aufgrund von Wahrnehmungsstörungen nicht für möglich: "Ganz unmöglich ist ... [die] Formulierung, der Wahnkranke stütze sich auf ungenügendes, oft verfälschtes Wahrnehmungsmaterial".
15 "... it is necessary to show that most people with anomalous experiences do not develop belief that will be labeled delusional" (MAHER 1988b, S. 334).
16 Im Grunde genommen handelt es sich hierbei nicht um eine Modifikation der Theorie, sondern um einen neuen Ansatz, der herangezogen wird, weil der alte ganz offensichtlich nicht in der Lage ist, alle Wahnphänomene oder auch nur einen großen Teil davon zu erklären. MAHER gesteht dies selbst zu: "A major problem for the model proposed here, however, is that although a substantial proportion of deluded patients do present evidence that they are having anomalous

des ausgeschlossenen Zufalls beim Wahn wird in der kontinentalen Psychiatrie seit langem diskutiert. Die Definition, daß es sich beim Wahn um einen Ausschluß des Zufalls handle, ist zwar nicht sehr weit verbreitet, taucht aber in entsprechenden Kontexten immer wieder auf und ist vor allem durch MINKOWSKI bekannt geworden. Wie sich zeigen läßt, ist sie für sich allein nicht ausreichend, beleuchtet jedoch einen wichtigen Aspekt des Sachverhaltes Wahn. In dieser Weise (d.h. aspekthaft) wird sie auch von MAHER für seine Theorie herangezogen.

MAHER zufolge ist die Genese mancher Wahnsymptome unter Einbeziehung des Zufallsgedankens auf mehrere Weise möglich. (a) Eine primär beim Patienten bestehende Hypervigilanz könnte die Grundlage bilden für ein bedeutungshaftes Erlebnis von Zufällen und den darauf folgenden Aufbau von Wahnsymptomen. (b) Zum zweiten könnte die Suche nach Zufällen in einem späteren Stadium der Wahngenese erfolgen, nachdem zunächst ungewöhnliche Wahrnehmungen erfolgt und entsprechende Hypothesen zu deren Erklärung generiert wurden. Der Ausschluß des Zufalls würde dann im Zusammenhang mit der Bestätigung dieser Hypothesen auftreten. (c) Drittens wäre es möglich, daß die Sensibilität für zufällige Ereignisse durch die Entwicklung des Wahns ganz allgemein zunimmt. MAHER läßt diese Fragen nach dem Verhältnis des Zufallsgedankens zu seiner übrigen Theorie offen.

Kritisch muß zu den Hypothesen der Wahngenese aufgrund einer gestörten Wahrnehmung insgesamt angemerkt werden, daß die Untersuchungen zur beeinträchtigten Wahrnehmung Schizophrener, auf die sich die Autoren oft stützen, keineswegs selektiv paranoid Schizophrene betrafen. Weiterhin ist nicht befriedigend geklärt, warum ein Kranker seine gestörte Wahrnehmung wahnhaft verarbeitet, ein anderer nicht. Auch muß gefragt werden, warum überhaupt eine Erklärung im Sinne des Wahnhaften einer "normalen" Erklärung vorgezogen wird. Darüber hinaus kann die Wahrnehmungstheorie der Wahngenese keineswegs jede Wahnform gleich gut erklären: lassen sich Verfolgungs- bzw. Beziehungswahn und Gehörminderung in einen relativ konsistenten Zusammenhang bringen, so ist unklar, welche Form der Wahrnehmungsstörung beispielsweise zu einem Größenwahn führen soll.

4.4.3 Formale Denkstörung

Der Gedanke, daß beim Wahn nicht nur eine *inhaltliche* Denkstörung vorliegt, sondern daß diese ihrerseits auf eine *formale* Denkstörung zurückgeführt werden kann, wurde in der Vergangenheit immer wieder von einer Reihe von Autoren geäußert. So nahm GRUHLE in diesem Sinne eine Störung intellektueller Fähigkeiten an, und auch E. BLEULERS Theorie der durch Affekte bedingten "Schaltschwäche" nimmt eine formale Denkstörung - wenn auch nicht als primäre Ursache, so doch als pathogenetisches Zwischenglied - in der Genese des Wahnes an.

In seiner 1903 erschienenen Monographie *Das Primärsymptom der Paranoia* führt BERZE seine Apperzeptionstheorie der Paranoia aus, die sich vor dem Hintergrund mancher heute vieldiskutierter Theorien ("overinclusion", "Hochinterferenz",

---

experiences, many other patients do not. Partly in an attempt to tackle this problem, and partly because any consideration of normal epistemology suggests that the empirical-falsifiable explanatory mode is far from universal, or even common, in the genesis of human beliefs, it may be profitable to turn to the role of coincidence in delusional thinking" (MAHER 1988a, S. 27).

"Filterstörung") sehr modern anhört: Der Paranoiker habe Schwierigkeiten, seine Aufmerksamkeit aktiv einem Gegenstand zuzuwenden, vielmehr werde seine Aufmerksamkeit immer wieder durch Neues abgelenkt bzw. erzwungen. Dadurch werde dem Paranoiker gleichsam Gewalt angetan, er erlebe diese Gewalt als von außen kommend, und so entstünde der Beziehungswahn, die fehlerhafte Eigenbeziehung, als Ausdruck des primären Kontrollverlustes beim Kranken. Neben der fehlerhaften Eigenbeziehung hat die weitere Aufmerksamkeitsspanne eine zweite für die Wahngenese bedeutsame Konsequenz: Das Persistieren mehrerer Inhalte im Bewußtsein und die Unfähigkeit, nichts ausblenden zu können, führe auch zu fehlerhaften Verbindungen zwischen im Bewußtsein bereits vorhandenen und neu hinzukommenden Inhalten, so daß sich daraus fehlerhafte Beziehungen oder Bedeutungen ergeben. BERZE hat damit erstmals gezeigt, wie eine Aufmerksamkeitsstörung, wie sie heute für Schizophrene allgemein angenommen wird, sowohl zu Beziehungsideen als auch zu Bedeutungserlebnissen führen könnte.

In einer späteren Arbeit bezeichnet BERZE (1929) die dem Wahn zugrundeliegende formale Denkstörung in Anlehnung an C. SCHNEIDER als "Gedankenverschmelzung". Dabei würden zwei hinsichtlich ihrer Bedeutung nicht zusammenhängende Gedanken, die in zeitlicher Nähe auftreten, zu einem Gedanken verschmolzen, was in einer Wahnidee resultiere. So könne beispielsweise eine Beziehungsidee dadurch entstehen, daß ein Brustschmerz (zufälligerweise) zugleich auftritt mit dem Gedanken an einen Verwandten und durch den Vorgang der Verschmelzung eine kausale Beziehung zwischen dem Verwandten und dem Brustschmerz hergestellt wird.

Die meisten Autoren nehmen einen Zusammenhang zwischen formalen und inhaltlichen Denkstörungen derart an, daß letztere als Resultat der ersteren zu betrachten sind. Dies ist nicht notwendigerweise so. AVENARIUS (1966) nimmt den umgekehrten Zusammenhang zwischen Wahn und formalen Denkstörungen an und beschreibt Fälle mit Größenwahn und Schizophasie, bei denen die "Sprachverwirrtheit" um so stärker wurde, je mehr die Patienten mit der Realität konfrontiert wurden: "Je stärker die Megalomanie durch kritische Einwände in Frage gestellt wurde, um so mehr nahmen Sprechdrang und Zerfahrenheit des Gesprochenen zu ..." (AVENARIUS 1966, S. 357).[17]

Insgesamt sind die Beziehungen zwischen formalen Denkstörungen und Wahn keineswegs geklärt. Einerseits wird immer wieder betont, daß das formale Denken Wahnkranker gerade *nicht* gestört sei. Das logische Schlußfolgern trete vielmehr in den Dienst des Wahns und bewirke seine besondere Ausgestaltung. Daß gutes formales Denkvermögen keineswegs vor Wahn schützt, sondern zur Systematisierung und zum Festhalten von Wahn eher beiträgt, ist eine bekannte und allgemein akzeptierte klinische Tatsache. Andererseits gibt es klinische und experimentelle Befunde, die eine herabgesetzte Fähigkeit des formalen Denkens mit dem Auftreten von Wahn in Verbindung bringen (vgl. z.B. AVENARIUS 1978; OEPEN et al. 1988a,b,c[18]). Hieraus kann nur folgen, daß sowohl unter Wahn als auch unter einer

---

17 AVENARIUS sieht in der wahnbedingten formalen Denkstörung eine "Leidentlastungstendenz", die er auch dem Größenwahn selbst zuschreibt (vgl. AVENARIUS 1966, 1978). Er spricht in diesem Zusammenhang auch von "Erforderniszerfahrenheit" (AVENARIUS 1978, S. 42, 61), worin eine der vielen *finalen* Interpretationen von Wahn zu sehen ist.
18 Die Korrelation sowohl von formalen Denkstörungen als auch von paranoiden Symptomen mit rechtshemisphärischen Leistungen in einem sprachlichen Test kann im Sinne einer *gemeinsamen Ursache* beider pathologischer Sachverhalte in einer relativen Überaktivierung der rechten Hemisphäre gedeutet werden (siehe unten im Haupttext, Abschnitt 4.6).

Störung des formalen Denkens sehr heterogene Sachverhalte verstanden werden und daß genaue empirische Untersuchungen zur Wechselwirkung des formalen Denkens mit der Entstehung und dem Aufrechterhalten von Wahnideen noch ausstehen.

4.4.3.1 Aufmerksamkeitsstörung

Es würde den Rahmen dieser Arbeit sprengen, wollte man die verschiedenen "kognitiven" Theorien der Entstehung der Schizophrenie hier anführen. Diese Theorien bedienten sich in zunehmendem Maße des Begriffs der Aufmerksamkeit, worunter intermediäre, den Denkablauf bestimmende bzw. kontrollierende Prozesse verstanden wurden, und versuchten, mittels verschiedener experimenteller Paradigmen die schizophrene Denkstörung als Störung des Informationsflusses bzw. der Informationsverarbeitung zu begreifen.[19]

MAGARO (1980) postuliert unterschiedliche Aufmerksamkeitsstörungen für Paranoide und undifferenzierte Schizophrene und gehört damit zu den wenigen Autoren, die eine Störung der Aufmerksamkeit speziell mit der Entwicklung von Wahn in Verbindung bringen: "...paranoids and schizophrenics exhibit a difference in the encoding process, which we hypothesize to be due to different types of processing" (MAGARO 1980, S. 204). MAGARO nimmt eine verminderte Flexibilität bestimmter Schritte der "Informationsverarbeitung" bei Paranoiden an, wohingegen bei undifferenzierten Schizophrenen bestimmte andere Schritte sehr ineffizient ablaufen sollen.[20]

Theorien der Aufmerksamkeit sind mehr noch als Theorien von Wahrnehmung und Denken mit begrifflichen Problemen belastet. So ist häufig unklar, was eigentlich mit "Aufmerksamkeit" gemeint ist: Wenn beispielsweise von "Aufmerksamkeitszuwendung" oder "Aufmerksamkeitsfokussierung" die Rede ist, so ist ganz offensichtlich eher ein Denkprozeß gemeint, ist von "Kontrollprozessen" die Rede, so geht es um die Steuerung des Denkens.

Der Aufmerksamkeitsbegriff verführt somit sehr zu unscharfem Reden: Sofern ich mich einer Sache zuwende, wende ich dann mein Denken einer Sache zu, oder wende ich meine Aufmerksamkeit einer Sache zu? - Wenn "Denken" die Art meiner Zuwendung und "Aufmerksamkeit" die Art meines Denkens beschreibt, so wende ich *weder* mein Denken *noch* meine Aufmerksamkeit einer Sache zu, sondern wende *mich* einer Sache zu. Wer hier unklar spricht, der gerät leicht in Gefahr, eine Theorie über eine intrapsychische Entität zu entwerfen, die dieser Entität personale Eigenschaften zuschreibt, um dadurch bestimmte Eigenschaften von Personen zu erklären (womit selbstredend nichts erklärt ist). Betrachten wir ein Beispiel: CUTTING (1985, S. 218) macht von Aufmerksamkeit folgende Aussagen: "It has several properties. It can be maintained (concentration, vigilance, arousal, drive). It can be selective. It has a limited span. And it can shift from one topic to another." Die genannten Eigenschaften lassen sich auch - und zwar mit größerer Berechtigung und weniger theoretischen Schwierigkeiten - Personen zuschreiben (die sich konzentrieren können, die wach sind, gespannt, aktiviert und triebhaft; die sich selektiv einer Sache zuwenden können, dabei begrenzt sind, jedoch den Gegenstand zuweilen wechseln...).

Sofern Aufmerksamkeitstheorien zu neuen experimentell angehbaren Fragestellungen im Hinblick auf die Wahnproblematik führen, sind sie zu begrüßen. Die genannten Bedenken gegen einen unreflektierten Gebrauch des Aufmerksamkeits-

---

19 Vgl. ABROMS et al. 1966, SHAKOW 1962, SILVERMAN 1964a,b.
20 Eine Darstellung der Theorie von MAGARO, die eine Reihe problematischer psychologischer Voraussetzungen macht, würde den Rahmen dieser Arbeit sprengen, weswegen wir es bei diesen wenigen Bemerkungen belassen.

begriffs sollten bei der Interpretation von Ergebnissen allerdings stärker berücksichtigt werden.

4.4.3.2 Das VON DOMARUS-Prinzip

Eine klar umgrenzte, spezifische formale Denkstörung wurde von VON DOMARUS für die Wahngenese vorgeschlagen,[21] wobei einschränkend zu bemerken ist, daß er ganz offensichtlich den Wahn Schizophrener im Auge hat und nicht den Wahn ansonsten völlig geordneter und formal unauffälliger Paranoiker. Das schizophrene Denken ist für ihn dadurch gekennzeichnet, daß es nicht der *aristotelischen Logik* folgt, sondern ein anderes Schlußprinzip anwendet, das in der Literatur häufig als das VON DOMARUS-Prinzip bezeichnet wird. Der paranoide Schizophrene *schließt von der Gleichheit der Prädikate auf die Gleichheit der Subjekte*, beispielsweise wie folgt:

Napoleon war eingesperrt
Ich bin eingesperrt
Ergo: Ich bin Napoleon.

VON DOMARUS, der dieses Prinzip in Ansätzen bereits 1925 formuliert hatte, gibt in seiner Arbeit *The specific laws of logic in schizophrenia* (1944) ein weiteres Beispiel für dieses Schlußprinzip:

"Let us consider one more illustration of this type of schizophrenic thinking. A schizophrenic patient of the Insane Asylum of the University in Bonn believed that Jesus, cigar boxes, and sex were identical. How did he arrive at that strange belief? Investigation revealed that the missing link for the connection between Jesus, cigar box, and sex was supplied by the idea of being encircled. In the opinion of this patient the head of Jesus, as of a saint, is encircled by a halo, the package of cigars by the tax band, and the woman by the sex glance of the man" (VON DOMARUS 1942, S. 108f).

Das für den Schluß auf die Identität des Subjekts notwendige gemeinsame Prädikat kann mithin in nur sehr indirektem Zusammenhang mit den Subjekten stehen, wobei die Auswahl des Prädikates im einzelnen ARIETI zufolge durch emotionale Faktoren bestimmt wird. Diese Möglichkeit eines nur sehr indirekten Zusammenhangs gewährleistet einerseits die breite Anwendbarkeit des VON DOMARUS-Prinzips, führt andererseits jedoch dazu, daß praktisch jede psychotische Äußerung als Ausdruck des VON DOMARUS-Prinzips gewertet werden kann.

ARIETI (1955) greift das VON DOMARUS-Prinzip in seiner bekannten Monographie über die Schizophrenie auf und diskutiert es ausführlich. Er betrachtet nicht nur bizarre Wahnideen, sondern auch Halluzinationen und Träume als Ausdruck des VON DOMARUS-Prinzips und sieht mithin einen weiten Anwendungsbereich für dieses Prinzip. Auch die Symbolrelation (d.h. die Beziehung eines Symbols zu dem, was es symbolisiert) betrachtet ARIETI als Spezialfall des VON DOMARUS-Prinzips, weil auch hier das Symbol eine bestimmte Eigenschaft mit dem Symbolisierten gemeinsam hat und aufgrund dieser Eigenschaft in der Symbolrelation steht. Insofern beruhen sämtliche symbolischen Deutungen, beispielsweise auch die der Psychoanalyse, auf dem VON DOMARUS-Prinzip, wie ARIETI ausdrücklich bemerkt: "The whole field of Freudian symbolism, from a formal point of view, is based on von Domarus' principle" (ARIETI 1955, S. 199).

---

[21] Ähnliche Überlegungen verfolgte bereits SOUTHARD (1916a,b).

Auch hält ARIETI das VON DOMARUS-Prinzip für wirksam bei der Entstehung des Verfolgungswahns aus homosexuellen Neigungen: Die geliebte Person wird zur Verfolgenden, weil sie den Patienten irritiert (sowohl als geliebte als auch als verfolgende), d.h. die Identität von geliebter und verfolgender Person wird über das gemeinsame Prädikat "irritierend" hergestellt. Für ARIETI ist dieser Weg offensichtlich wesentlich einfacher als der von FREUD vorgeschlagene Mechanismus, der über einige Zwischenglieder verläuft: "Freud's formulation, 'I do not love him - I hate him, because he persecutes me,' may be simplified in the following formulation, 'He disturbs me, therefore he persecutes me.' The part 'He disturbs me,' replaces or summarizes 'I love him - I don't love him, but I hate him.' (Identification of love and hate because they are both disturbing)" (ARIETI 1955, S. 209).

In seiner Diskussion zeigt ARIETI mit Recht, daß das VON DOMARUS-Prinzip mehrere Grundprinzipien der aristotelischen Logik außer Kraft setzt, nämlich den Satz vom Widerspruch, den Satz der Identität und den Satz des ausgeschlossenen Dritten. Gleichbedeutend damit ist jedoch, daß sich mit einem solchen Prinzip in der Tat alles beweisen läßt. Man könnte mithin ebenso beispielsweise die Aufhebung des Satzes vom Widerspruch als Grundprinzip der schizophrenen Logik postulieren und würde ebenso jede schizophrene Äußerung mit diesem Prinzip vereinbaren können. Es gibt mithin keine logischen Gründe, die für das VON DOMARUS-Prinzip sprechen.

Zwei empirische Untersuchungen (NIMS 1959; WILLIAMS 1964) sprechen ebenfalls dagegen, daß Schizophrene in einem ganz spezifischen Punkt logische Schwierigkeiten haben: Paranoid Schizophrene, nichtparanoid Schizophrene und Kontrollen unterscheiden sich nicht im Hinblick auf ihre Fehler bei logischen Operationen, wenn man sie verschiedene Syllogismen lösen läßt. In den beiden genannten Studien zeigte sich, daß auch Kontrollen Fehler machen und daß paranoid Schizophrene mehr Fehler machen, jedoch prinzipiell Fehler ähnlicher Art und nicht Fehler von einer spezifischen Art.

4.4.4 Zeitstörung

Daß eine aufgehobene Zeitempfindung keineswegs identisch ist mit einem verlangsamten oder beschleunigten Zeitablauf, sondern vielmehr als Integrations- oder Synthesestörung zu deuten und daher am ehesten mit formalen Denkstörungen im Sinne von Zerfahrenheit und nicht im Sinne von Verlangsamung oder Beschleunigung in Verbindung zu bringen ist, wurde von uns bereits an anderer Stelle im Rückgriff auf eine Reihe von Untersuchungen zum Zeiterleben psychisch Kranker gezeigt.[22]

Unter den älteren Autoren, die eine Störung der Zeit in den Vordergrund ihrer psychopathologischen Überlegungen zur Schizophrenie stellten, sind BINSWANGER und MINKOWSKI wahrscheinlich die bekanntesten. Für sie besteht die "Grundstörung" beim Wahnkranken in einer Störung des raumzeitlichen Gefüges. Bei einem Patienten mit Verfolgungswahn bestünde beispielsweise das Gefühl einer beeinträchtigten Bewegungsfreiheit, d.h. einer Störung im Bereich des Erlebens von Raum und Zeit. Der Patient sei daher nicht mehr in der Lage, beispielsweise die zufällige Natur der Ereignisse um ihn herum anzuerkennen, und nehme daher Kausalattributionen selbst vor.

Auch MELGES und FREEMAN (1975) halten gemäß ihrem *"kybernetischen" Modell* der Wahnentstehung eine Störung des zeitlichen Denkablaufs für die primäre

---

22 Vgl. SPITZER 1985.

Störung beim Wahngeschehen. Die Geschwindigkeit, die sequentielle Ordnung und die Zielgerichtetheit des Denkprozesses gehe durch zeitliche Desintegration bedingt verloren, was vom betreffenden Patienten als Kontrollverlust über das eigene Denken erlebt werde. Dieser Kontrollverlust über das eigene Handeln sowie das Handeln anderer Personen werden vom Patienten als bedrohlich erlebt, so daß er seinerseits Versuche unternehme, eigenes Verhalten und das Verhalten anderer zu kontrollieren und vorherzusagen. Gemäß dem Modell von MELGES und FREEMAN führt so eine formale Störung des Gedankenablaufes über mehrere Stufen zum Wahn.

Im *Vorahnungsstadium* (premonition stage) führt der erlebte Kontrollverlust über das eigene Denken und über andere zu Mißtrauen und zum Glauben, von anderen kontrolliert zu werden. Das Erlebtwerden des Kontrollverlustes als bedrohlich führt zu Wut und Ärger und zur Befürchtung, als wütend und ärgerlich entdeckt bzw. erkannt zu werden: Stadium der *Verfolgung* (pursuit stage). In einem weiteren, dem dritten Stadium der *Projektion* (projection stage) resultiere letztlich die Befürchtung vor Vergeltungsmaßnahmen durch die anderen. Dieser Kreisprozeß aus Verfolgung und Projektion bewirke wiederum Befürchtungen über weiteren Kontrollverlust über das eigene und fremde Verhalten: *Mutmaßungsstadium* (presumption stage). Neues Ziel des Individuums ist es jetzt, sich der Kontrolle durch die anderen zu erwehren, so daß in einem nächsten Schritt, im *Proteststadium* (protest stage), aggressive und feindliche Verhaltensweisen gegenüber den anderen entwickelt werden.

Die klinischen Erfahrungen und empirischen Untersuchungen, die für das von MELGES und FREEMAN vorgeschlagene Modell der Wahnentstehung sprechen, seien kurz erwähnt: MELGES und FOUGEROUSSE (1966) fanden, daß akut paranoide Patienten nicht selten über Störungen des Zeiterlebens klagen wie beispielsweise das Fehlen eines Zeiterlebens, das Bemerken seltsamer Zufälle, déjà-vue-Erlebnisse und Voraussage-Erlebnisse.[23] Um derartige Zeitstörungen experimentell zu untersuchen, verabreichten MELGES et al. (1974) hohe Dosen von Tetrahydrocannabinol an Normalpersonen, wobei sich hohe Korrelationen zwischen dem Auftreten von paranoiden Gedanken und zeitlicher Desorganisation fanden.

Insgesamt ist zu sagen, daß nicht unbedingt eine Störung der Zeit, wie von MELGES und FREEMAN vorgeschlagen, herangezogen werden muß, um die angeführten experimentellen Daten zu erklären. So könnte auch eine formale Denkstörung verbunden mit gelegentlich auftretenden "primären Bedeutungserlebnissen" die Korrelation von paranoiden Symptomen, Desintegrationsphänomenen und déjà-vue-Erlebnissen erklären.

4.5 Störung der Interhemisphärenbalance

"The growth of neuropsychological knowledge in the last 20 years, particularly with respect to functional differences between the hemispheres has led to several suggestions on how hemispheric imbalance might underlie schizophrenia" (CUTTING 1985, S. 374). Nicht nur für die Entstehung schizophrener Symptome, sondern auch im Hinblick auf die Genese von Wahn stellt die Theorie der gestörten

---

23 Kritisch ist hier allerdings einzuwenden, daß der "Ausschluß des Zufalls" nicht zwingend als zeitliches Desintegrationsphänomen betrachtet werden muß, sondern vielmehr auch als - primäre - Wahngewißheit betrachtet werden kann. MELGES und FOUGEROUSSE würden damit zwei psychopathologisch unterschiedene Sachverhalte, das Ausschließen des Zufalls (das sich auch in déjà-vue-Erlebnissen oder in Voraussagen manifestieren kann) und das Aufheben der Zeitempfindung, undifferenziert als eine Störung betrachten.

Interhemisphärenbalance eine der möglichen, heute vieldiskutierten neuropsychologischen Theorien dar.

Paradigmatisch sei im folgenden das von OEPEN et al. (1988a,b,c) aufgrund der Ergebnisse tachistoskopischer Untersuchungen an Schizophrenen entwickelte integrative Modell der Wahngenese und -aufrechterhaltung dargestellt, da es eine Reihe von experimentell erhobenen Befunden, klinischen Beobachtungen und in der Literatur wiedergegebenen Erfahrungen zu verbinden vermag.

In Anlehnung an ein von EMRICH (1988) vorgeschlagenes Modell der Wahrnehmung gehen OEPEN et al. (1988a,b,c) davon aus, daß die Verarbeitung von Sinnesdaten im Gehirn blackboxartig im Sinne eines Zusammenwirkens dreier Komponenten aufgefaßt werden kann. Nach diesem Modell werden eingehende Sinnesdaten zunächst physikalisch bzw. neurophysiologisch "verarbeitet" (sensualistische Komponente), danach von einem internen "Hypothesengenerator" i.S. einer "internen Konzeptualisierung" in vielfachen Entwürfen verarbeitet (konstruktivistische Komponente) und schließlich diese Entwürfe von einer "bewußten Kontrolle" (Zensor-Komponente) bearbeitet.

Bei der Wahnentstehung sei nicht die erste (sensualistische) Komponente gestört, es liege vielmehr eine relative Schwäche des Zensorsystems bzw. ein relatives Überwiegen und Überschießen des internen Hypothesengenerators vor. Hierbei sind nach OEPEN zwei Phasen zu unterscheiden: 1. die Phase der falschen Beziehungssetzung und abnormen Hypothesenbildung; 2. die Phase der Ausarbeitung und Absicherung dieser paranoiden Beziehungssetzung.

Mit gewissen Einschränkungen und Vorbehalten kann das bewußte Zensorsystem mit linkshemisphärischen, sprachgebundenen logisch-vernünftigen Prozessen verglichen werden, der Hypothesengenerator dagegen (der weitgehend vorbewußt bzw. unbewußt arbeitet, gestalthafte Funktionsprinzipien hat und stattdessen non-verbal, visuo-konstruktiv-bildhaft, primärprozeßhaft, semantisch-analog etc. vorzustellen ist) könnte mit der Arbeitsweise der rechten Hemisphäre in Verbindung gebracht werden. Unter Hinzuziehung der Thesen MAHERS, daß (a) Wahn nicht im Sinne eines pathologisch veränderten Urteilsvermögens aufgefaßt wird, sondern eine Erscheinungsform richtigen Urteilens darstellt (die rein formal auch bei nicht schizophrenen bzw. paranoiden Menschen vorkommt und lediglich in der extremen Ausformung Krankheitswert bekommt), und (b) formale Kriterien des Wahns seine logischen Prinzipien der Analogie und Koinzidenz (entsprechend rechtshemisphärischen Verarbeitungsstrategien) sind, ergibt sich dann das folgende: Wahnkranke besitzen eine basale "wahnhafte Stimmung bzw. Affektlage", die möglicherweise von der Erregung spezieller Hirngebiete herrührt; sie sind hypervigilant, was im Zusammenhang mit der Dominanz der rechten Hemisphäre für Aufmerksamkeitsprozesse (GESCHWIND 1982, MESULAM und GESCHWIND 1978) zu sehen ist. Durch die hierdurch veranlaßte sorgfältige Musterung der Umgebung kommt es zur Bestätigung von vorausgegangenen Erlebnissen der Bedeutsamkeit, und Koinzidenzen werden besonders "entdeckt", angestoßen durch das Bedürfnis, den Grund der gefühlten Bedeutsamkeit zu entdecken.

Schon bei der normalen Wahrnehmung werden die eingehenden Sinnesdaten von einem eher rechtshemisphärisch zu lokalisierenden "Hypothesengenerator" zu verschiedensten Hypothesen verarbeitet, die jedoch von einem eher linkshemisphärischen "Zensorsystem" kontrolliert, d.h. mit anderen Erfahrungen bzw. Erinnerungen verglichen, und mehrheitlich verworfen werden, bis auf diejenigen Hypothesen, die mit bekannten Erfahrungen, dem Modell der Wirklichkeit oder bestimmten dominierenden Erwartungen am besten in Übereinstimmung zu bringen sind. Bei einer relativen Schwächung des Zensorsystems, d.h. einer linkshemisphärischen Dysfunktion, oder einer relativen Überaktivierung des rechtshemisphärischen Hypothesengenerators kommt es zu einer vermehrten "Durchlässigkeit" auch von "Nonsense-Hypothesen" in das Bewußtsein.

Gegen eine ausschließliche Schwächung des (linkshemisphärischen) Zensorsystems spricht die besondere Bedeutung der Affektlage und Vigilanz für die Wahngenese, die auf eine besondere Rolle der überaktivierten rechtshemisphärisch-emotionalen Prozesse hindeutet.[24] Tachistoskopische Untersuchungen an akut schizophrenen Patienten (OEPEN et al. 1987) sowie an normalen Probanden mit einer Mescalin-induzierten schizophreniformen Psychose (OEPEN et al. 1988a,b,c) ergaben Hinweise für das Vorliegen einer primären pathologischen Überaktivierung rechtshemisphärischer Funktionen in der akuten schizophrenen Psychose sowie in der drogeninduzierten Psychose. Bei der Betrachtung psychopathologischer Daten fand sich eine signifikante Korrelation paranoider Symptome und formaler Denkstörungen zu Leistungen der rechten

---

24 Für eine Asymmetrie für emotionale Funktionen in der linken und rechten Hemisphäre sprechen zahlreiche empirische Befunde (vgl. z.B. HEILMAN und SATZ 1983, COFFEY 1987, GESCHWIND 1982)

Hemisphäre in einem verbalen Test (OEPEN et al. 1988a,b,c).[25] Insbesondere die Tatsache, daß die Leistung der rechten Hemisphäre *besser* war, je ausgeprägter die paranoide Symptomatik bei dem Patienten war, spricht für die Hypothese einer relativen rechtshemisphärischen Überfunktion bzw. relativen linkshemisphärischen Dysfunktion.[26]

Wenn auch eine derartige Interpretation der bislang zur Verfügung stehenden Daten[27] sicherlich noch modifikationsbedürftig ist, so liegt ihr Wert dennoch in der Bereitstellung neuer Hypothesen für die neuropsychologische Forschung im Bereich der Psychiatrie. Eine der Hauptschwierigkeiten besteht in diesem Forschungsbereich darin, daß die zur Interpretation von Ergebnissen verwendete Begrifflichkeit - z.B. die Begriffe "Information", "Informationsverarbeitung" oder auch "Aufmerksamkeit"[28] (siehe oben) - unzureichend präzisiert ist, was zwangsläufig Vagheiten der unter Verwendung derartiger Begriffe formulierten Theorien mit sich bringt.

4.6 Physiologische Theorien

Physiologische Theorien der Wahngenese gibt es heute kaum mehr. Sie hatten gegen Ende des letzten Jahrhunderts einen Aufschwung erlebt, um dann von KRAEPELIN und JASPERS als "Hirnmythologien" entlarvt zu werden. Entsprechend wurden in der ersten Hälfte dieses Jahrhunderts nur vereinzelt Überlegungen zur Physiologie des Wahns angestellt, bis dann die Konvergenz von Psychiatrie, Psychologie, "cognitive Science", Neuropsychologie und Neurophysiologie wieder Theorien ermöglichte, die physiologische Sachverhalte zur Erklärung von Wahn anführen, wenn auch in wesentlich komplexerer Ausgestaltung (siehe oben, Abschnitt 4.5).

BICKEL (1920) lehnt sich eng an die Auffassung von JACKSON zur Funktionsweise des menschlichen Zentralnervensystems an. JACKSON zufolge sind die neuronalen Strukturen hierarchisch zu immer größerer Komplexität gegliedert; komplexere, höhere Strukturen haben auf die niederen, einfacheren eine hemmende Wirkung.[29]

---

25 Diese Vorstellungen stehen auch in guter Übereinstimmung mit einer gestörten selektiven Aufmerksamkeit, wie sie von FRITH (1979) als Grundstörung für Schizophrenie angenommen wurde, sowie mit Untersuchungen der Blickmotorik: bei akut Schizophrenen findet sich ein Schwerpunkt des Blickverhaltens im linken Gesichtsfeld (rechte Hemisphäre), das sich unter Therapie ins rechte Gesichtsfeld (linke Hemisphäre) verlagert; dies kann als Hinweis für eine therapeutisch induzierte Stärkung des Zensorsystems gewertet werden; Schwächung des pathologisch überaktiven Hypothesengenerators gewertet werden; ähnliche Befunde wurden auch bei der vergleichenden Untersuchung des visuo-motorischen Zeichenverhaltens Schizophrener erhalten (FÜNFGELD et al. 1988).
26 Eine zusätzliche Schwächung linkshemisphärischer Prozesse kann den Effekt eines vermehrten Bewußtwerdens sonst unterdrückter sinnloser Hypothesenbildungen i.S. eines Wahns unterstützen, wobei die Dysfunktion der linken Hemisphäre z.T. als Folge der kontralateralen Inhibition durch die pathologisch überaktive rechte Hemisphäre erklärt werden kann (OEPEN et al. 1987), zum Teil aber auch andere Ursachen haben kann (perinatale Schädigung, Encephalitis; vgl. OEPEN et al. 1988a,b).
27 Für eine Synopsis vgl. OEPEN und SPITZER 1988.
28 Vgl. SPITZER 1988a,b.
29 Sein Modell des "psychischen Apparates" ist ähnlich aufgebaut wie später das von FREUD; der psychische Apparat besitzt ein wahrnehmendes und ein motorisches Ende und ist nach dem Vorbild eines Reflexbogens konzipiert. Die beteiligten Neurone werden als Speicher, Leiter und Widerstände für psychische Energie (die analog zur elektrischen Energie verstanden wird) betrachtet, wobei es u.a. auch darum geht, eine gewisse Homöostase aufrecht zu erhalten und die höchsten Zentren vor "Überlastung" zu bewahren (FREUD spricht später von "Reizschutz"). Diese höchsten Zentren sind die Orte, an denen sowohl Wahrnehmungen als auch Vorstellungen auftreten, je nach energetischer Aufladung (vgl. DEWHURST 1982, S. 47).

Nach JACKSON müssen neurologische wie auch psychopathologische Symptome immer in zweifacher Hinsicht betrachtet werden: Zum einen geht es um den Ausfall höherer Zentren, deren "dissolution", wie JACKSON sich ausdrückt, und zum anderen geht es um die Enthemmung von verbleibenden intakten Funktionen, die JACKSON mit "evolution" bezeichnet. "I submit that ... the symptomatology of nervous maladies in which there are negative lesions is made up of two ... opposite elements, one negative, alone produced by disease, and one positive, or superpositive, the outcome of activities of healthy nervous arrangements" (JACKSON 1958, S. 414). Aus der Übertragung dieser Ansicht auf Geisteskrankheiten folgt, daß diese durch "positive" und "negative" Symptome gekennzeichnet sind: "In every insanity, with one obvious exception (complete dementia) there is a double symptomatic condition, a condition of two opposite mental elements, one negative and one positive (or superpositive)" (JACKSON 1958, S. 414). Wahn ist für JACKSON - ebenso wie Halluzinationen und Illusionen - Ausdruck der Übernahme bestimmter Funktionen durch niedere Zentren, nachdem das höchste Zentrum ausgefallen ist. JACKSON begreift somit diese Symptome als "sekundär" verglichen mit dem primären Morbus. Das Auftreten von Wahn wird durch den Ausfall höherer Strukturen gleichsam überhaupt erst erlaubt.

BICKEL (1920) unterscheidet zwischen affektiven und intellektuellen Wahnideen und sieht die Ursache der letzteren analog zu JACKSONS Modell der Funktionsweise des Zentralnervensystems: "Die intellektuellen Wahnvorstellungen entstehen aus einer von der übrigen Hirnrinde dissoziierten, autochthonen Tätigkeit der Vorstellungszentren, indem der hemmende Einfluß der übergeordneten Bewußtseinstätigkeit auf die niederen des Vorstellungs fortfällt und diese infolgedessen eine gesteigerte Tätigkeit entfalten..." (BICKEL 1920, S. 132).

PAVLOV (1934) schlug eine physiologische Erklärung für Beeinflussungs- und Beziehungswahn vor, die ihren Ausgang bei Wahrnehmungsstörungen nimmt. Als Grundstörung nahm PAVLOV eine pathologische Untererregbarkeit (inertness) von Zellen des sensorischen Cortex an, die ihrerseits zu Erregungsvorgängen im sensorischen Cortex führt. Diese Erregungsvorgänge brächten es mit sich, daß irrelevante Bedeutungsgehalte ins Bewußtsein drängten analog zu Tieren im Labor, die gelegentlich unerklärlicherweise auf unbedeutsame Stimuli hin bestimmte Reaktionen zeigten. Eine Wahnidee ist mithin für PAVLOV nichts weiter als das Nachdenken über derartiges irrelevantes Material, das durch pathologische Erregungsvorgänge ins Bewußtsein gelangt. Die Ursachen können hierbei sehr verschieden sein, und PAVLOV diskutiert sowohl Traumata, Infektionen, Intoxikationen, starke Affekte oder ein insgesamt schwaches Nervensystem.

PAVLOVS Theorie zur Wahnentstehung besitzt einige Parallelen zu wesentlich später formulierten attributionstheoretischen Ansätzen. Kritisch muß allerdings eingewendet werden, daß seine Theorie zu keinen klinisch relevanten Aussagen und zu keinen empirisch überprüfbaren Hypothesen geführt hat.

4.7 Wahn als Atavismus

Daß es sich beim Wahn um eine phylogenetisch ältere Form des Denkens handelt, ist eine Ansicht, die in der Literatur immer wieder auftaucht. So hält beispielsweise REISS Wahnideen für eine genetisch ältere Form des Denkens, die dann auftritt, wenn die phylogenetisch später erworbenen Denkweisen gestört sind. STORCH (1922) nimmt als zwei archaische Denkformen Kondensation (heterogene Elemente werden zu einem Gedanken verschmolzen) und Verschiebung (ein Teil wird zum Repräsentanten eines Ganzen) an und erklärt so die Wahnentstehung.

Auch das VON DOMARUS-Prinzip wurde von VON DOMARUS selbst, aber beispielsweise auch von ARIETI für eine Form von psychischem Atavismus gehalten: "What may seem to us as forms of irrationality are instead archaic forms of rationality" (ARIETI 1955, S.193). Der Autor spricht vom VON DOMARUS-Prinzip auch als vom "first principle of paleologic" (ARIETI 1955, S.201) und diskutiert sein Vorkommen auch bei Kindern in bestimmten ontogenetischen Entwicklungsphasen[30].

BILZ (1967) sieht in den meisten Wahnformen einen Ausdruck biologisch präformierter Reaktionsweisen des menschlichen Denkens und Handelns, erhebt jedoch keinen Ausschließlichkeitsanspruch für seine These. Es existierten vielmehr auch spezifisch menschliche Wahnphänomene, die nicht auf eine biologische Anlage (im Sinne eines Atavismus') zurückgeführt werden könnten: "... nicht jeder Wahn [ist] auf den agriologischen Katalog, d.h. auf den Katalog

---

30 Die Annahme, daß bei Kindern eine Art "physiologischer Verrücktheit" vorläge, hat durchaus Tradition, wie u.a. an der Arbeit von WILDERMUTH (1923) über *Schizophrene Zeichen beim gesunden Kind* gezeigt werden kann (vgl. auch SPITZER 1988a).

unserer Wildheitsmerkmale, zu beziehen. Es gibt auch Sorgen, die man als spezifisch-menschlich bezeichnen muß. Ich denke hierbei im besonderen an die Sorge, die sich auf unsere Sterblichkeit bezieht" (BICKEL 1967, S. 659).

Es ist hierzu jedoch ganz allgemein zu fragen, warum nur die Sorge als spezifisch menschlich angesehen wird und nicht auch Größe, Eifersucht oder Liebe. Weiterhin ist auch nicht zu sehen, daß die Phänomene Eigenbeziehung und Bedeutung anderswo als beim Menschen vorkommen. Wahn muß diesen Überlegungen zufolge somit eher in seiner Gesamtheit als spezifisch menschliches Phänomen verstanden werden, das gerade kein Analogon in phylogenetisch älteren Lebensformen hat.

VON BAEYER (1979, S. 33ff) kritisiert ebenfalls die entwicklungsgeschichtlichen Ansichten über Wahn u.a. mit dem Argument, daß selbst bei Hebephrenen, d.h. bei wesentlich schwerer denkgestörten Patienten, derartige phylogenetisch älteren Denkformen nicht auftreten und daß weiterhin das psychotische Denken von dem regressiven oder abergläubischen Denken von Nichtpsychotikern weit entfernt ist. ARTHUR (1964) hebt zudem hervor, daß empirische Untersuchungen über den Zusammenhang zwischen formalen Denkstörungen und dem Denken in anderen Kulturen ausstehen.

4.8 Zur klinischen Bedeutung der Grundstörungsmodelle

Die angeführten Grundstörungsmodelle haben klinisch vor allem heuristischen Wert, indem sie dem Praktiker bei der Formulierung von Hypothesen über die Entstehungsbedingungen paranoider Symptome behilflich sind. Einige solcher Überlegungen zu den in Abschnitt 1 dargestellten Fällen werden im folgenden beispielhaft angeführt.

Eine Störung der *Affektivität* im Sinne eines depressiven Syndroms bestand bei Herrn Z. vor und während der Aufnahme und hatte offensichtlich die Wahnsymptomatik, die seit langem bestanden hatte, verstärkt. Derartige Exazerbationen chronischer Wahnsyndrome bei Zunahme einer depressiven Verstimmung sind beschrieben (denkbar wäre allerdings auch der umgekehrte Einfluß). Der Affekt bei Herrn X. und Herrn Y. war zum Zeitpunkt der Aufnahme weder im Sinne eines depressiven noch manischen Syndroms verändert, eine vermehrte Erregung war jedoch bei beiden Patienten deutlich. Diese kann zwar im Sinne einer Genese des Wahns aufgrund eines vermehrten "arousal" gewertet werden, könnte aber auch umgekehrt in dem Sinne gedeutet werden, daß sich die Patienten durch den Wahn beeinträchtigt fühlten und daraufhin entsprechend affektiv reagierten.

Wahrnehmungsstörungen bestanden bei Herrn Y., jedoch ließ sich nicht endgültig klären, ob sie Ursache oder Folge des psychotischen Geschehens waren. Diese Frage ist im Falle des Herrn X. eher dahingehend zu beantworten, daß die Wahrnehmungsstörungen Folge einer sehr langsam verlaufenden Wahnentwicklung darstellten und erst auf dem Höhepunkt des psychotischen Geschehens auftraten. Auch verschwand der von Herrn X. wahrgenommene Gasgeruch unter neuroleptischer Therapie prompt, wohingegen die paranoide Symptomatik nur langsam beeinflußt werden konnte.

Eine *formale Denkstörung* zum Zeitpunkt der Aufnahme bestand bei Herrn Y. Da fremdanamnestisch zu erfahren war, daß dieser bereits eine gewisse Zeit vor der Aufnahme unkonzentriert und schlecht gearbeitet hatte, könnte durchaus angenommen werden, daß die formale Denkstörung der Ausbildung der Wahnsymptomatik vorausging. Man könnte allerdings auch argumentieren, daß eine diffuse Wahnstimmung und möglicherweise bruchstückhafte Wahnideen, über die Herr Y. mit niemandem zu sprechen wagte, zu dieser Zeit ebenfalls bereits vorgelegen hatten.

Offene oder latente *homosexuelle Neigungen* konnten wir bei keinem der drei Patienten finden, was allerdings nicht heißt, daß sie mit entsprechender Methodik nicht hätten aufgefunden werden können (vgl. den folgenden Abschnitt). Dennoch bestanden *Schwierigkeiten im sexuellen* Bereich: Herr X. hatte sich vor der Ausbildung der paranoiden Symptomatik von seiner Ehefrau getrennt und war zu einer Freundin gezogen, die dann allerdings im Wahn die Rolle eines Verfolgers annehmen sollte. Bei Herrn Y. gab es weder zum Zeitpunkt der Aufnahme noch davor Schwierigkeiten im sexuellen Bereich.

Bei Herrn Z. hingegen könnte ein großer Teil des Wahns final im Sinne einer *"Leidentlastung"* bzw. einer *Kompensation von Minderwertigkeitsgefühlen* bei sexueller Impotenz gedeutet werden: Er selbst gab mehrfach an, er merke seit Jahren, daß er Frauen nicht mehr richtig befriedigen könne, was auch der Grund für seine Scheidung gewesen sei. Sofern man annimmt, daß sich der Wahn erst in diesem Zeitraum ausbildete (nicht bereits ein bis zwei Jahrzehnte früher), hätte dieser eine bedeutende Funktion im Sinne einer Entlastung: Sofern alle männlichen Jugoslawen hyposexuell und alle Jugoslawinnen hypersexuell sind, wäre die Last des Versagens als Mann vom Patienten genommen. Bei dieser Interpretation bedarf es der Klassifizierung der früheren Ereignisse als Wahnerinnerungen. (Aufgrund fast vollständig fehlender fremdanamnestischer Angaben sind insbesondere im Falle von Herrn Z. praktisch alle Grundstörungsmodelle anwendbar; es bedarf dann jeweils einer anderen Interpretation einzelner vom Patienten berichteter Episoden, je nach dem, ob man sie als richtige Schilderungen damals vorhandener Psychopathologie oder als durch die jetzt vorhandene Psychopathologie verfälschte Schilderung von Erinnerungen betrachtet.)

Aggressive Tendenzen waren lediglich im Falle von Herrn Z. manifest, schienen aber hier eher Ausdruck und nicht Ursache der paranoiden Symptomatik zu sein.

Die Diskussion verschiedener einzelner Aspekte der drei in Abschnitt 1 aufgeführten Fälle dürfte hinreichend deutlich gemacht haben, auf welche Weise unterschiedliche Grundstörungsmodelle auf die Hypothesenbildung im klinischen Alltag einwirken. Es ging uns keineswegs um eine erschöpfende Interpretation der Fälle oder gar um eine Bewertung der Grundstörungsmodelle anhand der drei Fälle. Wir sind jedoch der Auffassung, daß der bewußte Umgang mit Patienten zu einer Reflexion dieser Modelle zwingt, um nicht der Versuchung zu verfallen, eines oder mehrere zu favorisieren oder gar unreflektiert an Patienten heranzutragen. Der Psychiater begegnet dem Patienten als Psychiater nie im theoriefreien Raum; dennoch ist vorurteilsfreies, undogmatisches Begegnen möglich, nämlich dann, wenn der Psychiater um die Theorien weiß, die sein Tun leiten.[31]

---

[31] Nicht zuletzt aus diesem Grund werden im folgenden Abschnitt einige klinisch bedeutsame Theorien der Wahngenese aus dem Bereich der Psychoanalyse diskutiert.

5 Das Grundstörungsmodell am Beispiel der Psychoanalyse

5.1 Einleitung: Wahn, FREUD und die klassische Psychiatrie

Bei dem Beitrag der Psychoanalyse zum Verständnis des Wahns handelt es sich keineswegs um *eine* in sich geschlossene, homogene Theorie, sondern vielmehr um verschiedene Gedanken, die den Status von Hypothesen, Metaphern oder Analogien haben, sich auf verschiedene Aspekte des Wahns beziehen und teilweise zueinander nur in lockerem Zusammenhang stehen.[1] Da FREUDs Äußerungen zum Wahnproblem über dessen gesamte Schaffensperiode verteilt sind, ziehen die unterschiedlichen Entwicklungsstufen der psychoanalytischen "Lehre" (vor allem der "Modelle" des "psychischen Apparates") zudem notwendigerweise unterschiedliche Wahnauffassungen nach sich. Gemeinsam ist all diesen Gedanken, daß sie die Genese des Wahns und nicht sein "Wesen" zum Inhalt haben, obwohl gerade dieser Umstand gelegentlich übersehen wird.

Nach der heutigen klinischen Relevanz wie auch der historischen Entwicklung geordnet ist als der bedeutsamste Beitrag der Psychoanalyse zum Wahnverständnis zunächst der Gedanke zu nennen, daß *Wahninhalte nicht sinnlos*, sondern *verständlich* sind (vgl. Abschnitt 5.2). Dieser Gedanke ist mittlerweile allgemein akzeptiert und wurde auch von einer Reihe von "klassischen" Psychiatern vertreten. Als wahrscheinlich bekanntester psychoanalytischer Ansatz in der Wahnforschung kann der *Projektionsgedanke* gelten. Wahn wird dabei - analog zur Entstehung der Neurosen - als Resultat eines *Abwehrmechanismus'*, wobei neben "Projektion" auch "*Kompromißbildung*" in Frage kommt, verstanden. Weiterhin nimmt FREUD als Mechanismen der Wahnentstehung die *Wiederkehr des Verdrängten* und einen zur "Wahnarbeit" der klassischen Psychiatrie analogen Vorgang, den *Deutungswahn*, an (vgl. Abschnitt 5.3). Damit stehen die Gedanken vom Wahn als *Wunscherfüllung* und als Ausdruck einer *Regression* teilweise im Zusammenhang. Dieser ist zunächst ontogenetisch gemeint, wird jedoch manchmal auch in der phylogenetischen Variante vorgebracht: das Denken der Wahnkranken wird dann als archaisch bezeichnet, so daß Wahn als eine Art *Atavismus* (siehe Abschnitt 4.7) aufgefaßt wird (vgl. Abschnitt 5.4). Wahn wird von FREUD zudem gelegentlich als *Restitutionsversuch*, d.h. als Reaktion des Kranken (oder einer psychischen Instanz "in" ihm) auf ein (als "primär" angenommenes) Krankheitsgeschehen verstanden (vgl. 5.5). Der umstrittenste Beitrag FREUDs zum Wahnproblem ist zweifellos seine Behauptung der Schlüsselrolle der *Homosexualität* in der Wahngenese (vgl. Abschnitt 5.6).

---

[1] Versuche einer Integration der unterschiedlichen Erklärungsansätze (vgl. z.B. WAELDER 1951) können nicht über diesen Sachverhalt hinwegtäuschen.

Bevor wir den genannten Gedanken im einzelnen nachgehen, soll zuvor auf drei Aspekte aufmerksam gemacht werden, die für ein Verständnis der psychoanalytischen Wahnforschung ganz allgemein von Bedeutung sind:
1. das Problem der Wahndefinition in der Psychoanalyse,
2. das gespannte Verhältnis von Psychoanalyse und Psychiatrie sowie
3. die offenbar nur geringe Erfahrung mancher Psychoanalytiker (einschließlich FREUD) mit Wahnkranken.

Ad 1) Es ist wahrscheinlich kein Zufall, daß sich bei FREUD (wie auch bei den meisten anderen psychoanalytisch orientierten Autoren) *keine* Definition von Wahn findet. Das Motiv für diese Unterlassung ist leicht auszumachen, wenn man bedenkt, daß "klassische" Wahndefinitionen insbesondere das Obskure, nicht Einfühlbare bzw. das Unverständliche am Wahn als dessen Charakteristika hervorheben. Damit kommen dem Wahn in der klassischen Psychiatrie definitionsgemäß Eigenschaften zu, die er nach der psychoanalytischen Auffassung gerade nicht hat. Das sich nun aber für die Psychoanalyse stellende Problem, auf andere Weise angeben zu müssen, was Wahn ist (d.h. "Wahn" zu definieren), ist bei FREUD nicht gelöst und ganz offensichtlich auch nicht als Problem erkannt.

Die fehlende Definition von Wahn bringt es mit sich, daß oft unklar ist, wovon überhaupt geredet wird, wenn FREUD oder andere Psychoanalytiker von Wahn sprechen. Dies wird unter anderem sehr deutlich bei FREUDs Abhandlung *Der Wahn und die Träume in W. Jensens 'Gradiva'* aus dem Jahre 1907, wo er den "Wahn" einer fiktiven Figur aus der 1903 publizierten Novelle von JENSEN einer psychoanalytischen Deutung unterzieht.

Die "romantische" in Pompei spielende Handlung der Novelle dreht sich um den jungen Archäologen Norbert Hanold, der, ansonsten eher asketisch, insbesondere ohne geschlechtliche Beziehungen lebend, sich vollkommen seiner Wissenschaft verschrieben hat. Ein Relief-Bild bewegt ihn zu einer Reise nach Pompei, und dort verliebt er sich unter allerlei merkwürdigen Umständen in eine, wie sich allerdings erst gegen Ende herausstellt, Bekannte aus Kindertagen. Der "Wahn" der Hauptfigur besteht in der intensiven und phantasierenden Beschäftigung mit dem Bild sowie darin, daß er während seiner Verliebtheit allerlei Annahmen über seine Geliebte macht (wer sie sei, wo sie gerade sei etc.) und von diesen Annahmen so in Anspruch genommen ist, daß er zeitweise tagträumend durch die Welt geht und sich linkisch verhält.

JENSEN gebraucht in der Erzählung oft den Ausdruck "Wahn" für affektgeladene, nachvollziehbare und kurzdauernde Phantasieprodukte seines Helden, die ebensogut als "irrtümlich gehegter Verdacht", "fälschlich geäußerte Meinung", "Irrglaube", "(Selbst-)Täuschung" oder "Träume" beschrieben werden könnten. Keinesfalls ist der Held des Stückes vergleichbar mit einem Paranoiker.[2] FREUD übernimmt die Ausdrucksweise JENSENS und damit den Terminus "Wahn" und rechtfertigt dies in einer der wenigen Passagen des Gesamtwerks, in denen er zumindest Andeutungen zu seiner eigenen Wahndefinition macht:

"Der Zustand Norbert Hanolds wird vom Dichter oft genug ein 'Wahn' genannt, und auch wir haben keinen Grund, diese Bezeichnung zu verwerfen. Zwei Hauptcharaktere können wir vom 'Wahn' angeben, durch welche er zwar nicht erschöpfend beschrieben, aber doch von anderen Störungen kenntlich gesondert ist. Er gehört erstens zu jener Gruppe von Krankheitszuständen,

---

2 Dies räumt FREUD (Werke VII, S. 71) selbst ein, wenn er anmerkt: "Der Fall N.H. müßte ... als hysterischer Wahn, nicht als paranoischer Wahn bezeichnet werden." Wenn FREUD trotz dieser selbst gestellten psychiatrischen Diagnose davon spricht, daß "der Psychiater ... den Wahn ... vielleicht der großen Gruppe Paranoia zurechnen [würde]" (FREUD Werke VII, S. 71), hat er sicher unrecht. Wie FREUD ebenfalls selbst zugibt, werden "die Kennzeichen der Paranoia ... hier vermißt" (FREUD Werke VII, S. 71), d.h. nach FREUDs eigenem klassisch-psychiatrischem (!) Urteil handelt es sich gerade nicht um einen Fall aus der "großen Gruppe Paranoia". FREUD behauptet mithin lediglich, daß ein unfähiger "klassischer" Psychiater möglicherweise eine falsche Diagnose stellen würde.

denen eine unmittelbare Einwirkung aufs Körperliche nicht zukommt, sondern die sich nur durch seelische Anzeichen ausdrücken, und er ist zweitens durch die Tatsache gekennzeichnet, daß bei ihm 'Phantasien' zur Oberherrschaft gelangt sind, d.h. Glauben gefunden und Einfluß auf das Handeln genommen haben" (FREUD Werke VII, S. 71).

Obgleich aus dem Zusammenhang sehr deutlich wird, daß JENSEN den Begriff "Wahn" in seiner umgangssprachlichen Bedeutung ("Ahnen", "schöpferischer Drang", "Wille und Zwang zur Arbeit" etc.) gebraucht, nimmt FREUD den Dichter hier wörtlich. Er nennt hier den *Ausschluß körperlicher Krankheitsursachen* und *Handlungsrelevanz* als *zwei Wahnkriterien*, wenn dies auch seiner Ansicht nach nicht die einzigen sind. An anderer Stelle seiner Gradiva-Interpretation (Werke VII, S. 78) spricht er von "Phantasien wie Handlungen" als Symptomen des Wahns, ohne zu erklären, welche anderen Wahnsymptome (falls es welche gibt) oder Kennzeichen einer tatsächlichen Paranoia, die er offenbar von seinem Fall abgrenzt, er für relevant bzw. diagnostisch wegweisend hält.[3]

Die klinische Brauchbarkeit von FREUDs Wahnbegriff wird gänzlich aufgehoben, wenn er so weit geht, auch bestimmte Gedanken des Gesunden als Wahn zu bezeichnen bzw. Religion insgesamt für Wahn zu halten (vgl. FREUD, Werke XIV, S. 439f) oder auch Teile des Analyseprozesses mit Wahn gleichzusetzen (vgl. FREUD, Werke XVI, S. 55f). Auch Traumbilder wurden von FREUD als "physiologische Wahnschöpfung des Menschen" (Werke VII, S. 85) bezeichnet, und an vielen Stellen des Gesamtwerkes[4] erfolgt eine Gleichsetzung von Wahn und Traum, was die Abgrenzung von Wahn als Wahn keineswegs deutlicher oder leichter macht.

Ad 2) Insgesamt zeigt die Erörterung der Frage der Wahndefinition bei FREUD, daß dieser einerseits nicht selten ganz offensichtlich gegen die "klassische" Psychiatrie polemisiert, andererseits jedoch häufig deren Termini gebraucht und sich auch auf deren diagnostische Zuordnungen und Kriterien stützt. Das Verhältnis zwischen Psychoanalyse und Psychiatrie war offensichtlich zu gespannt, als daß FREUD über Polemik und Frontstellung hinaus zu einer Integration hätte gelangen können. Bei aller Polemik und Frontstellung zeigt sich immer wieder, daß FREUD oft gar nicht anders kann, als die klassische Psychiatrie heranzuziehen, beispielsweise um sich überhaupt verständlich zu machen.

Zum Verhältnis der Psychoanalyse zur Psychiatrie im Hinblick auf die Erforschung und die Auffassung des Wahnes äußert sich FREUD an mehreren Stellen in ähnlicher Weise: "Die Psychoanalyse schreitet im Erklären weiter fort, wo die Psychiatrie aufhört, die Psychoanalyse füllt die von der Psychiatrie gelassene Lücke, die Psychoanalyse verhält sich zur Psychiatrie wie die Histologie zur Anatomie". In seiner Arbeit über W. JENSENS *Gradiva* bemerkt FREUD zur Psychiatrie: "Zwischen den hereditär-konstitutionellen Vorbedingungen und den als fertig erscheinenden Schöpfungen des Wahnes läßt sie eine Lücke klaffen ... Sie ahnt noch nicht die Bedeutung der Verdrängung, erkennt nicht, daß sie zur Erklärung der Welt psychopathologischer Erscheinungen durchaus des Unbewußten bedarf, sie sucht den Grund des Wahnes nicht in einem psychischen Konflikt und erfaßt die Symptome desselben nicht als Kompromißbildung" (FREUD, Werke VII, S. 80). In seiner Arbeit über SCHREBER (Werke VIII, S. 250) schreibt FREUD: "Das Interesse des praktischen Psychiaters an solchen Wahnbildungen ist in der Regel erschöpft, wenn er die Leistung des Wahnes festgestellt und seinen Einfluß auf die Lebensführung des Kranken

---

[3] Daß es sich bei den in diesem Zusammenhang zu findenden Bemerkungen FREUDS zur klassischen Psychiatrie um weiter nichts als um Polemik handelt, wird immer wieder deutlich: "Der gestrenge Psychiater würde ferner unseren Helden ... sofort zum *dégénéré* stempeln und nach der Heredität forschen, die ihn unerbittlich in solches Schicksal getrieben hat" (Werke VII, S. 71, Hervorhebung im Original). FREUD zeichnet hier ein sehr finsteres Bild (vom "gestrengen") Psychiater), obgleich anzunehmen ist, daß trotz der damals sicherlich weiten Verbreitung der Degenerationslehre in der Psychiatrie (vgl. HERMLE 1986) kein Psychiater in Anbetracht des fiktiven Falles eine derartige Diagnose gestellt oder gar nach familiären Belastungsmomenten gefahndet hätte. Es muß zudem fast als eine Ironie des Schicksals bezeichnet werden, daß die neuere Forschung zu FREUDS berühmtestem Paranoia-Fall, SCHREBER, gerade mit Berufung auf erhebliche familiäre Belastungsmomente FREUDS Interpretation des Falles zumindest teilweise in Frage stellt (siehe unten).
[4] So beispielsweise in der bereits erwähnten Interpretation von JENSENS *Gradiva*, in den *Vorlesungen zur Einführung in die Psychoanalyse* (vgl. Werke XI, S. 80) sowie in der *Neuen Folge der Vorlesungen zur Einführung in die Psychoanalyse* (vgl. Werke XV, S. 15f).

beurteilt hat; seine Verwunderung ist nicht der Anfang seines Verständnisses. Der Psychoanalytiker bringt von seiner Kenntnis der Psychoneurosen her die Vermutung mit, daß auch so absonderliche, so weit von dem gewohnten Denken der Menschen abweichende Gedankenbildungen aus den allgemeinsten und begreiflichsten Regungen des Seelenlebens hervorgegangen sind, und möchte die Motive wie die Wege dieser Umbildung kennenlernen".

Ad 3) Aus verschiedenen Stellen des FREUDschen Gesamtwerkes geht hervor, daß er mit Wahnkranken insgesamt nur wenig Kontakt hatte und es kein Zufall ist, daß er in seinen Schriften über den Wahn mehrfach auf literarische Zeugnisse von Wahnkranken (beim Fall SCHREBER) oder auch auf fiktive Persönlichkeiten aus der Literatur als "Gegenstand" der Analyse zurückgreift.

So bemerkt FREUD zu Beginn seiner Arbeit über SCHREBER: "Die analytische Untersuchung der Paranoia bietet uns Ärzten, die nicht an öffentlichen Anstalten tätig sind, Schwierigkeiten besonderer Natur ... So trifft es sich also nur ausnahmsweise, daß ich einen tieferen Einblick in die Struktur der Paranoia machen kann." Er fährt dann fort: "Die psychoanalytische Untersuchung der Paranoia wäre überhaupt nicht möglich, wenn die Kranken nicht die Eigentümlichkeit besäßen, allerdings in entstellter Form, gerade das zu verraten, was die anderen Neurotiker als Geheimnis verbergen" (FREUD Werke VIII, S. 240). An anderer Stelle führt FREUD aus: "Aus bekannten Gründen entziehen sich Fälle von Paranoia zumeist der analytischen Untersuchung. Indes konnte ich doch in letzter Zeit aus dem intensiven Studium zweier Paranoiker einiges, was mir neu war, entnehmen" (FREUD Werke XIII, S. 198). Hier wird besonders deutlich, daß es immer nur Einzelfälle waren, die FREUD behandelte, und daß es immer derartige Einzelfälle waren, an denen sein Theoretisieren anhob.[5] Bereits 1896 publizierte er Überlegungen zur Paranoia anhand nur *eines* Falles, "... weil ich keine Aussicht habe, die Paranoia anders als in sehr vereinzelten Beispielen zu studieren, ..." (FREUD Werke I, S. 395).[6]

5.2 Inhalt

Kaum ein anderer Zugangsweg zum Wahnproblem hat einerseits das inhaltliche Verständnis des Wahns mehr gefördert und andererseits zugleich das vorurteilsfreie Verständnis von Wahn mehr behindert als die Psychoanalyse.

Für die Wahnforschung insgesamt hinderlich waren sicher auch die bis heute andauernden "Grabenkämpfe" zwischen Vertretern der "phänomenologisch" vorgehenden "klassischen" Psychiatrie und Vertretern "dynamisch" orientierter Betrachtungsweisen. Wurden letztere von den erstgenannten als "Phantasten", "Dichter" oder "spekulative Philosophen" kritisiert, so mußten sich umgekehrt die erstgenannten den Vorwurf gefallen lassen, sie betrachteten den Wahn nur oberflächlich, gingen nicht in die "Tiefe", wie es die Vertreter der anderen Zugangsweise für sich behaupteten, die sich "gerne in die Entwicklungsgeschichte wie in die Einzelheiten des Wahns vertiefen" (FREUD, Werke VIII, S. 250).[7] Ein jeder nahm dabei für sich in Anspruch, näher am Patienten zu sein als der andere, der eine beanspruchte für sich "Dynamik" und "Tiefe" (dem anderen damit "Statik" und "Oberflächlichkeit" implizit vorwerfend), der andere wollte "phänomenologisch" vorgehend "das Erleben des Patienten selber sich selbst vergegenwärtigen", ohne "Seelenmechanik" und ohne "die Erlebnisse selbst" verstellende Theorie (was implizit dem anderen vorgeworfen wird).

Daß Wahn nicht schlechterdings "sinnlos" ist, sondern ihm vielmehr "Wahrheit" innewohnt, ist eine Auffassung, die nicht von der Psychoanalyse, sondern bereits von KRAEPELIN, auf den der Ausdruck "Wahnbedürfnis" zurückgeht, vorgebracht

---

5 So auch in diesem Fall: An die Schilderung der beiden Fälle knüpfen sich einige Modifikationen der früheren Paranoia-Theorie an.
6 Auch in der FREUD-Biographie von E. JONES findet sich entsprechendes: "Er [FREUD] war aufgrund früherer Beobachtungen zu dem Schluß gelangt, daß die Paranoia auf verdrängter Homosexualität beruhe, *hatte aber nicht genügend Erfahrung*, um dies als allgemeine Regel zu proklamieren" (JONES 1978, S. 298, Hervorhebung von mir, M.S.).
7 "Dynamische" Betrachtungsweisen des Wahns wurden häufig auch für einen Ausweg aus der "Sackgasse" (SCHMIDT 1940, S. 125) gehalten, in die die oben (vgl. Abschnitt 3) dargestellte "phänomenologische" Forschungsrichtung geführt habe.

wurde. Finale Gesichtspunkte werden auch von BLEULER hervorgehoben, der in seiner Monographie über die Dementia praecox von "Sinnbildern" hinter den oft sehr seltsamen Wahnformen der Schizophrenen spricht.

Auch gerät heute zunehmend in Vergessenheit, daß die "dynamische" Betrachtungsweise des Wahns keineswegs ein Privileg der Psychoanalyse darstellt, sondern daß es eine ganze Reihe klinisch tätiger Psychiater gab, die versuchten, den Wahn "dynamisch" zu verstehen. Neben den oben bereits angeführten sind hier vor allem SCHULTE, KAHN, HOFFMANN, STÖRRING, O. KANT, F. KANT und andere zu nennen. Verglichen mit FREUD, ADLER oder JUNG sind diese Namen jedoch heute praktisch in Vergessenheit geraten, möglicherweise u.a. deshalb, da ihre Auffassungen z.T. auf FREUD, ADLER und JUNG zurückgehen, jedoch weniger pointiert und zumindest teilweise eher am klinischen Alltag orientiert formuliert sind. Dies macht deren Schriften weniger "griffig" bzw. "plakativ", möglicherweise aber auch realitätsnäher.

5.3 Wahn als Neurose: Abwehr, Projektion, Wiederkehr des Verdrängten, Kompromißbildung und Deutungswahn

In seinen frühen Schriften behandelt FREUD den Wahn wie die Neurose und nennt als "Mechanismen" der Wahngenese neben dem allgemein geläufigen Vorgang der Abwehr durch Projektion die Wiederkehr des Verdrängten unter Bildung von Kompromissen. Ebenfalls in den frühen Schriften findet sich der Hinweis auf die Möglichkeit der Wahnbildung bzw. Wahnausgestaltung durch Deutungen von seiten des Patienten.

FREUDS früheste Ausführungen zum Wahnproblem stammen aus dem Jahr 1895[8] und haben zum Teil in eine ein Jahr später erschienene Publikation (siehe unten) Eingang gefunden. FREUD *parallelisiert* vor allem *Wahn* und *Zwang*, spricht aber auch von Hysterie und halluzinatorischer Verworrenheit:

"Die Wahnvorstellung steht in der Psychiatrie neben der Zwangsvorstellung als rein intellektuelle Störung, die Paranoia neben dem Zwangsirresein als intellektuelle Psychose. Wenn die Zwangsvorstellung einmal auf Affektstörung zurückgeführt ist..., dann muß die Wahnvorstellung derselben Auffassung verfallen... Es ist nun in der Tat so: die chronische Paranoia in ihrer klassischen Form ist ein *pathologischer Modus der Abwehr* wie Hysterie, Zwangsneurose und halluzinatorische Verworrenheit. Man wird paranoisch über Dinge, die man nicht verträgt, vorausgesetzt daß man die eigentümliche psychische Disposition dazu besitzt" (FREUD 1950, S. 118f).

Diese Disposition sah FREUD damals keineswegs in latenter Homosexualität, sondern in der Neigung zur Abwehr durch Projektion in die Außenwelt, was er an *einem* Fall erläuterte und dann auf *alle* Fälle generalisierte: "Nun gilt eine solche Auffassung auch für andere Fälle von Paranoia? Ich sollte meinen für alle" (FREUD 1950, S. 121).

FREUD geht in diesem Brief auch auf zwei weitere Charakteristika von Wahn ein, die Unkorrigierbarkeit und die Eigenbeziehung. Die *Unkorrigierbarkeit* eines Wahninhaltes leite sich aus der Tatsache ab, daß die Abwehr mit der Stärke erfolge, mit der das Ich geschützt werden müsse: "In allen Fällen wird die Wahnidee gehalten mit derselben Energie, mit welcher eine andere unerträglich peinliche Idee vom Ich abgewehrt wird. Sie lieben also den Wahn wie sich selbst. Das ist das Geheimnis" (FREUD 1950, S. 122). Die *Eigenbeziehung* ist nach FREUD ein Resultat der Projektion, wird doch durch sie "...stets die Richtigkeit der Projektion erwiesen" (FREUD 1950, S. 124)

Erstmals publiziert wurde der Gedanke der Paranoia als "Abwehrneuropsychose" in der 1896 erschienenen Schrift des bezeichnenden Titels *Weitere*

---

8 Es handelt sich um eine Beilage zu einem Brief an FLIESS vom 24.1.1895.

Bemerkungen über die Abwehr-Neuropsychosen: "Seit längerer Zeit schon hege ich die Vermutung, daß auch die Paranoia ... eine Abwehrpsychose ist, d.h. daß sie wie Hysterie und Zwangsvorstellungen hervorgeht aus der Verdrängung peinlicher Erinnerungen, und daß ihre Symptome durch den Inhalt des Verdrängten in ihrer Form determiniert werden" (FREUD, Werke I, S. 392).

FREUD schildert dann den Fall einer 32jährigen Frau mit - wie man heute sagen würde - beginnender Schizophrenie, bei der neben Wahnsymptomen auch Coenästhesien sowie optische und akustische Halluzinationen aufgetreten waren. FREUD führt die Symptome auf Kindheitserinnerungen (sexueller Verkehr mit dem Bruder zwischen dem 6. und 10. Lebensjahr) zurück und erklärt die Beobachtungs- und Verfolgungsideen der Patientin sowie deren Gefühl des Gemachten ihrer Gedanken als Ergebnis eines Projektionsmechanismus': Die Vorwürfe, die sie gegenüber ihrem Bruder hegt, werden in Mißtrauen gegen andere umgewandelt und dadurch "abgewehrt": "Bei Paranoia wird der Vorwurf auf einem Wege, den man als *Projektion* bezeichnen kann, verdrängt, indem das Abwehrsymptom des *Mißtrauens gegen andere* errichtet wird" (FREUD, Werke I, S. 401, Hervorhebungen im Original).

Den Gedanken der Projektion greift FREUD mehrfach bei Erläuterungen zur Genese des Eifersuchtswahnes auf. So beschreibt er in den *Vorlesungen zur Einführung in die Psychoanalyse* eine ältere Frau, die wahnhaft davon überzeugt ist, daß ihr Ehemann ein Verhältnis mit einem jungen Dienstmädchen hat. Nach zwei Stunden Analyse deutet FREUD diesen Wahn als "Projektion ihres eigenen Zustandes auf ihren Mann" (FREUD, Werke XI, S. 260). An anderer Stelle macht FREUD deutlich, daß das Wahngeschehen keineswegs mit dem Schlagwort "Projektion" abgetan ist, und beschreibt etwas genauer, was unter diesem Vorgang zu verstehen ist: "Es ahnt uns nun, daß wir das Verhalten des eifersüchtigen wie des verfolgten Paranoikers sehr ungenügend beschreiben, wenn wir sagen, sie projizieren auf außen hin, was sie im eigenen Innern nicht wahrnehmen wollen. Gewiß tun sie das, aber sie projizieren sozusagen nicht ins Blaue hinein, nicht dorthin, wo sich nichts Ähnliches befindet, sondern sie lassen sich von ihrer Kenntnis des Unbewußten leiten und verschieben auf das Unbewußte der Anderen die Aufmerksamkeit, die sie dem eigenen Unbewußten entziehen" (FREUD, Werke XIII, S. 199). Die Projektion eigener Eifersucht in den Partner dient FREUD dann als Modell zur Erklärung anderer Wahninhalte. So projiziere beispielsweise der Kranke mit Verfolgungswahn eigene aggressive Impulse in die anderen, die Verfolger.[9]

Versucht man, im einzelnen anzugeben, was FREUD mit Projektion meint, d.h. genau zu sagen, *wer was wie wohin* projiziert, so gerät man in Schwierigkeiten: Das Subjekt der Tätigkeit ist bei FREUD einmal eine Person, ein andermal eine Entität in der Person; projiziert werden Affekte, aber auch Sinnesempfindungen, Gegenstände oder Wahrnehmungen; wie projiziert wird, ist unklar; völlig unklar ist auch, wie das "wohin" expliziert werden soll, ist doch die Außenwelt selbst Resultat eines Projektionsvorgangs[10] (und kann daher zur Aufklärung der Frage, wohin projiziert wird, nicht herangezogen werden).[11]

Die bei Wahnkranken nicht selten vorkommenden begleitenden Stimmen, Körpermißempfindungen und optischen Halluzinationen deutet FREUD als *Wiederkehr des Verdrängten*, dem es dadurch möglich sei, ins Bewußtsein zu gelangen, daß es *Kompromisse* mit dem Verdrängungsmechanismus bilde: "Andere

---

9 "Wenn wir sein Beispiel [das Beispiel des Eifersüchtigen] für maßgebend erachten, dürfen wir schließen, daß auch die Feindseligkeit, die der Verfolgte bei anderen findet, der Widerschein der eigenen feindseligen Gefühle gegen diese anderen ist" (FREUD, Werke XIII, S. 200).
10 FREUD macht dies unmißverständlich z.B. im folgenden deutlich: "Wenn wir die Ursachen gewisser Sinnesempfindungen nicht wie die anderer in uns selbst suchen, sondern sie nach außen verlegen, so verdient auch dieser normale Vorgang den Namen einer Projektion" (FREUD Werke VIII, S. 303).
11 Die Projektionstheorie der Wahrnehmung blieb nicht unwidersprochen (vgl. SMYTHIES 1954). Für eine systematische Kritik siehe SPITZER 1988a.

Symptome meines Falles von Paranoia sind als Symptome der Wiederkehr des Verdrängten zu bezeichnen und tragen ... die Spuren des Kompromisses an sich, der ihnen allein den Eintritt ins Bewußtsein gestattet. So die Wahnidee, beim Auskleiden beobachtet zu werden, die visuellen, die Empfindungshalluzinationen und das Stimmenhören" (FREUD, Werke I, S. 401f). Bestimmte Wahninhalte können somit fast unveränderte Erinnerungsinhalte repräsentieren, sofern durch die Zensur eine entsprechende Unschärfe bzw. Vagheit der Erinnerung gewährleistet ist.[12]

Der Gedanke, daß Wahnsymptome Ausdruck einer Kompromißbildung sind, wird auch in FREUDS Gradiva-Interpretation mehrfach aufgegriffen: "Die Symptome des Wahnes - Phantasien wie Handlungen - sind eben Ergebnisse eines Kompromisses zwischen den beiden seelischen Strebungen ... Wo ein Kompromiß zustande gekommen ist, da gab es einen Kampf, hier [d.h. in JENSENS Novelle] den von uns angenommenen Konflikt zwischen der unterdrückten Erotik und den sie in der Verdrängung erhaltenden Mächten. Bei der Bildung eines Wahnes geht dieser Kampf eigentlich nie zu Ende. Ansturm und Widerstand erneuern sich nach jeder Kompromißbildung, die sozusagen niemals voll genügt" (FREUD, Werke VII, S. 78f).

Keineswegs sind derartige Überlegungen nur in FREUDS frühen Schriften zu finden. In der 1930 erstmals publizierten Schrift "Das Unbehagen in der Kultur" faßt FREUD den Wahn als Rückzug von der leidvollen Realität auf, nicht ohne anzumerken, daß "jeder von uns sich in irgendeinem Punkte ähnlich wie der Paranoiker benimmt, eine ihm unleidliche Seite der Welt durch eine Wunschbildung korrigiert und diesen Wahn in die Realität einträgt" (FREUD, Werke XIV, S. 440).[13]

In *Konstruktionen in der Analyse* (1937) greift FREUD den Gedanken der Wiederkehr des Verdrängten erneut auf. Die Abhängigkeit des Wahns "vom Auftrieb des Unbewußten und von der Wiederkehr des Verdrängten" (FREUD, Werke XVI, S. 54) wird in der Weise gedacht, "daß die Abwendung von der Realität vom Auftrieb des Verdrängten ausgenützt wird, um seinen Inhalt dem Bewußtsein aufzudrängen ..." (FREUD, Werke XVI, S. 54).
Die Auffassung von der Bedingtheit des Wahninhaltes durch die Wiederkehr von verdrängtem Material beinhaltet für FREUD, "daß auch ein Stück *historische Wahrheit* in ihm enthalten ist" (FREUD, Werke XI, S. 54, Hervorhebung im Original). Interessant ist, daß FREUD aus dieser historischen Wahrheit den Unkorrigierbarkeitsaspekt des Wahns ableiten zu können glaubt: "... es liegt uns nahe anzunehmen, daß der zwanghafte Glaube, den der Wahn findet, gerade aus solcher infantiler Quelle [d.h. dem verdrängten Material] seine Stärke bezieht" (FREUD, Werke XVI, S. 54).[14]

Neben Symptomen, die erstens auf eine Abwehr durch Projektion oder zweitens auf eine Wiederkehr des Verdrängten unter Kompromißbildung zurückzuführen sind, nennt FREUD als eine dritte Gruppe von Symptomen bei Paranoia solche, die auf *Deutungsversuche des Kranken* zurückgehen. Ebenso wie die klassische Psychiatrie nimmt FREUD mithin einen Vorgang an, den man allgemein als Wahnarbeit bezeichnet (FREUD spricht von Deutungswahn). Wie die klassische Psych-

---

[12] FREUD spricht davon, daß die "sogenannte *Erinnerungsschwäche* der Paranoiker eine *tendenziöse*, d.h. auf Verdrängung beruhende und ihren Absichten dienende ist" (FREUD , Werke I, S. 403, Hervorhebungen im Original).
[13] Bekanntermaßen wurde für FREUD damit Religion zu einem "Massenwahn", der der Abwehr von Unsicherheit und Leid durch die feste Überzeugung von unbewiesenen realen Objekten dient: "Eine besondere Bedeutung beansprucht der Fall, daß eine größere Anzahl von Menschen gemeinsam den Versuch unternimmt, sich Glücksversicherung und Leidensschutz durch wahnhafte Umbildung der Wirklichkeit zu schaffen. Als solchen Massenwahn müssen wir auch die Religionen der Menschheit kennzeichnen" (FREUD, Werke XIV, S. 440).
[14] FREUD zieht zudem therapeutische Konsequenzen aus dieser Ansicht: "Man würde die vergebliche Bemühung aufgeben, den Kranken von dem Irrsinn seines Wahns, von seinem Widerspruch zur Realität, zu überzeugen und vielmehr in der Anerkennung des Wahrheitskerns einen gemeinsamen Boden finden, auf dem sich die therapeutische Arbeit entwickeln kann. Diese Arbeit bestünde darin, das Stück historischer Wahrheit von seinen Entstellungen und Anlehnungen an die reale Gegenwart zu befreien und es zurecht zu rücken an die Stelle der Vergangenheit, der es zugehört" (FREUD, Werke XVI, S. 55).

iatrie sieht FREUD im Deutungswahn eine kreative Leistung des Kranken, die darauf ausgerichtet ist, einzelne (primäre) Wahnsymptome in ein widerspruchsfreies Ganzes zu ordnen: "Die durch ... Kompromiß ins Bewußtsein gelangten Wahnideen (Symptome der Wiederkehr) stellen Anforderungen an die Denkarbeit des Ichs, bis daß sie widerspruchsfrei angenommen werden können" (FREUD, Werke I, S. 402).

Interessanterweise nimmt FREUD zusätzlich an, daß die "Wahnarbeit" dem Kranken eine Befriedigung verschafft, und bezeichnet sie als Weise des sekundären Krankheitsgewinns: "Die Wahnbildungen der Paranoia eröffnen dem Scharfsinn und der Phantasie dieser Kranken ein Feld zur Betätigung, das ihnen nicht leicht ersetzt werden kann" (FREUD, Werke XIV, S. 127).

5.4 Wahn als Regression und Wunscherfüllung

"Das Wesen der Geisteskrankheit besteht in der Rückkehr zu früheren Zuständen des Affektlebens und der Funktion" (FREUD, Werke X, S. 337f). Daß FREUD Geisteskrankheit im allgemeinen und Paranoia im speziellen auch als Ausdruck einer Regression denkt, ist bekannt. Wie wir jedoch bereits an anderer Stelle ausgeführt haben (vgl. SPITZER 1988a), wird der Begriff Regression von FREUD keineswegs einheitlich gebraucht, was sich an der Vielzahl seiner Bedeutungen sowie der Vielzahl der möglichen Subjekte des Vorgangs der Regression zeigt. So ist auch im Falle des Wahns unklar, ob der *Kranke* selbst regrediert, eine bestimmte *psychische Instanz* in ihm, die *Krankheit* regrediert oder *psychische Energie* - mit FREUD lassen sich alle vier Auffassungen belegen.[15]

FREUD spricht in seiner Abhandlung über den Fall SCHREBER von einer Regression der Libido und meint damit zum einen den Sachverhalt, daß die Sexualentwicklung des Paranoikers auf der Stufe der Homosexualität gleichsam stehengeblieben ist. Er spricht zum anderen davon, daß in der Wahnkrankheit selbst eine Regression stattfinde in dem Sinne, "... daß der Rückschritt von der sublimierten Homosexualität bis zum Narzißmus den Betrag der für die Paranoia charakteristischen Regression angibt" (FREUD, Werke VIII, S. 309f).

Neben der bereits angesprochenen Unklarheit, ob als Subjekt von Regression hier psychische Energie (Regression der Libido) oder die Krankheit gemeint ist, bleibt mithin ebenfalls offen, was "Regression" im Hinblick auf den Wahn bezeichnet: eine *Disposition* zur Entwicklung der Erkrankung im Sinne einer Fixierung der Libidoentwicklung oder einen *Aspekt der Erkrankung* im Sinne einer Wendung der Libido von der Außenwelt weg zum Ich hin.

Daß eine Wahnidee letztlich der Ausdruck eines unbewußten Wunsches ist, ist eine Auffassung, die FREUD bereits in der Traumdeutung entwickelt hat (vgl. FREUD, Werke II/III, S. 549ff).[16] Es müssen dabei keineswegs immer homosexuelle Strebungen bzw. Wünsche sein, die im Wahn nach verschiedener Bearbeitung durch intrapsychische Instanzen ihren Ausdruck finden (siehe unten); vielmehr erklärt FREUD beispielsweise den Eifersuchtswahn mehrfach im Sinne einer Projektion eigener *hetero*sexueller Wünsche auf den Partner.

---

15 Auch wenn beispielsweise FENICHEL (1931/1980) zum Über-Ich schreibt: "Im Wahn wird es regressiv wieder in die Außenwelt versetzt", so ist unklar, ob "regressiv" hier adverbiale Bestimmung zu "versetzt" oder attributive Bestimmung zu "es" (d.h. zum Über-Ich) ist. Ein derart unscharfer Gebrauch von "Regression", "regressiv" oder "regredieren" findet sich in der psychoanalytischen Literatur leider häufig.
16 Wahn und Traum wurden von FREUD vielfach parallel gesehen.

So bemerkt er beispielsweise zum oben bereits erwähnten Fall einer älteren verheirateten Frau mit Eifersuchtswahn ihrem Manne gegenüber das folgende: "Die Wahnidee ist nichts Unsinniges oder Unverständliches mehr, sie ist sinnreich, gut motiviert, gehört in den Zusammenhang eines affektvollen Erlebnisses der Kranken. 2. Sie ist notwendig als Reaktion auf einen aus anderen Anzeichen erratenen unbewußten seelischen Vorgang und verdankt gerade dieser Beziehung ihren wahnhaften Charakter, ihre Resistenz gegen logische und reale Angriffe. Sie ist selbst etwas Erwünschtes, eine Art von Tröstung. 3. Es ist durch das Erlebnis hinter der Erkrankung unzweideutig bestimmt, daß es gerade eine eifersüchtige Wahnidee wurde und keine andere" (FREUD, Werke XV, S. 260).

Heterosexuelle, vor sich selbst verleugnete Strebungen sind es auch, die den "intrapsychischen Konflikt" des in JENSENS "Gradiva" dargestellten "Wahnes" ausmachen.

5.5 Wahn als Selbstheilungsversuch

Bei FREUD selbst findet sich der Gedanke vom Wahn als Selbstheilungsversuch des Kranken nur an wenigen Stellen. So schreibt er in *Neurose und Psychose* (Werke XIII, S. 389) zur Wahngenese: "Über die Genese der Wahnbildungen haben uns einige Analysen gelehrt, daß der Wahn wie ein aufgesetzter Fleck dort gefunden wird, wo ursprünglich ein Einriß in der Beziehung des Ichs zur Außenwelt entstanden war." Dieser "aufgesetzte Fleck" kann im psychoanalytischen Sinne durchaus als *Leistung des Kranken* begriffen werden, den "Riß" zwischen sich und der Realität mit Inhalt zu füllen, so daß "im Krankheitsbild der Psychose die Erscheinungen des pathogenen Vorganges oft von denen eines Heilungs- oder Rekonstruktionsversuches überdeckt werden" (FREUD, Werke XIII, S. 389).

Am deutlichsten drückt FREUD seine Auffassung vom Wahn als Restitutions- oder Heilungsversuch in seiner Schrift über den Fall SCHREBER[17] aus, was sicherlich kein Zufall ist, sind doch bei diesem Fall die "produktiven" oder "kreativen" Aspekte des Wahns so deutlich wie nur selten bei anderen Fällen. Nachdem FREUD SCHREBERs "Weltuntergang" als Projektion einer "innerlichen Katastrophe" (Werke VIII, S. 307) dargestellt hat, führt er über die zusammengebrochene Welt des Wahnkranken das Folgende aus: "Und der Paranoiker baut sie wieder auf, nicht prächtiger zwar, aber wenigstens so, daß er wieder in ihr leben kann. Er baut sie auf durch die Arbeit seines Wahnes. *Was wir für die Krankheitsproduktion halten, die Wahnbildung ist in Wirklichkeit der Heilungsversuch, die Rekonstruktion*" (FREUD, Werke VIII, S. 308, Hervorhebungen im Original).

5.6 Wahn als Ausdruck von Homosexualität

Auch wenn FREUD Wert darauf legt, daß er seine Theorie der Paranoia *vor* der Kenntnis der Autobiographie des DANIEL PAUL SCHREBER entwickelt hat[18], so wird doch immer wieder FREUDS Schrift *Über einen autobiographisch beschriebenen Fall von Paranoia* mit der erstmaligen Formulierung und Beschreibung dieser Theorie in Verbindung gebracht. Noch 1906 hatte FREUD vor der Wiener Vereinigung einen Fall von Paranoia dargestellt, ohne auf Homosexualität Bezug zu nehmen. In einem Brief vom Januar 1908 teilt FREUD mit, er habe die Idee, daß die Paranoia auf verdrängter Homosexualität beruhe, von FLIESS (vgl. JONES 1978, S. 298).

---

17 für eine Falldarstellung und -diskussion vgl. Abschnitte 5.6.1 und 5.6.2.
18 "Ich kann aber das Zeugnis eines Freundes und Fachmannes dafür vorbringen, daß ich die Theorie der Paranoia entwickelt habe, ehe mir der Inhalt des Schreberschen Buches bekannt war" schreibt FREUD (Werke VIII, S. 315) gegen Ende seiner Arbeit über SCHREBER.

Der Inhalt der Schrift über den Fall SCHREBER ist heterogen und besteht sowohl in eng am klinischen Material orientierten, den Fall erhellenden Bemerkungen als auch in theoretischen, z.T. recht unvermittelt auftauchenden Behauptungen über das "Wesen" der Paranoia. Zu trennen sind somit Aussagen über das Krankheitsgeschehen bei SCHREBER von Aussagen vor allem über die Rolle der Homosexualität bei der Wahnentstehung. Bevor wir auf FREUDS Ausführungen zu SCHREBER eingehen, sei der Fall selbst in der gebotenen Kürze dargestellt.

5.6.1 Der Fall SCHREBER

Dr. jur. DANIEL PAUL SCHREBER wurde 1842 geboren und stammte sowohl väterlicher- als auch mütterlicherseits aus angesehenen Universitätsprofessorenfamilien. Der Vater SCHREBERS, Dr. DANIEL GOTTLOB MORITZ SCHREBER (1806-1861), leitete ab 1841 das orthopädische Institut der Universität Leipzig. Er schrieb mehrere Jugenderziehungs- und Gesundheitsbücher, die einen sehr rigiden Umgang mit Kindern propagierten und in denen sogar Apparate vorgestellt wurden, in die Kinder beispielsweise zum Erlernen einer besseren Haltung eingezwängt werden konnten. Seit Ende der vierziger Jahre des letzten Jahrhunderts trat der Vater SCHREBERS für die bis heute nach ihm benannte Form von Kleingärten ein. Die letzten 10 Jahre seines Lebens war er offenbar psychisch krank. SCHREBERS Großvater soll an Depressionen gelitten haben. SCHREBERS Mutter wird in einer Weise geschildert, so daß sie als schizoid bezeichnet werden könnte. Zwei der vier Geschwister von SCHREBER litten ebenfalls an psychischen Erkrankungen. Den von BAUMEYER (1985) publizierten Auszügen aus SCHREBERS Originalkrankengeschichte ist zur *familiären Belastung* das Folgende zu entnehmen: "Erblichkeit: Der Vater ... litt an Zwangsvorstellungen mit Mordtrieb. Mutter launisch und nervös. Eine Schwester hysterisch. Ein Bruder paralytisch, starb durch Suizid. Eine Cousine der Mutter wegen chronischer Paranoia in der Leipziger Klinik (1894)" (BAUMAYER 1985, S. 343).[19]

1884, also im Alter von 42 Jahren, hatte SCHREBER eine Niederlage im Reichstagswahlkampf erlitten und mußte sich danach einer psychiatrischen Behandlung an der Klinik Leipzig unterziehen. Er war damals Landgerichtsdirektor. Nach einer etwa halbjährigen Behandlung in der Klinik, während der er zwei Selbstmordversuche unternommen hatte, wurde er im Juni 1885 als geheilt entlassen (Diagnose: schwere Hypochondrie). Im November 1893 wurde SCHREBER Senatspräsident am Oberlandesgericht Dresden und bekleidete damit eines der höchsten Richterämter Deutschlands. Noch im gleichen Monat wurde aufgrund eines Selbstmordversuchs eine erneute stationäre Behandlung erforderlich, die sich über neun Jahre bis in den Dezember 1902 hinzog. Die Diagnose lautete jetzt Dementia paranoides (aus heutiger Sicht würde man sagen: paranoid-halluzinatorische Schizophrenie). Während dieses Klinikaufenthalts schrieb SCHREBER die *Denkwürdigkeiten eines Nervenkranken*, ein Buch, das bis heute zu den bemerkenswertesten Selbstschilderungen der psychiatrischen Literatur gehört. Die Publikation des Buchs erfolgte 1903.

SCHREBER beschreibt ausführlich sein Wahnsystem, das darin besteht, daß er berufen sei, die Welt zu erlösen und der Menschheit die verlorengegangene Seligkeit wiederzubringen. Ähnlich wie die Propheten sei er zu dieser Aufgabe durch unmittelbar göttliche Eingebung gekommen, die sich nur schwer sprachlich ausdrücken ließe, weswegen eben nur ihm diese Offenbarung zuteil geworden sei. Damit die Erlösung stattfinden könne, sei zunächst eine Umwandlung seines Geschlechts unbedingt notwendig. Dies geschehe durch ein Wunder, und überhaupt vollzögen sich an ihm beständig göttliche Wunder. So werde er bestrahlt und höre Stimmen, was ihn darin nur bestätige. Seine inneren Organe seien in den letzten Jahren mehrfach zerstört worden, und er habe beispielsweise ohne Magen, ohne Därme, fast ohne Lungen, mit zerrissener Speiseröhre, ohne Blase, mit zerschmetterten Rippenknochen oder aufgerissenem Kehlkopf gelebt, durch Wunder seien diese Schäden jedoch immer wieder hergestellt worden. Bei seiner Umwandlung zur Weiblichkeit handele es sich nicht um ein momentanes Geschehen, sondern um eine langsame Entwicklung, wobei er das Gefühl habe, daß in seinem Körper weibliche Nerven sproßten.

---

19 Dies veranlaßt SCHWEIGHOFER zur folgenden Feststellung: "Die ungewöhnliche Häufung von Fällen psychiatrischer Störungen, die Sigmund Freud nicht bekannt waren, legen den Schluß nahe, daß bei der Krankheit von Paul Schreber hereditäre Faktoren beteiligt gewesen sind. Der Fall Schreber scheint daher kaum geeignet zu sein, Freuds Lehre von der Entstehung der Paranoia durch einen Schub verdrängter Homosexualität zu bekräftigen" (SCHWEIGHOFER 1982, S. 7f).

Daß SCHREBER nach seiner Entlassung trotz Weiterbestehen des Wahnsystems bei relativ guter Gesundheit war, zeigt sich daran, daß er in den folgenden fünf Jahren als Anwalt tätig war und ein Haus baute. Als im Jahre 1907 SCHREBERS Mutter starb und kurze Zeit später seine Frau einen Schwindelanfall erlitt, kam es zu einem erneuten Erkrankungsschub, von dem sich SCHREBER nicht mehr erholte. Er wurde Ende November 1907 in die Leipziger Nervenklinik eingeliefert, wo er am 14.4. 1911 starb. Vor allem während des zweiten Krankenhausaufenthaltes hatten die unterschiedlichsten und absonderlichsten Verhaltensauffälligkeiten bestanden wie nächtliches Brüllen, weibische Gesten, verschiedene Stuhl- und Urinentleerungszeremonielle etc.

FREUD war weder der erste noch der letzte, der sich zum Fall SCHREBER geäußert hat. Bereits vor ihm erwähnt C.G. JUNG den Fall SCHREBER mehrfach in seiner Schrift *Der Inhalt der Psychose* aus dem Jahre 1908. Später wurde der Fall SCHREBER, zumeist in Zusammenhang mit FREUDS Interpretation, immer wieder aufgegriffen, so daß mittlerweile von einer "SCHREBER-Forschung" gesprochen werden kann.

5.6.2 FREUD über SCHREBER

FREUDS SCHREBER-Interpretation *Psychoanalytische Bemerkungen über einen autobiographisch beschriebenen Fall von Paranoia (Dementia paranoides)* aus dem Jahre 1911 gliedert sich in drei Teile und einen Nachtrag, wobei der erste Teil mit "Krankengeschichte", der zweite mit "Deutungsversuche" und der dritte mit "Über den paranoischen Mechanismus" überschrieben ist. Bereits FREUDS Darstellung der Krankengeschichte läßt allerdings Bestimmtes deutlicher hervortreten, anderes hingegen wird nicht beachtet, und eingestreut finden sich immer wieder Bemerkungen über die psychoanalytische Betrachtungsweise des Wahns im allgemeinen. So hebt FREUD die Stellen, die auf homosexuelle Neigungen SCHREBERS hindeuten könnten, in seinem Referat der Krankengeschichte mehrfach hervor. SCHREBERS interessante Bemerkungen über den Zufall und dessen Ausschluß werden von FREUD hingegen nicht beachtet.[20] Charakteristisch ist beispielsweise das von FREUD gezogene "Fazit der Krankheitsveränderungen bei Schreber": "Er war vorher ein zur sexuellen Askese Geneigter und ein Zweifler an Gott gewesen, er war nach Ablauf der Krankheit ein Gottesgläubiger und der Wollust Beflissener" (FREUD, Werke VIII, S. 265). Wollust und Gottesglaube sind für FREUD die "beiden Hauptrichtungen seines Wahnes", die durch "die feminine Einstellung gegen Gott" (FREUD, Werke VIII, S. 265, 268) verknüpft würden. Diese Äußerungen aus dem mit "Krankengeschichte" überschriebenen Teil zeigen, daß FREUD hier bereits Hypothesen über Zusammenhänge der Wahninhalte entwickelt, die er im Abschnitt "Deutungsversuche" wie Fakten behandelt. Auch zieht er hier seine Theorie der Wahngenese aufgrund homosexueller Neigungen heran, obwohl diese erst im Abschnitt über den "paranoischen Mechanismus" ausgeführt wird, so daß die Argumentation insgesamt als *deduktiv* zu bezeichnen ist.[21]

Betrachten wir FREUDS Interpretation im einzelnen: FREUD verfolgt mit seiner SCHREBER-Interpretation das Ziel, die Genese des Wahns aus allgemeinen von der

---

20 Der Ausschluß des Zufalls im Erleben des Kranken spielte bei der Charakterisierung von Wahn immer wieder eine Rolle (siehe Abschnitt 4.4.2).
21 Keineswegs trifft somit die nicht selten zu findende Behauptung, FREUD habe seine Theorie der Paranoia empirisch (d.h. induktiv) anhand des Falles SCHREBER gefunden, zu: Erstens ist seine gesamte Argumentation deduktiv, zweitens legt er großen Wert darauf, die Theorie schon vor seiner Bekanntschaft mit dem Fall aufgestellt zu haben und drittens kamen Anregungen von seinem damaligen Freund WILHELM FLIESS.

Psychoanalyse bereits herausgestellten Grundprinzipien abzuleiten.[22] FREUD beginnt seine "Deutungsversuche", indem er zunächst die Beziehung SCHREBERS zu dessen Arzt, Geheimrat Prof. FLECHSIG, herausstellt. SCHREBER hatte sich zunächst von FLECHSIG verfolgt gefühlt und sprach von "Seelenmord" durch ihn; die Verfolgung durch den Arzt trat allerdings im Verlauf der Krankheit in den Hintergrund. FREUD ist jedoch der Überzeugung, daß homosexuelle Neigungen SCHREBERS gegenüber FLECHSIG letztlich der Grund für dessen Wahn, von FLECHSIG verfolgt zu werden, darstellen und daß dieses Thema der gesamten Erkrankung von SCHREBER zugrundeliegt: "Ein Vorstoß homosexueller Libido war also die Veranlassung dieser Erkrankung, das Objekt derselben war wahrscheinlich von Anfang an der Arzt Flechsig, und das Sträuben gegen diese libidinöse Regung erzeugte den Konflikt, aus dem die Krankheitserscheinungen entsprangen" (FREUD, Werke VIII, S. 277f).[23] Als "Beweis" für seine These von SCHREBERS Homosexualität führt FREUD eine (es ist die einzige) Stelle im Werke SCHREBERS an, an der dieser davon berichtet, im Halbschlaf als Frau Geschlechtsverkehr gehabt zu haben.

> Da FREUD der Stelle ein so großes Gewicht beimißt, sei sie hier im Original wiedergegeben: "Ferner hatte ich einmal gegen Morgen noch im Bette liegend (ob noch halb schlafend oder schon wachend weiß ich nicht mehr) eine Empfindung, die mich beim späteren Nachdenken in vollständig wachem Zustande höchst sonderbar berührte. Es war die Vorstellung, daß es doch eigentlich recht schön sein müsse, ein Weib zu sein, das dem Beischlaf unterliege" (SCHREBER 1985, S. 30). SCHREBER kommentiert dieses Erlebnis wie folgt: "Diese Vorstellung war meiner ganzen Seinsart so fremd; ich würde sie, wie ich wohl sagen darf, bei vollem Bewußtsein mit solcher Entrüstung zurückgewiesen haben, daß ich nach dem inzwischen von mir Erlebten allerdings die Möglichkeit nicht ganz von der Hand weisen kann, es seien irgendwelche äußeren Einflüsse, die mir diese Vorstellung eingegeben haben, mit im Spiele gewesen" (SCHREBER 1985, S. 30f).

FREUD hält nach seiner Behauptung von SCHREBERS Homosexualität in der Weiterführung der Interpretation inne, um Einwände zu diskutieren.[24] Statt der versprochenen "Flut" von Einwendungen behandelt FREUD allerdings nur zwei Einwürfe: Der Einwand, es sei eine Verleumdung, von SCHREBER zu behaupten, er sei homosexuell, wird von FREUD damit beantwortet, daß es eben keine Verleumdung sei, und der Einwand, daß sich die Homosexualität SCHREBERS nicht auf FLECHSIG richte, wird mit der Behauptung entkräftet, "... daß keine andere Einzelperson je genannt wird, die man an die Stelle Flechsigs treten lassen könnte" (FREUD, Werke VIII, S. 279). Eine weitere Begründung für die Behauptung von SCHREBERS Homosexualität oder dafür, daß sie sich speziell auf FLECHSIG richte, wird nicht gegeben. Dennoch beendet FREUD damit seine Diskussion von "Einwänden", indem er feststellt: "Indem wir uns vorbehalten, auf weitere Einwendungen im Verlaufe dieser Arbeit zurückzukommen, wollen wir uns nun für berechtigt erklären, an einem Ausbruch einer homosexuellen Regung als Grundlage der Erkrankung Schrebers festzuhalten" (FREUD, Werke VIII, S. 280).

Die entscheidende Frage, warum bei SCHREBER im Jahre 1902 eine paranoide Psychose aufgrund von homosexuellen Gefühlen gegenüber einem Arzt, den er

---

22 "Ich werde also zufrieden sein müssen, wenn es mir gelingt, gerade den Kern der Wahnbildung mit einiger Sicherheit auf seine Herkunft aus bekannten menschlichen Motiven zurückzuführen" (FREUD, Werke VIII, S. 272).
23 Schwierigkeiten bereitet in jedem Falle die Behauptung des "von Anfang an" - hatte doch Schreber den Arzt erst durch die Krankheit kennengelert, deren Symptome jetzt Ausdruck einer gestörten Beziehung zum behandelnden Arzt sein sollen.
24 An der Formulierung FREUDS wird unschwer dessen Auffassung von der damaligen Psychiatrie deutlich: "Ich mache vor einer Flut von Anwürfen und Einwendungen einen Augenblick halt. Wer die heutige Psychiatrie kennt, darf sich auf Arges gefaßt machen" (FREUD, Werke VIII, S. 278).

1894 zuletzt gesehen hat, vorgelegen haben soll, stellt FREUD explizit nicht, er geht jedoch gleichsam nebenbei auf sie ein. "Ich kann es mir denken, wie mißlich die Annahme erscheinen muß, daß eine Empfindung von Sympathie für einen Arzt bei einem Manne acht Jahre später plötzlich verstärkt hervorbrechen und zum Anlaß einer so schweren Seelenstörung werden kann. Ich meine aber, wir haben nicht das Recht, eine solche Annahme, wenn sie uns sonst empfohlen wird, ihrer inneren Unwahrscheinlichkeit wegen fallen zu lassen..." (FREUD, Werke VIII, S. 281f). Ohne weitere Gründe geliefert zu haben, bekräftigt FREUD seine These von der Homosexualität SCHREBERS eine Seite weiter nochmals: "Ich denke, wir sträuben uns nicht weiter gegen die Annahme, daß der Anlaß der Erkrankung das Auftreten einer femininen (passiv homosexuellen) Wunschphantasie war, welche die Person des Arztes zu ihrem Objekte genommen hatte" (FREUD, Werke VIII, S. 283).

Die Interpretation des Falles ist damit keineswegs an ein Ende gelangt, vielmehr bildet die These von SCHREBERS Homosexualität den Ausgangspunkt für weitere Deutungen. So wird die Neigung zu dem Arzt FLECHSIG als "Übertragung" der Neigung zum Vater interpretiert, wodurch die ganze Erkrankung sich als Manifestation eines Vaterkomplexes interpretieren läßt. "Wir befinden uns also auch im Falle Schreber auf dem wohlvertrauten Boden des Vaterkomplexes" (FREUD, Werke VIII, S. 291).

Die Art, wie FREUD die Vaterproblematik einführt, zeigt seine Vorgehensweise bei der Interpretation sehr deutlich: "Soll uns die Einführung des Vaters in den Schreberschen Wahn gerechtfertigt erscheinen, so muß sie unserem Verständnis Nutzen bringen und uns unbegreifliche Einzelheiten des Wahnes aufklären helfen" (FREUD Werke VIII, S. 286). FREUD rechtfertigt mithin die Einführung des Vaters als Interpretament zum Verstehen des SCHREBERSchen Wahnes mit der dadurch möglichen "Aufklärung" bestimmter Besonderheiten. Diese "Aufklärung" besteht darin, daß sowohl bestimmte Merkmale oder Eigenschaften von Vätern in ihrer Beziehung zu Söhnen allgemein als auch vom Vater SCHREBER im besonderen mit Wahninhalten oder Eigenheiten der psychischen Störung bei SCHREBER in Verbindung gebracht werden. Betrachten wir FREUDs Interpretationen im einzelnen:

a) SCHREBER fühle sich von der Sonne bestrahlt, weil "die Sonne nichts anderes ist ... als ein sublimiertes Symbol des Vaters" (FREUD Werke VIII, S. 290). FREUD bezieht sich hier ganz offenbar auf das Vater-Sohn-Verhältnis ganz allgemein.

b) Die vom Patienten gehörten "Stimmen" werden mit der Kastrationsdrohung des Vaters, d.h. ebenfalls mit einem FREUD zufolge allgemeinen Aspekt der Vater-Sohn-Beziehung, in Zusammenhang gebracht.

c) Der von SCHREBER geklagte "Denkzwang" wird als "... uns auch anderswo bekannte Reaktion gegen die Drohungen [des Vaters] ..." (FREUD Werke VIII, S. 292) gedeutet, wobei sich die Drohungen darauf beziehen, daß der Sohn wegen Onanie den Verstand verlieren werde. FREUD bezieht sich hier also offenbar auf eine Eigenheit der Vater-Sohn-Beziehung innerhalb einer bestimmten Kultur zu einer bestimmten Zeit.

d) Zur "Erklärung" der Tatsache, daß der Wahn SCHREBERS Gottheiten mit bestimmten Eigenschaften einbezieht, führt FREUD schließlich den Arztberuf des Vaters (Ärzte tun Wunder, Götter ebenfalls[25]), also eine individuelle Besonderheit des Vaters SCHREBER, an.

Neben dem Bestehen eines Vaterkomplexes sowie homosexueller Neigungen wird von FREUD gegen Ende der Interpretation noch ein weiteres Motiv angeführt, um den Wahn SCHREBERS zu deuten: die Kinderlosigkeit seiner Ehe. FREUD mißt dem Kinderwunsch SCHREBERS allerdings keine sehr große Bedeutung bei (er handelt ihn auf einer knappen Seite ab) und deutet ihn lediglich als eine Art Auslöser oder realen Hintergrund, vor dem sich Vaterkomplex und Homosexualität als Paranoia manifestieren. Er sieht mithin den Wahninhalt "Geschlechtsumwandlung" nicht primär motiviert durch diesen Kinderwunsch. Vor dem Hintergrund jedoch, daß neueren Untersuchungen[26] zufolge SCHREBERS Frau mehrere (wahrscheinlich sechs) Fehlgeburten gehabt hat, muß die Frage aufgeworfen werden, ob es zur Erklärung der Wahninhalte

---

25 "Es gehört gewiß zum Wesen Gottes, daß er Wunder tut, aber auch ein Arzt tut Wunder ..." (FREUD Werke VIII, S. 288). Kurz darauf spricht FREUD (S. 288) von der "... Brauchbarkeit des väterlichen Berufs zur Aufklärung der besonderen Eigenschaften des Schreberschen Gottes ...".
26 Sehr hilfreich war offenbar folgender Umstand: Nach seiner zweiten Entlassung verbrachte SCHREBER im Jahre 1903 eine kurze Zeit bei seiner Mutter, die ein damals 13jähriges Mädchen aus der Verwandtschaft zu sich in Pflege genommen hatte. Von dieser Adoptivtochter konnten durch Befragung noch Ende der sechziger Jahre wertvolle Hinweise zum Fall SCHREBER erhalten werden, so beispielsweise der Hinweis auf sechs Tot- oder Fehlgeburten, die SCHREBERS Frau im Laufe ihrer Ehe gehabt hat (vgl. BAUMAYER 1970).

"Geschlechtsumwandlung" und "Schwangerwerden" überhaupt der Annahme einer latenten Homosexualität bedarf oder ob nicht vielmehr ein unerfüllt gebliebener Kinderwunsch und die Auseinandersetzung mit den Fehlgeburten direkt in diese Inhalte eingehen.

5.6.3 Widersprüche zu "Ich liebe ihn" - Der paranoische Mechanismus

FREUD beginnt seine Ausführungen über den "paranoischen Mechanismus" mit der Feststellung, daß weder der Vaterkomplex noch die homosexuellen Strebungen als allgemeine Charakteristika der Paranoia gelten können.[27] Danach teilt FREUD eine Beobachtung mit, die er und andere Analytiker (er nennt C.G. JUNG und FERENCZI) gemacht hätten, nämlich die, daß bei allen bisher einer psychoanalytischen Deutung zugeführten Fällen von Paranoia homosexuelle Wünsche "im Mittelpunkte des Krankheitskonfliktes zu erkennen [waren]" (FREUD Werke VIII, S. 296). Nach diesem "empirischen Beleg"[28] folgen kurze Ausführungen zur Sexualentwicklung und dann die berühmt gewordenen Überlegungen der Genese der vier nach FREUD bedeutsamsten Typen von Paranoia aus dem Satz "ich liebe ihn".

Obgleich FREUD somit zu Anfang des Kapitels einen empirischen Beleg für die Richtigkeit seiner "Theorie" beigebracht hat, schränkt er zu Beginn der Ausformulierung dieser Theorie die Gültigkeit der bislang vorliegenden empirischen Belege nochmals ein, wie seine einleitenden Sätze zeigen.

Er beginnt seine "Ableitung" von vier Wahntypen aus dem Satz "ich liebe ihn" auf bemerkenswerte Art: er spricht nicht davon, daß er eine Theorie entwickelt oder eine Hypothese vorzustellen hat, sondern leitet vielmehr seine Gedanken wie folgt ein: "Immerhin bleibt es merkwürdig, daß die bekannten Hauptformen der Paranoia alle als Widersprüche gegen den einen Satz 'ich (ein Mann) liebe ihn (einen Mann)' dargestellt werden können, ja, daß sie alle möglichen Formulierungen dieses Widerspruches erschöpfen" (FREUD, Werke VIII, S. 299). FREUD spricht mithin von einer "Merkwürdigkeit", nicht von einer Theorie, Hypothese oder einem empirischen Befund.

Betrachten wir die "Ableitungen" im einzelnen:
1. Der *Verfolgungswahn* entstehe durch die Bildung "ich liebe ihn nicht - ich hasse ihn ja", wobei dieser Widerspruch dem Paranoiker nicht bewußt werden könne und der "Mechanismus der Symptombildung bei der Paranoia" fordere, "daß die innere Wahrnehmung, das Gefühl, durch eine Wahrnehmung von außen ersetzt werde". Durch Projektion wird aus "ich hasse ihn" der Satz "er haßt mich", woraus dann der eigene Haß "als Folgerung aus einer äußeren Wahrnehmung" erscheint (FREUD Werke VIII, S. 299).
2. Aus einer zweiten Weise, dem Satz "ich liebe ihn" zu widersprechen, ergibt sich für FREUD der *Liebeswahn*. Aus "ich liebe ihn nicht" wird "ich liebe sie", woraus dann durch Projektion "sie liebt mich" wird.[29]
3. "Die dritte noch mögliche Art des Widerspruchs wäre jetzt der *Eifersuchtswahn* ..." (FREUD Werke VIII, S. 300, Hervorhebung von mir, M.S.), den FREUD für die beiden Geschlechter getrennt behandelt. Der eifersuchtswahnkranke (männli-

---
27 "An alledem ist nichts für die Krankheitsform der Paranoia Charakteristisches ... Die Eigenart der Paranoia ... müssen wir in etwas anderes verlegen, in die besondere Erscheinungsform der Symptome, und für diese wird unsere Erfahrung nicht die Komplexe, sondern den Mechanismus der Symptombildung oder den der Verdrängung verantwortlich machen" (FREUD, Werke VIII, S. 295).
28 FREUD bemerkt hierzu, daß diese Beobachtung für ihn und seine Kollegen unerwartet war.
29 Warum hier der Vorgang der Projektion wirksam wird, bleibt unklar. FREUD (Werke VIII, S. 300) bemerkt lediglich: "... der nämliche Zwang zur Projektion nötigt dem Satz die Verwandlung auf"; warum hier ein Zwang zur Projektion besteht, wird nicht erläutert.

che) Alkoholiker werde "... durch die Enttäuschung beim Weibe zum Alkohol getrieben ...", begebe sich ins Wirtshaus und finde dort "... die in seinem Heim beim Weibe vermißte Gefühlsbefriedigung ...". Der Mann erwehre sich nun der "libidinösen Besetzung" seiner Wirtshausbekanntschaften "... durch die dritte Art des Widerspruches: nicht ich liebe den Mann - sie liebt ihn ja, - und verdächtigt die Frau mit all den Männern, die er zu lieben versucht ist" (FREUD Werke VIII, S. 300f).[30] Der Eifersuchtswahn der Frauen wird von FREUD "ganz analog" aufgefaßt, lediglich der Alkohol scheint für FREUD zumindest keine Rolle zu spielen.

4. Die dem *Größenwahn* FREUD zufolge zugrundeliegende Negation des Satzes "ich liebe ihn" lautet "ich liebe überhaupt nicht und niemand". Aufgrund seiner Auffassung von der psychischen Energie als unwandelbar und vor allem unvernichtbar kann es bei dieser "Nicht-Liebe" nicht bleiben, "... da man doch mit seiner Libido irgendwohin muß ..." (FREUD Werke VIII, S. 301). Auf diese Weise gelangt FREUD zu dem Satz "ich liebe nur mich", obgleich dieser Satz mit "ich liebe überhaupt nicht" zunächst nicht vereinbar ist. Zur "Ableitung" bedarf es somit unabdingbar der FREUDschen Energie-Konzeption.

5.6.4 Kritik

Die Kritik an FREUDS *Homosexualitäts-Widerspruchs-These* der Wahnentstehung muß *mehrere Ebenen* differenzieren: zum einen geht es um die Frage der internen Konsistenz, d.h. einer System-immanenten Kritik seiner Behauptungen. Zum zweiten sind FREUDS Thesen im Zusammenhang mit den Ergebnissen der Wahnforschung der klassischen Psychiatrie zu sehen. Zum dritten ist nach der empirischen Grundlage zu fragen, d.h. danach, ob sich ein Zusammenhang zwischen Wahn und Homosexualität tatsächlich überzufällig häufig findet.

Ad 1) FREUD betont mehrfach den *formalen* Aspekt seiner Paranoia-Theorie: er spricht davon, daß die vier von ihm diskutierten Wahnformen "... alle möglichen Formulierungen dieses Widerspruches [gegen den Satz 'ich liebe ihn'] erschöpfen" (FREUD Werke VIII, S. 299).

Die Betonung des formalen Aspekts wird auch bei der Diskussion des Größenwahns besonders deutlich, wo FREUD zunächst die Frage aufwirft, wie ein aus drei Gliedern bestehender Satz auf mehr als drei Arten verneint werden könne, so daß sich eine vierte Art des Widerspruchs und damit eine Ableitung einer vierten Wahnform ergeben könne.[31]

Zunächst ist festzuhalten, daß einem Satz zu widersprechen heißt, sein Prädikat zu verneinen. Der Widerspruch zu "ich liebe ihn" heißt damit "ich liebe ihn nicht". Keineswegs gibt es somit mehrere Widersprüche oder mehrere Weisen des Widerspruchs. Ebensowenig wird der Widerspruch zu einem Satz dadurch gebildet, daß man das Subjekt oder das Objekt des Satzes gegen ein anderes vertauscht. Bei Sätzen, die sich durch solche Vertauschungen ergeben, handelt es sich um neue,

---

30 Ebenso unvermittelt, wie beim Liebeswahn der Projektionsvorgang als eine Art deus ex machina in Erscheinung treten mußte, um das Endresultat herbeizuführen, muß die Projektion beim Eifersuchtswahn unterbleiben: "Die Projektionsentstellung muß hier entfallen, weil mit dem Wechsel des liebenden Subjekts der Vorgang ohnedies aus dem Ich herausgeworfen ist" (FREUD, Werke VIII, S. 301).
31 "Man sollte nun glauben, ein aus drei Gliedern bestehender Satz, wie 'ich liebe ihn' ließe nur drei Arten des Widerspruches zu. Der Eifersuchtswahn widerspricht dem Subjekt, der Verfolgungswahn dem Verbum, die Erotomanie dem Objekt. Allein, es ist wirklich noch eine vierte Art des Widerspruches möglich, die Gesamtablehnung des ganzen Satzes" (FREUD, Werke VIII, S. 301).

andere Sätze, die mit dem Ausgangssatz in inhaltlichen Beziehungen stehen mögen, jedoch nicht in logischen Beziehungen. Es ergibt sich, daß die von FREUD als "Widersprüche" bezeichneten vier Sätze, aus denen vier Wahnformen abgeleitet werden, nicht vier Weisen des Widerspruchs, sondern vier neue, durch Zusatzannahmen gewonnene Sätze sind. Aus "ich liebe ihn nicht" folgt keineswegs: "ich hasse ihn".[32] Aus "ich liebe ihn nicht" folgt ebensowenig, daß ich *sie* oder daß *sie* ihn liebt. Einen Widerspruch erhält man gar, wenn man die Sätze "ich liebe überhaupt nicht" und "ich liebe mich" - letzterer soll eine Folge des ersten sein (!) - einander gegenüberstellt.

Betrachtet man die vier Sätze (1) "er haßt bzw. verfolgt mich", (2) "sie liebt mich", (3) "sie liebt ihn" und (4) "ich liebe mich", so wird deutlich, daß es weiterer Umformungen der "Widersprüche" bedarf. Diese erhält FREUD durch Zusatzannahmen, die inhaltlich die Gültigkeit bestimmter psychoanalytischer Prinzipien voraussetzen. So beruft sich FREUD beim Verfolgungswahn und beim Liebeswahn auf den "Mechanismus" der Projektion und beim Größenwahn auf das Prinzip der Erhaltung der psychischen Energie. Stellt man diese Zusatzannahmen in Frage (beispielsweise die Annahme einer nicht löschbaren, sondern nur umlenkbaren psychischen Energie), so entfallen die entsprechenden Ableitungen.[33]

Ad 2) Unter allgemeinpsychiatrischem Gesichtspunkt muß insbesondere die Frage aufgeworfen werden, warum FREUD die von ihm angeführten vier Wahntypen als "Hauptformen der Paranoia" bezeichnet. Unklar bleibt, warum der Größenwahn diskutiert wird, der keineswegs am häufigsten bei Schizophrenen, sondern wesentlich häufiger bei affektiven Psychosen vorkommt, und warum der Kleinheitswahn oder Schuldwahn nicht diskutiert wird. Ebenso unklar ist, warum der Verfolgungswahn, nicht aber der Beziehungswahn (die häufigste Wahnform der Schizophrenen) diskutiert wird. Ebenfalls nicht erwähnt werden der Querulantenwahn, der hypochondrische Wahn, der Versündigungswahn, der Verarmungswahn, Bedeutungswahn oder Beeinflussungswahn, um nur einige Wahnformen zu nennen.

Ad 3) FREUDS Theorie der Wahngenese aufgrund homosexueller Strebungen erwuchs der klinischen Erfahrung mit einigen wenigen Patienten, und obgleich er selbst seine These als empirisch begründete Behauptung kennzeichnet[34], wurde sie von einer Reihe von Autoren als unumstößliche Wahrheit und damit als empirisch nicht mehr falsifizierbar angenommen.[35] Faktisch bedeutete dies, daß in Fällen, die der Theorie zu widersprechen schienen, irgendein "Mechanismus" oder eine bestimmte "Interpretation" herangezogen wurde, um die Theorie dann doch als richtig zu erweisen.

FREUD liefert selbst ein Beispiel dafür, daß sich durch entsprechende Interpretation auch bei scheinbar der Theorie widersprechenden Fällen der Widerspruch beseitigen läßt. In der Arbeit *Mitteilung eines der psychoanalytischen Theorie widersprechenden Falles von Paranoia* aus dem Jahr 1915 schildert er den Fall einer jungen Frau, die sich von ihrem Geliebten verfolgt wähnt, ohne daß homosexuelle Neigungen erkennbar wären. "Das Mädchen schien die Liebe zu einem

---

32 Den meisten Menschen gegenüber wird man eine indifferente Haltung einnehmen und sie weder lieben noch hassen.
33 Für eine eingehendere Darstellung und Kritik des Konzepts der psychischen Energie wie auch des Projektionsgedankens bei FREUD vgl. SPITZER 1988a.
34 Vgl. FREUD Werke VIII, S. 295.
35 "'Those who begin with absolute truth cannot improve upon it.' Unfortunately, on the basis of a few non-controlled observations, Freud's paranoia hypothesis was accepted as absolute truth ..." bemerken KLAF und DAVIS (1960, S. 1070), die selbst empirische Hinweise für einen Zusammenhang zwischen Wahn und Homosexualität gefunden hatten, zur psychoanalytischen Tradition.

Mann abzuwehren, indem sie den Geliebten unmittelbar in den Verfolger verwandelte; ... von einem Sträuben gegen eine homosexuelle Bindung war nichts zu finden" (FREUD, Werke X, S. 237). Durch eine bestimmte Interpretation des Wahnes gelingt es FREUD dann aber doch, als den "eigentlichen" Verfolger zunächst eine andere Frau und später letztlich die Mutter zu betrachten, so daß seine Theorie "bestätigt" wird.[36]

FREUDS Überlegungen zu Homosexualität und Wahn lösten eine ganze Reihe *empirischer Studien* aus mit dem Ziel, einen derartigen Zusammenhang nachzuweisen.

Die Hypothese eines Zusammenhangs zwischen Homosexualität und Wahn läßt sich methodisch auf verschiedene Weise überprüfen: Man kann Wahnkranke auf das Vorhandensein homosexueller Neigungen hin untersuchen, man kann jedoch auch umgekehrt nach der Häufigkeit von Wahnkrankheiten bei Homosexuellen fragen. Dabei kann Homosexualität jeweils in unterschiedlicher Weise operationalisiert werden, von der direkten Befragung oder der Beobachtung von Verhaltensweisen bis hin zu Versuchen, unbewußte homosexuelle Neigungen auf indirektem Wege zu erfassen. Zudem lassen sich aus FREUDS Theorie empirisch testbare Hypothesen ableiten, wie beispielsweise die, daß das Geschlecht des Verfolgers bei Verfolgungswahn mit dem Geschlecht des Wahnkranken identisch ist, oder die, daß es einen homosexuellen Liebeswahn nicht geben kann. (Ein Liebeswahn wird FREUD zufolge genau dann entwickelt, wenn homosexuelle Neigungen nicht offen zugelassen werden können, wie dies beim homosexuellen Liebeswahn ja gerade der Fall ist.)

Die empirischen Arbeiten zu den genannten Fragestellungen wurden überwiegend in den fünfziger und sechziger Jahren durchgeführt; ihre Ergebnisse werden im folgenden thematisch zusammenhängend des näheren diskutiert.

Zur *Häufigkeit von Wahnsymptomen bei Homosexuellen* gibt es nur wenige Untersuchungen, deren Ergebnisse zudem schwer interpretierbar sind. ANDERSON (1944) untersuchte stationär psychiatrisch behandelte homosexuelle Soldaten auf das Vorhandensein paranoider Inhalte. Er fand diese lediglich bei 7%, was jedoch insofern kaum zu interpretieren ist, als Angaben über die Häufigkeit von Wahnsymptomen in der Grundgesamtheit seiner Patienten fehlen. ANDERSON selbst wertet die Tatsache, daß lediglich bei 7% der psychiatrisch Kranken homosexuelle Wahnsymptome vorhanden sind, eher als Indiz gegen FREUDS Hypothese.

CATTELL und MORONY (1962) untersuchten offen homosexuelle Kriminelle und mehrere Kontrollgruppen mittels des von CATTELL entwickelten Persönlichkeitsinventariums (16 PF) und fanden bei den Homosexuellen einen stärkeren paranoiden Trend.

Der größte Teil der empirischen Arbeiten zum Zusammenhang zwischen Homosexualität und Wahn suchte bei Wahnkranken nach homosexuellen Neigungen und entsprechenden Verhaltensweisen, d.h. fragte nach Anzeichen *manifester Homosexualität* (GARDNER 1931, PAGE und WARKENTIN 1938, NORMAN 1948, KLEIN und HOROWITZ 1949, KLAF und DAVIS 1960, PLANANSKY und JOHNSON 1962, ALTMAN et al. 1971, MOORE und SELZER 1963). Die Ergebnisse dieser Arbeiten sind nicht eindeutig[37]: Es wurden einerseits hochsignifikante Zusammenhänge gefunden, andere Autoren hingegen fanden keinen Zusammenhang. Da die Zahl der untersuchten Patienten in nicht wenigen Fällen durchaus für statistische Vergleiche ausreichend ist, liegt der Verdacht nahe, daß die empirisch gefundenen Unterschiede keine Differenzen in der Sache, sondern vielmehr Differenzen in der Methodik der Untersuchung (Operationalisierung von "Homosexualität") widerspiegeln.

Das Hauptproblem der Interpretation der oben angeführten Untersuchungen läßt jedoch die Tatsache unberücksichtigt, daß die FREUDsche Hypothese von *abgewehrten* homosexuellen Impulsen ausgeht und keineswegs von offener, bewußter bzw. verhaltensrelevanter Homosexualität. Insofern können alle Studien, die einen Zusammenhang zwischen *offener* Homosexualität und Wahn auf empirischem Wege nachweisen, auch als Beleg *gegen* die FREUDsche Theorie gewertet werden: FREUDS Theorie zufolge entstehen Wahnsymptome ja gerade dadurch, daß homosexuelle Neigungen nicht ausgelebt, sondern abgewertet werden; das gleichzeitige

---

36 Es ist genau diese Art des Umgangs mit Theorie und Empirie, der zu kritisieren ist: Sofern man interpretierte Fakten zur Überprüfung einer Theorie heranzieht, die bereits als Interpretament der Fakten diente, befindet man sich in einem argumentativen *Zirkel*.

37 Auch die Ergebnisse von Untersuchungen zum Geschlecht des Verfolgers männlicher oder weiblicher Patienten mit Verfolgungswahn sind nicht eindeutig (KLAF 1961, GREENSPAN 1963, MODLIN 1963).

Bestehen von offener Homosexualität und von Wahnsymptomen schließt sich mithin gemäß dieser Theorie aus. Bei Wahnkranken sollte man mithin keine manifesten homosexuellen Verhaltensweisen beobachten können, da der Wahn Ausdruck der Verdrängung derartiger Neigungen ist; ein manifest Homosexueller hat nach FREUD mithin keinen Grund, einen Wahn zu entwickeln.

Weder *für* noch *gegen* die psychoanalytische Auffassung sprechen auch neuere endokrinologische Befunde bei Paranoid-Schizophrenen. RINIERIS et al. (1985) untersuchten die Serumkonzentrationen von Prolaktin, gluteinisierendem Hormon, Testosteron und Östradiol bei 35 männlichen Paranoid-Schizophrenen, von denen 17 Wahnideen mit homosexuellem Inhalt und 18 keine entsprechenden Wahnideen geäußert hatten. Es handelte sich jeweils um akute Exazerbationen; es wurden nur Patienten ohne Medikationen und ohne endokrinologische Erkrankungen in die Studie aufgenommen. Zudem wurde eine Gruppe von 16 heterosexuellen gesunden Männern untersucht. Es zeigte sich, daß lediglich die männlichen Paranoid-Schizophrenen mit Wahnideen homosexuellen Inhaltes, verglichen mit den beiden anderen Gruppen, signifikant niedrigere Prolaktin-Serumkonzentrationen und signifikant höhere Östradiol-Serumkonzentrationen aufwiesen. Auch waren bei dieser Gruppe die Serum-Luteinisierungshormon-Konzentrationen und die Testosteron-Konzentrationen (nicht signifikant) höher als in den beiden anderen Gruppen.

Bei der Diskussion ihrer Befunde versuchen die Autoren gleichsam, eine Brücke zwischen Psychoendokrinologie und Psychoanalyse zu schlagen; wie so oft bei derartigen Versuchen resultiert allerdings kein "integratives Modell", sondern ein Kategorienfehler: Man kann den Autoren folgen, wenn sie auf endokrinologischer Ebene diskutieren, daß die niedrigen Serumprolaktinkonzentrationen bei den paranoid Schizophrenen mit homosexuellen Wahninhalten durch eine gesteigerte dopaminerge Aktivität des hypothalamisch-hypophysären Dopaminsystems und/oder eine verminderte serotoninerge Aktivität im Hypothalamus bedingt sind (das hypothalamische Dopaminsystem stellt den bedeutsamsten hemmenden Einfluß auf die Prolaktinsekretion der Hypophyse dar (prolactine-inhibiting-factor)). Auch kann man den Autoren folgen, wenn sie erhöhte Serum-Östradiol-Konzentrationen mit einem vermehrten Serotonin-Uptake in zentralnervösen Strukturen und einer Verminderung der zentralnervösen serotoninergen Aktivität in Verbindung bringen. Weiterhin ist bekannt, daß sowohl eine gesteigerte dopaminerge als auch eine verminderte serotoninerge Transmission mit einer Steigerung der sexuellen Aktivität beim Mann einhergehen. Die Autoren begehen jedoch einen Kategorienfehler, wenn sie diese gesteigerte sexuelle Aktivität mit einer vermehrten Besetzung verdrängter homosexueller Impulse in Verbindung bringen und dann, entsprechend der Theorie FREUDS, postulieren, daß der Abwehrmechanismus der Projektion zur Bildung wahnhafter homosexueller Ideen führe. Es sei nochmals hervorgehoben, daß gemäß der Theorie FREUDS Homosexualität zwar für die Wahngenese eine bedeutsame Rolle spielt, im manifesten Wahn jedoch gerade keine homosexuellen Inhalte zu finden sind. Gemäß der Theorie FREUDS und der Annahme, daß veränderte Hormonkonzentrationen für das Vorliegen homosexueller Impulse sprechen, wäre vielmehr zu fragen, warum es bei der nach endokrinologischen Maßstäben nicht homosexuellen Gruppe der paranoid Schizophrenen überhaupt zur Ausbildung von Wahnsymptomen gekommen ist.[38]

Methodisch weniger problematisch als Untersuchungen zu Wahn und *offener* Homosexualität erscheint eine Reihe von Untersuchungen, die *latente* Homosexualität mit Hilfe projektiver Testverfahren zu erfassen versuchen und diese Testergebnisse mit dem Vorhandensein paranoider Symptome in Verbindung brachten. Die interpretatorischen Schwierigkeiten der Untersuchungen zu Korrelationen offener Homosexualität mit Wahnsymptomen entfallen hier zumindest teilweise, es treten allerdings andere Schwierigkeiten bei der Wertung der Ergebnisse auf.[39]

---

[38] Sofern man einmal davon ausgehen will, daß sich Homosexualität tatsächlich endokrinologisch feststellen läßt, sind die Befunde von RINIERIS et al. (ohne Hinzuziehung der Theorie FREUDS) sehr einfach zu interpretieren: Im Wahn wird das verarbeitet und spielt das eine Rolle, was für den Betreffenden auch im sonstigen Leben für Bedeutung ist. Ist er homosexuell, so wird sich dies auch in seinem Wahn in irgendeiner Form niederschlagen, ist er es nicht, so bleiben entsprechende Wahninhalte aus.

[39] Interpretatorische Schwierigkeiten bereitet beispielsweise die Tatsache, daß bereits Ende der vierziger Jahre durchgeführte Rorschach-Untersuchungen zur Frage latenter homosexueller Neigungen bei psychiatrischen Patienten diese in bis zu 60% der Fälle "nachgewiesen" hatten (WHEELER 1949).

ARONSON (1952) unterzog 30 paranoide Patienten, 30 psychotische Patienten ohne paranoide Symptome und eine Kontrollgruppe 30 normaler Patienten einem Rorschach-Test, der bereits zuvor von mehreren Autoren als Instrument zur Evaluation homosexueller Tendenzen benutzt worden war. Er fand seine Hypothese - paranoide Patienten zeigen im Rorschach-Test mehr Anzeichen für Homosexualität als nichtparanoide Psychotiker oder Normalpersonen - bestätigt: "The results of this study have shown that paranoid subjects report an overwhelmingly greater number of homosexual signs on the Rorschach-test than do either non-paranoid psychotics or normals" (ARONSON 1952, S. 409).[40]

Eine von GRAUER (1954) an 31 paranoid Schizophrenen durchgeführte Untersuchung konnte ARONSONS Ergebnisse (unter Heranziehung der gleichen Kriterien für Homosexualität im Rorschach-Protokoll) nicht bestätigen.

DASTON (1956) bot 25 paranoid Schizophrenen, 25 nicht paranoid Schizophrenen und 25 Normalpersonen tachistoskopisch Worte mit unterschiedlicher homosexueller, heterosexueller oder neutraler semantischer Konnotation dar und bestimmte die zum richtigen Erkennen benötigte Zeit. Unter der Annahme, daß motivationale Faktoren die Wahrnehmung beeinflussen, prüfte DASTON so die Hypothese, daß paranoid Schizophrene aufgrund ihrer latenten Homosexualität Worte mit entsprechendem semantischen Gehalt schneller identifizieren als andere neutrale Worte: "If homosexuality were an area of concern for paranoid individuals, words reflecting homosexuality would be recognized relatively more rapidly by them than by individuals less concerned with homosexuality" (DASTON 1956, S. 54). Der Autor fand seine Hypothese bestätigt: Paranoid Schizophrene erkennen Worte mit homosexueller Konnotation signifikant schneller, d.h. bereits bei kürzeren Darbietungszeiten als nicht paranoid Schizophrene oder Normalpersonen. Normalpersonen und nicht paranoid Schizophrene zeigten hinsichtlich der Erkennungszeiten keine signifikanten Unterschiede. Zudem fanden sich keine Unterschiede bei den Erkennungszeiten für Worte heterosexuellen semantischen Gehalts. Der Autor wertet seine Ergebnisse als Stütze für FREUDS Theorie der Wahngenese.

Bereits fünf Jahre früher hatte ERIKSEN (1951) die zur Erkennung tachistoskopisch dargebotener Wörter benötigte Zeit bei paranoid Schizophrenen, Alkoholikern und psychisch Kranken anderer Diagnose bestimmt und ein, verglichen mit DASTONS Ergebnis, gegenteiliges Resultat erhalten: Die paranoid Schizophrenen, aber auch die Alkoholiker brauchten eine längere Darbietungszeit zur Erkennung von Worten mit homosexueller Bedeutung. Der Autor wertet dies als Anzeichen für eine bei diesen Patienten in höherem Maße vorhandene Abwehr gegen homosexuelle Inhalte, d.h. er interpretiert seine Ergebnisse im Sinne einer Bestätigung von FREUDS Theorie. Die Gefahr derartiger Interpretationen wird beim Vergleich der Ergebnisse von DASTON mit denen von ERIKSEN sehr deutlich: Sowohl kürzere als auch längere Erkennungszeiten für Worte mit homosexueller Bedeutung werden von den Autoren als Bestätigung von FREUDS Theorie gewertet, wobei im einen Fall ein verstärkter Trieb und im anderen Fall eine verstärkte Abwehr als Interpretament der Ergebnisse herangezogen wird. Damit ist deutlich, welche Art von Ergebnissen letztlich allein geeignet ist, einen Widerspruch zu FREUDS Theorie darzustellen: es sind dies Ergebnisse, bei denen sich Wahnkranke von anderen Patientengruppen weder in der einen noch in der anderen Richtung auf einem bestimmten Test-Score unterscheiden.

ZAMANSKY (1958) versuchte mittels eines von ihm eigens entwickelten ebenfalls projektiven Verfahrens, latente Homosexualität zu messen, um zu Aussagen über deren Stellenwert bei der Wahngenese zu gelangen. Seine Untersuchungen gehören zu den methodisch ausgefeiltesten in diesem Forschungsbereich, weswegen sie hier etwas ausführlicher wiedergegeben werden. Er zeigte 20 männlichen paranoid-schizophrenen bzw. paranoiden Patienten verschiedene Bildpaare und variierte sowohl den Aufforderungscharakter der einzelnen Bilder als auch den der Instruk-

---

40 Ein Replikationsversuch von MEKETON et al. (1962) an etwa 50 paranoid-schizophrenen Patienten, 50 Alkoholikern und 50 Neurotikern ergab insgesamt weniger stark ausgeprägte Hinweise für latente oder manifeste Homosexualität. Es fanden sich allerdings durchaus Hinweise für latente Homosexualität bei Paranoikern, entsprechend der Hypothese von ARONSON. Die Autoren interpretieren ihre Ergebnisse jedoch aus zwei Gründen mit Vorsicht: Zum ersten beinhalten die Rorschach-Kriterien für latente Homosexualität zumindest zu einem Teil paranoide Symptome, so daß sich ein Zirkelschluß ergibt: Die Kriterien für latente Homosexualität im Rorschach-Test wurden zunächst nicht zum Zweck einer Überprüfung der Hypothese von FREUD formuliert. Es lag daher nahe, die FREUDsche Hypothese umgekehrt zur Formulierung von Kriterien für latente Homosexualität heranzuziehen, d.h. bestimmte "paranoide" Interpretationen der Rorschach-Bilder als Hinweise für latente Homosexualität zu werten. Zum zweiten heben die Autoren hervor, daß nicht nur bei Wahnkranken, sondern bei einer Reihe von psychischen Störungen höhere Homosexualitäts-Indices gefunden wurden, so daß diese keineswegs als spezifisch für paranoide Störungen gelten können.

tionen.⁴¹ ZAMANSKYS Versuchsanordnung bestand aus der Darbietung von 24 Bildpaaren. Die Bilder hatten verschiedene Formen, jedoch meist die gleiche Größe, und die Instruktion beim ersten Durchgang der Betrachtung bestand darin, man solle jeweils angeben, welches das größere Bild sei. Sechs Bildpaare zeigten einen Mann und eine Frau, drei weitere Bildpaare mehrere Männer und mehrere Frauen. Die Hypothese hierzu lautete, daß latent homosexuelle Patienten die Bilder der Männer länger betrachten als heterosexuelle. Vier der 24 Bildpaare bestanden aus dem Bildnis einer Frau und dem Bildnis zweier Männer in vertraulichen Situationen; hierzu nahm ZAMANSKY an, daß latent Homosexuelle diese Bilder als bedrohlich erleben würden und weniger lange betrachteten. Zur Beantwortung der Frage, ob die Homosexualität eher als Hingezogensein zu Männern oder als Abwehr der Beziehung zu Frauen zu interpretieren ist, wurden weiterhin jeweils 4 Bildpaare von Männern und neutralen Bildern (Landschaften) sowie Frauen und neutralen Bildern gezeigt, wobei die Hypothese lautete, daß entsprechende Vermeidungsstrategien sich im Betrachten der Landschaften äußern. Weitere drei Bildpaare, auf denen jeweils Landschaften abgebildet waren, hatten den Zweck, die Absichten des Experiments zu verschleiern. Nach dem Betrachten aller Bilder wurde in einem zweiten Durchgang die Instruktion variiert; es wurde gefragt, welches der beiden Bilder schöner bzw. attraktiver sei, wobei erwartet wurde, daß beim Vorliegen latenter Homosexualität das Bild der Person anderen Geschlechts vorgezogen würde, da jetzt eine bewußte Wahl stattfinde. Wählte ZAMANSKY somit die Zeitdauer des Betrachtens beim geforderten Größenvergleich als Hinweis für die "homosexuelle Triebstärke", so wurde die bewußte Wahl im zweiten Durchgang als Maß für die "Stärke der Abwehr" angesehen.

Seine Ergebnisse diskutiert ZAMANSKY wie folgt: Paranoid schizophrene Männer betrachten die Bilder der Männer hochsignifikant länger als die Bilder von Frauen, was der Autor als direkte Bestätigung der Homosexualitäts-Theorie von FREUD wertet: "These results lend strong experimental support to psychoanalytic formulations and to frequent clinical reports that paranoid delusions are usually accompanied by homosexual tendencies" (ZAMANSKY 1958, S. 416).

Sowohl die Konfrontation mit Bildern homosexuellen Aufforderungscharakters als auch die Variation der Instruktion durch den Versuchsleiter (welches Bild ist schöner?) sollten ein Maß für die vorhandenen Abwehrtendenzen gegenüber dem Bewußtwerden homosexueller Impulse darstellen. Was die Betrachtung der Bildnisse mit offenem homosexuellem Aufforderungscharakter anbelangt, so wurde ZAMANSKYS Hypothese - Paranoide betrachten diese Bilder aufgrund der Mobilisierung vorhandener Abwehr für kürzere Zeit als nicht-Paranoide - nicht bestätigt. ZAMANSKY nennt als Grund hierfür, daß die gezeigten Bilder möglicherweise nicht die erwartete Wirkung hatten, d.h. verwirft die Hypothese der stärkeren homosexueller Aufforderungscharaktere nicht, was er vor allem mittels des zweiten Maßes rechtfertigt: Bei bewußter Entscheidung für die Attraktivität eines der beiden Bilder wählten die männlichen paranoid Schizophrenen häufiger das Bildnis von Frauen aus, was vom Autor dahingehend gewertet wird, daß Abwehrstrukturen gegenüber dem Bewußtwerden homosexueller Tendenzen vorhanden sind.⁴²

Aus dem Vergleich der Betrachtungszeiten der Bilder von Männern und Frauen jeweils zusammen mit als neutral angenommenen Landschaftsbildern glaubt ZAMANSKY auf die Art der Homosexualität bei Wahnkranken schließen zu können: paranoide männliche Schizophrene betrachten im Vergleich zu nichtparanoiden männlichen Schizophrenen die Bilder von Männern länger als Landschaftsbilder. Sie betrachten die Bilder von Frauen nicht kürzer als Landschaftsbilder. Dieses Ergebnis sei mit der bereits von FREUD und später von anderen Autoren vorgeschlagenen Hypothese der Entstehung der Homosexualität bei Paranoikern im Sinne eines Vermeidungsverhaltens nicht vereinbar: Die Paranoiker sind nicht aus einer ängstlichen bzw. vermeidenden Haltung gegenüber Frauen homosexuell, sondern sind es primär.⁴³

---

41 Die Annahme, daß beim Vorliegen homosexueller Neigungen das Bild eines Mannes länger betrachtet wird, konnte ZAMANSKY zuvor im Rahmen einer Validierungsstudie an offen homosexuellen Männern bestätigen.

42 Daher können sich paranoide Patienten gegenüber Frauen durchaus relativ "normal" verhalten, wie ZAMANSKY folgert: "Here the results indicated that when the purpose of the test was disguised, the paranoid's choice of males was significantly greater than of the non-paranoid, but when the matter of his selection was made more explicit and, presumably, more conscious, his choices of males approximated those of the non-paranoid in the same situation. From these results it appears that when homosexual impulses threaten to approach consciousness, the Ego fulfils its protective function by bringing about a reorganization of cognitive forces so that, at least on a superficial level, the paranoid individual functions vis-a-vis of objects of opposite sex in a manner approximating that of the non-paranoid person" (ZAMANSKY 1958, S. 420).

43 Mittels einer anderen Methodik erhielten KOEGLER und KLINE (1965) ein anderes Ergebnis, was die Angst homosexueller Paranoiker vor heterosexuellen Kontakten anbelangt. Die Autoren maßen die physiologischen Reaktionen von drei männlichen paranoid Schizophrenen, drei homosexuellen Männern und 30 männlichen Normalpersonen während der Darbietung von Filmen

Insgesamt interpretiert ZAMANSKY die Rolle der Homosexualität in der Wahngenese mit Zurückhaltung und stellt zunächst lediglich einen Zusammenhang fest, ohne über Ursache und Wirkung eine Aussage zu machen. ZAMANSKY hält es für möglich, daß die Homosexualität der Paranoiker andere Ursprünge hat als die der nichtparanoischen Homosexuellen, bei denen eine ähnliche Untersuchung ergeben hatte, daß ihre homosexuellen Tendenzen zumindest teilweise auf eine Vermeidung sexueller Beziehungen zu Frauen zurückzuführen waren. ZAMANSKY interpretiert diese Befunde, wie er selbst sagt, recht spekulativ wie folgt: "... theorists have been embarrassed by the question of why, given strong homosexual impulses, one person develops paranoid delusions and another becomes an overt homosexual. Perhaps the answer lies in the different origin or the homosexual attraction" (ZAMANSKY 1958, S. 422).

WATSON (1965) versuchte ebenfalls mittels eines projektiven Verfahrens, latente homosexuelle Impulse bei 23 paranoid Schizophrenen und 23 nichtparanoid Schizophrenen zu erfassen und so zu einer empirischen Evaluation von FREUDS Homosexualitäts-Theorie zu gelangen. WATSON unterzog seine Patienten zwei unterschiedlichen Prozeduren: Zum einen mußten sie sich auf einer Homosexualitäts-Skala mit insgesamt 23 Items gleichsam "bewußt" hinsichtlich ihrer homosexuellen Neigungen bewerten. WATSONS Voraussage war, daß paranoid Schizophrene hier aufgrund von Abwehrtendenzen gegenüber homosexuellen Neigungen insgesamt geringere homosexuelle Neigungen zeigen als nichtparanoid Schizophrene. Eine zweite Prozedur bestand darin, daß Bilder von Männern gezeigt wurden, die teilweise einen homosexuellen Aufforderungscharakter enthielten, wobei erwartet wurde, daß bei latent vorhandener Homosexualität die Antwort-Latenz bei Bildern mit homosexuellem Aufforderungscharakter größer ist. WATSON fand beide Hypothesen bestätigt und schließt daraus auf unterdrückte homosexuelle Neigungen sowie auf das Auftreten von Angst beim Anblick homosexueller Bedeutungsgehalte.

Mehrere Untersuchungen hatten das Ziel, mittels eines bestimmten inhaltlichen Aspektes FREUDS Theorie zu überprüfen: dem Geschlecht des Verfolgers bei Patienten mit Verfolgungswahn. Gemäß der Theorie FREUDS sollte das Geschlecht des Verfolgers mit dem Geschlecht des Patienten übereinstimmen, da der Verfolger ursprünglich Objekt der homosexuellen Neigungen war. KLAF und DAVIS (1960) sehen FREUDS Hypothese durch ihre Untersuchung bestätigt, die Ergebnisse von Untersuchungen zum Geschlecht des Verfolgers sind insgesamt jedoch uneinheitlich und zudem schwierig zu interpretieren: Allgemein ist bekannt, daß sich Wahnkranke häufig von bestimmten Institutionen verfolgt fühlen (die Polizei, der Geheimdienst, Vorgesetzte im Beruf etc.), so daß es kaum verwundert, daß Untersuchungen bei den männlichen Wahnkranken einen gleichgeschlechtlichen Verfolger zum Ergebnis haben. Entsprechende Ergebnisse sind daher kaum als Beleg für FREUDS Theorie zu werten, da sie bereits durch einfachere Annahmen interpretiert werden können. Was das Geschlecht des Verfolgers weiblicher Wahnkranker anbelangt, so sind die Untersuchungsergebnisse nicht eindeutig.

KLAF fand mehr männliche Verfolger; dem steht das Ergebnis von GREENSPAN entgegen, der FREUDS Theorie bestätigt sieht. Diese unterschiedlichen Ergebnisse sind am ehesten erneut nicht auf unterschiedliche Fakten, sondern auf unterschiedliche Methodik zurückzuführen: GREENSPAN unterzog seine Fälle einer ausgiebigen psychodynamischen Interpretation, in deren Rahmen das Geschlecht des "wahren" Verfolgers durchaus wechseln konnte.

Ebenso wie ein Verfolgungswahn mit verschiedengeschlechtlichem Verfolger ist auch ein *homosexueller Liebeswahn* mit FREUDS Theorie der Wahngenese nicht vereinbar. Derartige Fälle sind jedoch in der Literatur beschrieben, wenn sie auch

---

homosexuellen, heterosexuellen oder neutralen Inhaltes. Die Schizophrenen und die männlichen Homosexuellen zeigten dabei verglichen mit den männlichen Normalpersonen stärkere physiologische Reaktionen bei Betrachtung der heterosexuellen Inhalte, wohingegen kein Unterschied bei Betrachtung der *homosexuellen* Inhalte nachzuweisen war. Die Autoren werten dies in dem Sinne, daß sowohl bei paranoid Schizophrenen als auch bei Homosexuellen eine Furcht vor heterosexuellen Beziehungen besteht und daß diese Furcht möglicherweise (sekundär) zu homosexuellen Neigungen bzw. zur Aufnahme homosexueller Beziehungen führe. Diese Interpretation steht mithin im Einklang mit OVESEYS (1955) These von der Pseudohomosexualität bei Wahnkranken.

insgesamt selten sind (vgl. DOUST und CHRISTIE 1978, PETERSON und DAVIS 1985, MÖHR 1987).

Die bislang referierten empirischen Untersuchungen können dahingehend zusammengefaßt werden, daß bei männlichen paranoid Schizophrenen möglicherweise homosexuelle Neigungen häufiger auftreten als bei nichtparanoid Schizophrenen oder Gesunden, obgleich die Ergebnisse sehr heterogen ausfallen.[44] Die meisten Untersuchungen behandeln ohnehin nicht den Zusammenhang zwischen *Paranoia* und Homosexualität, sondern zwischen *paranoider Schizophrenie* und Homosexualität (ein Grund hierfür ist wahrscheinlich die weitaus größere Zahl von Patienten aus der letzteren Gruppe). ZAMANSKY (1958, S. 410) bemerkt hierzu lapidar: "Psychoanalysts generally have felt that this formulation applies not only to pure paranoia, but also to cases of the paranoid type of schizophrenia." Über den Zusammenhang zwischen "reiner" Paranoia und Homosexualität sind keine empirischen Untersuchungen bekannt.

Auch innerhalb der Psychoanalyse blieb FREUDS Theorie der Wahngenese umstritten. WALTERS (1955) unterzieht beispielsweise die FREUDsche Auffassung einer methodischen Kritik, insbesondere die vor allem innerhalb der Psychoanalyse geführte Diskussion über den Fall SCHREBER macht sehr deutlich, daß FREUDS Sichtweise keineswegs die einzig mögliche dieses Falles darstellt.[45]

Zudem wurde das Ursache-Folge-Verhältnis zwischen Homosexualität und Wahn nicht nur in der von FREUD angenommenen Weise gesehen: Das Auftreten homosexueller Impulse bei Paranoikern wurde beispielsweise von OVESEY (1955) dahingehend interpretiert, daß die Homosexualität Wahnkranker deren Wunsch nach Passivität und Rückzug vom heterosexuellen "Wettbewerb" repräsentiere. Homosexuelle Impulse wären damit ein *Ausdruck* - und nicht die *Ursache* - der paranoiden Symptomatik, weswegen OVESEY auch von der "*Pseudohomosexualität*" der Paranoiker spricht.

Bereits 1940 hatte KNIGHT vorgeschlagen, die Homosexualität des Paranoikers nicht als primär, sondern als *sekundäre Reaktion* des Patienten auf starke aggressive Impulse gegenüber dem Vater zu betrachten. Das "Bedürfnis" der Patienten nach Verdrängung ihrer Homosexualität sei mithin nicht das Resultat kultureller Gepflogenheiten, sondern massiver Ängste, die sowohl durch die latente Aggressivität als auch durch deren "Abwehr" durch homosexuelle Impulse erzeugt würden.

EHRENWALD (1960) vermutet eine sowohl dem Wahn als auch der Homosexualität zugrundeliegende *gemeinsame Ursache*, die er in einer vom Patienten vorgenommenen Fehlinterpretation einer gestörten frühkindlichen Beziehung zu einem omnipotenten Elternteil sieht. Der Wahn sei das Endprodukt eines Kampfes der kranken Person um Individualität und Selbstkontrolle (als gleichsam deren überzogenes Ziel), die (passive) Homosexualität resultiere aus dem Unterlegensein der betreffenden Person in diesem Kampf gegen ein passiv-symbiotisches Verhältnis.

Es wurden mehrere Hypothesen vorgeschlagen, um das gleichzeitige Vorhandensein von offener Homosexualität und Wahn mit FREUDS Theorie der Wahngenese aufgrund verdrängter Homosexualität in Einklang zu bringen. Auf CARR

---

[44] ZAMANSKY hält es aufgrund seiner Untersuchungen für denkbar, daß die unterschiedlichen Ergebnisse empirischer Untersuchungen zum Zusammenhang zwischen Homosexualität und Wahn durch Unterschiede in der Art der Erhebung der Homosexualität zu erklären sind in dem Sinne, daß einmal eher unbewußte Tendenzen und ein andermal eher bewußte Abwehr erfaßt wurde.

[45] Speziell auf einen Aspekt sei hier verwiesen: Der Fall SCHREBER kann dem heutigen Kliniker durchaus als grandiose Ausformulierung dessen, was ihm täglich begegnet, erscheinen. So betrachtet ist der Fall keineswegs so besonders, wie er häufig dargestellt wird, und es braucht keine eigene "Theorie", um ihn zu "verstehen". Besonders FREUDS Rekonstruktion des "Weltuntergangserlebnisses" bei SCHREBER im Sinne einer "Schlacht" bestimmter intrapsychischer Instanzen muß in Frage gestellt werden vor dem Hintergrund beispielsweise der Forschungen zur beginnenden Schizophrenie von CONRAD (1971), die das "Weltuntergangserlebnis" als allgemeinen der Krankheit zugehörigen Sachverhalt und keineswegs als idiographisch zu verstehenden oder zu interpretierenden Sachverhalt deutet, wiewohl idiographische Momente hier immer zu finden sind.

(1963) geht eine Vermutung zurück, die das gleichzeitige Vorhandensein offener Homosexualität und paranoider Ideen mit der FREUDschen Hypothese in Einklang bringt, allerdings um den Preis, damit eine "Immunisierungsstrategie" vorzuschlagen, die FREUDS These mit jedem empirischen Befund vereinbar macht: CARR postuliert, daß bei offen Homosexuellen *zusätzlich* unbewußte homosexuelle Neigungen bestehen können, wobei er sich auf LAGACHE (1950) und GLICK (1959) berufen kann, denenzufolge aktive Homosexualität als Abwehr unbewußter passiver Homosexualität (und umgekehrt) angesehen werden kann. Das gleichzeitige Bestehen von Wahn und offener Homosexualität, das nach FREUDS ursprünglicher Theorie nicht vorkommen dürfte, wird so möglich, da für die Wahngenese der unbewußte Anteil der Homosexualität verantwortlich gemacht werden kann.

Bereits 1941 hatte HASTINGS über den Fall einer offen homosexuellen Frau mit Verfolgungswahn berichtet, bei der sich die Symptomatik immer dann verstärkte, wenn die homosexuellen Beziehungen zu Ende gingen. HASTINGS meint hierzu, daß sowohl verdrängte als auch blockierte (bewußte) homosexuelle Neigungen zu Wahnsymptomen führen könnten.

Es wurde weiterhin vorgeschlagen, daß ein bestimmtes zeitliches Entwicklungsmuster für das gleichzeitige Bestehen von Homosexualität und Wahn verantwortlich sein könnte. Dieser Annahme zufolge treten bei einigen Patienten die homosexuellen Neigungen zunächst als unbewußte auf, werden "abgewehrt" und führen gemäß dem FREUDschen Mechanismus zur Entstehung von Wahn. Dieser persistiert dann *eigengesetzlich*, auch wenn, z.B. durch verstärktes Auftreten der Homosexualität, diese ins Bewußtsein dringt bzw. sich in entsprechenden Verhaltensweisen manifestiert (LESTER 1975).

Versucht man eine abschließende Wertung von FREUDS Homosexualitäts-These, so kann zunächst im Lichte der empirischen Untersuchungen gesagt werden, daß FREUD wahrscheinlich recht hat, wenn er behauptet, daß man bei Wahnkranken nicht selten homosexuelle Neigungen findet. Seine kausale Theorie der Wahngenese ist jedoch weder in sich stimmig, noch wird sie durch die empirischen Untersuchungen bestätigt, zeigen diese doch viel eher Trends als klare Ja-Nein-Verhältnisse. Ein Trend zum vermehrten Auftreten von Homosexualität bei paranoid Schizophrenen läßt sich jedoch mit der allgemeinen Identitätsunsicherheit (auch bezüglich des Geschlechts) dieser Patienten, der starken affektiven Verunsicherung und Anspannung sowie (insbesondere zur früheren Zeit) mit der Neigung dieser Kranken zu Mißtrauen, In-Frage-Stellung von Werten und gängigen Moralbegriffen vereinbaren.

6 Struktureller und inhaltlicher Ich-Bezug

6.1 Ich-Bezug und erstes und zweites Wahnkriterium

In der älteren und neueren psychiatrischen Literatur wird immer wieder vom Ich-Bezug des Wahns gesprochen, womit in der Regel gemeint ist, daß der Wahn*inhalt* in irgendeiner Beziehung zu der Person des Wahnkranken steht: Verfolgt wird *der Kranke*, eifersüchtig ist *der Kranke* etc. Nur gelegentlich klingt an, daß mit dem Ausdruck "Ich-Bezug" noch etwas anderes, nämlich eine strukturelle Eigenschaft des Wahns, gemeint ist, beispielsweise dann, wenn von Beziehungswahn, von Bedeutungswahn oder von der Wahnstimmung die Rede ist. Meist wird der Ich-Bezug des Wahns jedoch als akzidentiell betrachtet, d.h. nicht als zum "Wesen" bzw. zur Definition des Wahns gehörig. Weiterhin fällt auf, daß der Begriff "Ich" in diesen Aussagen relativ vage gehandhabt wird: Manchmal ist die Person des Patienten gemeint, manchmal eine postulierte intrapsychische Struktur in ihr, manchmal eine bestimmte Klasse von Fähigkeiten oder Eigenschaften des Patienten.

Im folgenden soll gezeigt werden, daß Urteile, die nach klinischem Dafürhalten als Wahnurteile zu bezeichnen sind, mit bestimmten Aussagen einer Person über sich selbst strukturell identisch sind. Dabei wird deutlich, daß diese Identität in den beiden ersten JASPERSschen Wahnkriterien zum Ausdruck kommt. Hierdurch wird ein tieferes Verständnis dieser Kriterien gewonnen, und es zeichnet sich zudem die Möglichkeit einer allgemeinen Wahndefinition ab. Diese wird den impliziten, der klinischen Praxis der Wahndiagnostik zugrundeliegenden Regeln besser gerecht als bisherige Wahndefinitionen.

Wir gehen dabei aus von der Tatsache, daß es sich beim Wahn um *Urteile* handelt. Ganz allgemein können Urteile über verschiedene Gegenstandsbereiche geäußert werden und haben je nach Bereich eine unterschiedliche Gültigkeit. Spricht beispielsweise eine Person über Dinge, die sie genau kennt, so ist sie sich *sicherer* als bei Aussagen über ihr weniger bekannte Sachverhalte. Auch wird sie in einem Disput je nach Bekanntheitsgrad der verhandelten Sache mehr oder weniger leicht zu *korrigieren* sein. Im Hinblick auf das Wahnproblem stellt sich die Frage, ob es Aussagen gibt, hinsichtlich derer sich Gesunde "absolut sicher" sind, so daß sie sich durch keine denkbaren Argumente korrigieren lassen? - Wenn es solche Aussagen gibt, dann besitzen sie *formale*, genauer gesagt: erkenntnistheoretische Ähnlichkeit zu Wahnurteilen, hinsichtlich derer Wahnkranke gemäß der JASPERSschen Wahnkriterien gewiß und unkorrigierbar sind.

6.2 Aussagen über mentale Zustände

Aussagen, die eine Person in der Form der ersten Person Singular über sich selbst macht, sind erkenntnistheoretisch betrachtet von unterschiedlichem Gewicht: Sofern jemand eine Aussage über sich macht, kann diese entweder einen "Innen-

aspekt" zum Thema haben oder einen *"Außenaspekt"*. Beispiele für Aussagen zum Innenaspekt wären "ich habe jetzt Schmerzen", "ich fühle mich jetzt ganz wohl" oder "ich denke gerade jetzt". Beispiele für Aussagen einer Person über ihren Außenaspekt sind "ich bin 1.80 m groß" oder "ich wiege 70 kg". Sofern eine Person in Außenaspekten von sich spricht, besitzen derartige Aussagen in erkenntnistheoretischer Hinsicht keine Besonderheit: Ebensogut wie ich selbst kann auch irgendein anderer feststellen, daß ich 70 kg wiege oder 1.80 m groß bin.[1] Vollkommen anders steht es um Aussagen, die den Innenaspekt einer Person bezeichnen: Eine Person ist in bezug auf Behauptungen über ihren Innenaspekt - wir werden im folgenden in Anlehnung an die in der Philosophie übliche Terminologie von den *mentalen Zuständen der Person* sprechen - subjektiv gewiß und unkorrigierbar. Damit ist gemeint, daß sich eine Person nicht täuschen kann, wenn sie beispielsweise sagt, sie habe Zahnschmerzen, sie denke gerade oder sie empfinde gerade dies und das. Sofern jemand über andere Dinge Aussagen macht, besteht immer die Möglichkeit, daß er sich irrt oder täuscht und daß er im Dialog korrigiert werden kann. Entsprechend wird jemand Aussagen über anderes nicht mit vollkommener Gewißheit treffen. Aussagen über die eigenen mentalen Zustände sind jedoch von anderen Personen nicht sinnvoll bezweifelbar (Fragen wie "bist du sicher, daß du gerade Schmerzen hast?" oder "bist du sicher, daß du gerade denkst?" erscheinen uns mit Recht als sinnlos).

In der neueren analytischen Philosophie wurde sogar versucht, die Grund-Folge-Beziehung zwischen der Tatsache, daß sich ein Satz auf mentale Zustände einer Person bezieht, und der Tatsache, daß die Person hinsichtlich dieses "Satzes unkorrigierbar ist, umzukehren: R. RORTY (1970) spricht von der Unkorrigierbarkeit als "Marker" mentaler Zustände.[2]

Nicht nur in der neueren Philosophie spielen Unkorrigierbarkeit und subjektive Gewißheit eine bedeutsame Rolle. Seit jeher bemüht sich die Erkenntnistheorie darum, den Grad der Gewißheit von Aussagen aufzuklären. DESCARTES unterzieht in seiner berühmt gewordenen Reflexion auf das, was man überhaupt begründetermaßen weiß, alles einem methodischen Zweifel und gelangt auf diese Weise zu Aussagen, die er nicht mehr sinnvoll bezweifeln kann, d.h. bezüglich deren eine vollkommene Gewißheit besteht. Dies sind Aussagen über die eigenen mentalen Zustände des Zweifelnden: Daran, daß ich jetzt gerade denke (bzw. zweifele), kann ich nicht zweifeln.

Von Bedeutung ist, daß es hier nicht um einen "spekulativen" Versuch geht, das "Wesen des Ich" zu bestimmen, sondern um eine sehr einfache Überlegung zum erkenntnistheoretischen Status einer Klasse von Aussagen. *Halten wir fest:* Es gibt eine Klasse von Aussagen, hinsichtlich derer der Sprecher *subjektiv gewiß* und *unkorrigierbar* durch andere ist.

Subjektive Gewißheit und Unkorrigierbarkeit, d.h. die ersten beiden JASPERS-schen Wahnkriterien, erscheinen damit in einem ganz neuen Zusammenhang: Diese Kriterien sind erfüllt bei allen Aussagen, die eine Person über sich - genauer: über ihren *Innenaspekt* - macht. Es gibt somit neben Wahnurteilen eine Klasse von Urteilen, die ebenfalls das erste und zweite JASPERSsche Wahnkriterium erfüllen, ohne hingegen im klinischen oder sonstigen Sprachgebrauch als Wahn zu gelten - Aussagen einer Person über ihre mentalen Zustände.

Bevor wir an diesem Punkt den Gedanken im einzelnen fortführen, sei eine methodische Reflexion eingeschoben, um von einem allgemeineren Standpunkt aus die Problemlage, die mit dem jetzigen Stand der Diskussion erreicht ist, zu skizzieren.

---

[1] Vgl. hierzu auch SPITZER (1985,1986).
[2] R. RORTY: *The incorrigibility as a mark of a mental.*

Bisherige Lösungsansätze des Problems einer allgemeinen Definition von Wahn gingen von einer allgemeinen Bestimmung aus und versuchten, durch Besonderheiten den Wahn zu spezifizieren. Es bestand jedoch eine große Lücke zwischen Allgemeinem und Besonderem: Ganz allgemein wurde unter Wahn eine Form von Urteilen verstanden, d.h. als *Genus* der Definition fungierte ein sehr allgemeiner Begriff - Urteil (überhaupt) -, und als *spezifische Differenz* wurde eine Reihe von Kriterien angeführt (neben den hier diskutierten vor allem Falschheit, Ichbezug und Affektveränderung), die Wahnurteile von anderen Urteilen unterscheiden sollten. Es ergaben sich jedoch jeweils Inkonsistenzen zwischen der klinischen Anwendung der Diagnose "Wahn" und den näheren begrifflichen Abgrenzungsversuchen von Wahnurteilen gegenüber *allen* anderen Urteilen.

Diese Situation hat sich mit dem bislang dargestellten Gedankengang verändert: Die Überlegungen zu den ersten beiden JASPERSschen Wahnkriterien zeigten, daß durch sie eine ganz bestimmte Klasse von Urteilen gegenüber allen anderen Urteilen abgegrenzt wird. Der Gesichtspunkt, unter dem diese Abgrenzung erfolgte, ist im Gegensatz zu den üblicherweise hierzu vorgebrachten Meinungen kein logischer oder psychologischer[3], sondern ein erkenntnistheoretischer. Mit dieser Abgrenzung innerhalb des sehr allgemeinen Genus' "Urteile" wurde zwar noch keine Definition von Wahn erreicht, es wurde aber ein wesentlich eingeschränkteres Genus gefunden, d.h. es wurde der Bereich eingeschränkt, innerhalb dessen es sich überhaupt lohnt, nach einer Definition von Wahnurteilen zu suchen. Damit ist jedoch ein neuer Weg offen für die weitere methodische Vorgehensweise: Das enger eingegrenzte Genus erlaubt unter anderem, daß Wahn nicht, wie in allen früheren Definitionsversuchen, durch positive Kriterien von - allen (!) - anderen Urteilen abgehoben wird. Es ermöglicht vielmehr den Versuch, Wahn dadurch von Nicht-Wahn abzugrenzen, daß innerhalb eines bereits sehr klar abgegrenzten relativ kleinen Bereichs all das, was *kein* Wahn ist, ausgeschlossen wird, so daß die Restklasse die Klasse der Wahnurteile darstellt.

Nach dieser methodischen Reflexion sei unser Gedanke wieder aufgegriffen. Wir folgen dabei der zuletzt skizzierten methodischen Möglichkeit und unternehmen den Versuch, Wahn gleichsam "negativ" zu definieren.

Subjektiv gewiß und unkorrigierbar ist jede gesunde Person, wenn sie über ihre eigenen mentalen Zustände spricht. Was den Wahnkranken vom Gesunden unterscheidet, ist, daß er subjektiv gewiß und unkorrigierbar über Sachverhalte spricht, die *nicht* im Bereich seiner mentalen Zustände liegen: Dinge, Ereignisse, andere Personen. Was dem Kliniker im Wahnkranken mithin begegnet, ist eine Person, die ihren erkenntnistheoretischen "Absolutheitsanspruch" in unzulässiger Weise ausdehnt auf intersubjektiv zugängliche Sachverhalte, d.h. auf Sachverhalte, die kommunikabel sind, hinsichtlich derer wir uns irren oder täuschen können und hinsichtlich derer keineswegs ein asymmetrisches epistemologisches Verhältnis zwischen zwei Personen besteht.

---

3 Wie wir oben gesehen hatten (vgl. Abschnitte 3 und 4), gab es immer wieder Versuche, eine *logische* Unterscheidung zur Charakterisierung von Wahn einzuführen. Die bekanntesten Versuche sind die von KURT SCHNEIDER (Wahnwahrnehmung als *logisch* unterschieden von anderen Erlebnissen) und von VON DOMARUS (Fehler im *logischen* Schließen als Grundstörung bei Wahnkranken). Als psychologische Abgrenzungsversuche können viele der oben diskutierten Grundstörungs-Hypothesen verstanden werden, sofern man sie nicht allein ätiopathogenetisch, sondern auch definitorisch versteht. (Wie wir oben bereits darlegten, führt ein solches Verständnis zwar in einen Zirkel; dieser Zirkel wurde jedoch häufig übersehen und die Erklärung der Entstehung von Wahn mit der Erklärung dessen, was Wahn ist, gleichgesetzt.) Daraus resultieren Wahndefinitionen, die psychologische Momente ins Spiel bringen, um Wahn von anderen Urteilen zu unterscheiden.

Mit dieser Charakterisierung von Wahn ist eine neue Grundlage erreicht, von der ausgehend eine Reihe von Fragen zum Wahnproblem in einem neuen Licht erscheint, bzw. neu diskutiert werden kann. Im folgenden wird einigen dieser Implikationen nachgegangen.

6.3 Implikationen der vorgeschlagenen Definition

6.3.1 Vorteile gegenüber dem dritten JASPERSschen Wahnkriterium

Wir hatten oben gesehen, daß das dritte JASPERSsche Wahnkriterium - die "Unmöglichkeit des Inhalts" - in einer Reihe von Fällen die klinische Praxis nicht abbildet: Es geht zwar *oft* um Richtigkeit, Norm oder Realität, wenn gefragt wird, ob Wahn vorliegt oder nicht; Wahn kann aber auch vorliegen, wenn das dritte JASPERSsche Wahnkriterium nicht erfüllt ist.[4] Von JASPERS selbst stammt das Beispiel des Eifersuchtswahnkranken, den der Kliniker gern auch weiterhin selbst dann als eifersuchtswahnkrank bezeichnet, wenn der Partner tatsächlich untreu geworden ist. Wir können auch auf unseren oben (vgl. Abschnitt 1) dargestellten Fall des Herrn X. verweisen, der *tatsächlich* von der Industrie in die Ecke gedrängt und finanziell ruiniert worden war und dessen Erfindung *tatsächlich* ein großer Erfolg zu werden versprochen hatte. Das Problem ist hier, daß die klinische Situation (man möchte weiterhin gern von Wahn sprechen) dem dritten JASPERSschen Kriterium (Unmöglichkeit des Inhalts) nicht entspricht, anders ausgedrückt, daß die klinische Situation durch den Wahnbegriff nicht abgebildet wird. Faßt man hingegen *Wahn als Aussage über einen Gegenstand, der nicht im Bereich der mentalen Zustände einer Person liegt und die dennoch mit subjektiver Gewißheit und unkorrigierbar geäußert wird*, so wird hierdurch die klinische Praxis adäquat abgebildet: Der Kliniker kann von Wahn sprechen unabhängig von der Richtigkeit oder Falschheit der vom Patienten geäußerten Überzeugung. Seine Kriterien sind die ersten beiden JASPERSschen Wahnkriterien sowie die Tatsache, daß es sich bei dem geäußerten Inhalt nicht um einen mentalen Zustand der diesen Inhalt äußernden Person handelt.

Der "Ichbezug" des Wahns, der oft als akzidentiell betrachtet wird, erhält vor dem Hintergrund des bisher Gesagten eine gänzlich neue Bedeutung: Nicht bestimmte Eigenschaften des Wahn*inhaltes*, sondern die *Form* des Wahns bedingt einen sehr engen Zusammenhang zwischen "Ich" und "Wahn". Unter "Ich" ist dabei nicht die konkrete einzelne Person des Kranken zu verstehen, sondern ein erkenntnistheoretischer Standpunkt, der *jeder* Person zukommt und von dem aus sie über einen bestimmten Bereich Aussagen machen kann, die formal dieselben Eigenschaften besitzen wie Wahn-Aussagen. Es besteht also eine *epistemologisch-formale Analogie* zwischen der Aussage "ich denke gerade" einer gesunden Person und der Aussage "man ist hinter mir her" eines Wahnkranken. Bei dem Ichbezug des Wahns handelt es sich somit um eine erkenntnistheoretische Analogie hinsichtlich der Form von Aussagen.

Ist das dritte JASPERSsche Kriterium - die Unmöglichkeit (oder etwas schwächer: die Falschheit) des Inhalts - damit hinfällig geworden? - Ja und nein. Zur Definition dessen, was Wahn ist, war und ist es ungeeignet. Als "klinische Daumenregel"

---

[4] Die klinische Relevanz des dritten JASPERSschen Wahnkriteriums wurde ohnehin immer wieder angezweifelt (vgl. HUNGER 1970, WEITBRECHT 1964). HEISE (1988, S. 269) bemerkt mit Recht: "... practising psychiatrists cannot logically be using falsity as a criterion of thought disorder."

gibt es dennoch einen ersten Hinweis, denn mögliche oder richtige Aussagen kommen in der Regel klinisch gar nicht erst in den Verdacht, daß es sich um Wahn handelt, obgleich dies prinzipiell möglich ist (nämlich dann, wenn sie mit einem ihnen nicht entspechenden höheren Gewißheitsgrad vertreten werden).[5]

6.3.2 Grade der Gewißheit und das Selbigkeitsproblem

Man ist sich weitgehend einig über die Tatsache, daß Wahn in verschiedenen Gewißheitsgraden geäußert werden kann. Bezug nehmend auf bereits 1969 von STRAUSS vorgebrachte Überlegungen schlägt OLTMANNS (1988) ein Kontinuum der Gewißheit vor, auf dem Wahnideen zum Zweck der Beschreibung plaziert werden sollten. Wie die klinische Erfahrung lehrt, kommt es im Verlauf der Therapie von Wahnideen nicht zu deren plötzlichem Verschwinden; vielmehr verlieren sie häufig zunächst, obgleich noch mit felsenfester Überzeugung geäußert, ihre praktische Relevanz im Alltag und werden später zwar noch geäußert, aber vielleicht mit gewissen Zweifeln. Sofern man hier im gesamten Verlauf von Wahn sprechen möchte, wie dies klinisch in der Regel geschieht, gerät man jedoch in begriffliche Schwierigkeiten, denn Wahn war ja gerade durch größtmögliche Gewißheit charakterisiert. Prinzipiell läßt das Problem zwei Möglichkeiten offen:

(a) Man könnte in den Fällen, wo Wahninhalte nicht mehr mit "Wahngewißheit" vertreten und "gelebt" werden, nicht von Wahn sprechen und damit den Begriff Wahn für Inhalte, die mit absoluter Gewißheit vertreten und gelebt werden, reservieren. Für den Kliniker würde dies nicht nur eine Verzerrung seiner deskriptiven Möglichkeiten bedeuten (der Grad der Gewißheit ist für ihn nur eines aus einer Reihe von Kontinua, die zur Beschreibung von Wahnphänomenen angewendet werden können), sondern diese auch unnötig verkomplizieren: Man müßte jeweils entweder von Wahn oder von etwas Anderem (etwa: "wichtige, den Patienten beschäftigende Inhalte") sprechen, je nachdem, mit welchem Gewißheitsgrad bestimmte Inhalte vorgebracht werden. Dies ist umständlich und erzeugt eine für den Kliniker schwer akzeptable Situation.

(b) Man könnte weiterhin von Wahn sprechen, obgleich die Inhalte nicht mehr mit subjektiver Gewißheit und unkorrigierbar vertreten werden. Dies entspricht weitgehend der klinischen Wirklichkeit, erzeugt aber das Problem, daß von Wahn gesprochen wird, ohne daß die JASPERSschen Wahnkriterien bzw. unsere Wahndefinition erfüllt werden. Wird die Definition erweitert, läßt sich das Problem jedoch vermeiden.

Es hat sich in der Klinik als sinnvolle Sprachregelung erwiesen, eine bestimmte Wahnidee als *dieselbe* wie eine andere zu bezeichnen, wenn vom *gleichen Patienten* der *gleiche Inhalt* geäußert wird. Ein Patient hat nicht jeden Tag eine neue Wahnidee, sondern dieselbe, sofern der Inhalt gleich bleibt. Auch wenn der Grad der Gewißheit sich verändert, wird man in der Regel weiterhin von der gleichen Wahnidee sprechen, sofern der Inhalt unverändert geblieben ist. Es handelt sich hierbei - dies sei nochmals betont - um eine in der Klinik übliche Konvention. Andere Konzeptionen von Selbigkeit (z.B. "Selbigkeit von Wahnideen ist durch die Identität des Patienten allein gegeben" oder "Selbigkeit von Wahnideen ist durch die Gleichheit des Gewißheitsgrades unabhängig vom Inhalt gegeben") wären denkbar, sind jedoch klinisch nicht üblich. Entsprechend der klinisch üblichen

---
5 Vgl. nochmals den in Abschnitt 1 dargestellten Fall des Herrn X.

Konzeption von Selbigkeit können wir unsere Definition erweitern: Eine Aussage p, die ein Patient ohne Wahngewißheit vertritt, kann als Wahn bezeichnet werden nur dann, wenn diese Aussage p zuvor mit Wahngewißheit vertreten wurde. Wir schlagen vor, in solchen Fällen von "Wahnideen in Remission" zu sprechen, um den minderen Gewißheitsgrad anzuzeigen.

6.3.3 Religiöser Wahn

Daß es religiösen Wahn klinisch gibt, wird von niemandem bezweifelt. Ebensowenig bezweifelt wird jedoch auch, daß der religiöse Wahn seit jeher als eines der schwierigsten Probleme in der allgemeinen Psychopathologie bzw. in der Wahnforschung gilt[6]: Wie sollen Glaubenserlebnisse oder Glaubensinhalte von Wahnerlebnissen und Wahninhalten unterschieden werden? - Diese Frage erscheint zunächst unbeantwortbar, da es doch in beiden Fällen um Aussagen geht, die mit großer persönlicher Überzeugung vertreten werden, d.h. daß die ersten beiden JASPERSschen Wahnkriterien auch auf Glaubensinhalte durchaus zutreffen können.[7]

Auf die Ununterscheidbarkeit von religiösen Ideen und Wahnideen hat unter anderem KURT SCHNEIDER mehrfach hingewiesen. Er ist der Ansicht, daß "... ein religiöser Einfall des nichtpsychotischen Lebens ... das nämliche Wertgewicht, die gleiche Bedeutung für den Erlebenden haben kann (wie der Wahneinfall). Ein Unterschied ist jedenfalls nicht faßbar" (SCHNEIDER 1949, S. 30). An anderer Stelle bemerkt SCHNEIDER: "Ein Glaube, dessen einziges Kriterium die subjektive Gewißheit ist, ist psychologisch vom Wahn grundsätzlich nicht zu unterscheiden" (SCHNEIDER 1928, S. 50).

Die scheinbar so einfache "Lösung" der Frage nach der Existenz religiösen Wahns in dem Sinne, daß jede Form von Religiosität mit Wahn in Verbindung gebracht werden kann[8], läßt sich weder im Rückgriff auf die JASPERSschen Wahnkriterien noch klinisch rechtfertigen: Im Hinblick auf JASPERS sei gesagt, daß die ersten beiden Wahnkriterien, wie wir oben gesehen hatten, keineswegs nur auf Wahnurteile zutreffen, sondern einen wesentlich größeren Bereich von Urteilen abgrenzen. Das dritte JASPERSsche Wahnkriterium ist im Falle religiöser Inhalte nicht anwendbar, da die Frage nach der Möglichkeit oder Unmöglichkeit eines Inhaltes als empirische Frage verstanden wird und daher das dritte Kriterium

---

6 Wie schwierig das Problem der Beurteilung religiöser Sachverhalte unter psychopathologischem Gesichtspunkt bzw. psychopathologischer Sachverhalte unter religiösem Gesichtspunkt ist, zeigen unter anderem die Publikationen von BÖHMIG (1924a, 1924b), BRON (1981, 1983), CRAEMER (1914), HEIMANN (1956), JACOBI (1928), LEWIN (1956), LANG (1980) sowie HOLE (1977). Es kommt durchaus gelegentlich vor, daß die Diagnose einer Schizophrenie revidiert werden muß, wenn deutlich wird, daß der Patient einem "extremen" Kulturkreis entstammt bzw. seine Religiosität in extremer Form lebt (vgl. ZOHREN 1938).
7 Subjektive Gewißheit und Unkorrigierbarkeit *können*, müssen aber nicht Merkmale des Glaubens sein, wie die Beispiele vieler mit dem Glauben "ringender" religiöser Menschen zeigen. Da für viele Menschen der Glaube jedoch diese Kriterien erfüllt, entfällt die Möglichkeit, einen manchmal oder permanent vorhandenen Zweifel als Differentialdiagnostikum heranzuziehen.
8 vgl. FREUD als den wohl bekanntesten Vertreter dieser Auffassung. In seiner bekannten Schrift "Die Zukunft einer Illusion" bemerkt er zur "psychische[n] Genese der religiösen Vorstellungen": "Diese [religiösen Vorstellungen], die sich als Lehrsätze ausgeben, sind nicht Niederschläge der Erfahrung oder Endresultate des Denkens, es sind Illusionen, Erfüllungen der ältesten, stärksten, dringendsten Wünsche der Menschheit... Für die Illusion bleibt charakteristisch die Ableitung aus menschlichen Wünschen, sie nähert sich in dieser Hinsicht der psychiatrischen Wahnidee..." (FREUD Werke XIV, S. 352f).

lediglich auf empirische Sachverhalte anwendbar ist.⁹ Klinisch ist von Bedeutung, daß bei der Diagnose religiösen Wahns Vertreter der Religionsgemeinschaft (Glaubensgemeinschaft, Sekte, mystische Gruppe etc.) oft am besten in der Lage sind, inhaltliche Veränderungen im Denken des Patienten abzuschätzen. Jeder erfahrene Kliniker weiß, daß Mitglieder von Glaubensgemeinschaften am sensibelsten sind für nicht mehr von ihnen geteilte Überzeugungen. Es kommt heute durchaus vor, daß Meditationslehrer ihren Schülern am Beginn von deren Psychose als erste den Rat geben, psychiatrische Hilfe in Anspruch zu nehmen, und ganz allgemein sind in der Klinik bei der Beurteilung des Verlaufs von Wahnkranken die Angehörigen oder nächsten Bekannten des Kranken am ehesten zur Einschätzung des "Realitätsgehaltes" der religiösen oder mystischen Überzeugungen der Kranken geeignet. Dieser triviale Sachverhalt findet in der Literatur wenig Beachtung, wird jedoch beispielsweise auch von MURPHY (1967) hervorgehoben.

Auch die verglichen mit FREUD entgegengesetzte Lösung (Wahn als Religion) wurde bereits 1929 von SENG (S. 399) mit Recht verworfen: "Verhältnismäßig leicht ist die grundsätzliche Lösung des Problems bei voller Anerkennung der großen Schwierigkeiten, die sich im einzelnen ergeben müssen, für den, der eine feste Glaubensform hat, die ihm den schlechthin für jeden Menschen gültigen Weg zeigt und von ihm verlangt, daß er, wo immer er sei, für ihn eintrete. Für uns Ärzte, wohl auch für die meisten derer, die kirchlich gläubig sind, würde dieses Verhalten nicht mehr in den Rahmen der Psychotherapie gehören, sondern in der der kirchlichen Seelsorge. Ärztlich muß es grundsätzlich in der Tat abgelehnt werden." SENG formuliert dies im Hinblick auf die Frage der Psychotherapie von Neurosen, "deren bewußter Anteil sich auf religiösem Gebiet abspielt" (SENG 1929, S. 393), die Auffassung gilt jedoch ganz allgemein für jede Lösung, die dogmatischen Charakter hat: Sie ist mit dem ärztlichen Handeln, das stets unter der pragmatischen Zielsetzung von Linderung von Leiden und Heilung zu erfolgen hat und das nicht auf Mission ausgerichtet ist, nicht vereinbar.

Häufig wird eine Art statistischer Norm herangezogen, um die Frage nach der Abgrenzbarkeit religiösen Wahns von Religiosität zu beantworten: "Glaubensvorstellungen oder Erfahrungen von Mitgliedern religiöser oder anderer subkultureller Gruppen können schwer von Wahnphänomenen oder Halluzinationen zu unterscheiden sein. Wenn derartige Erfahrungen von einer subkulturellen Gruppe geteilt und akzeptiert werden, sollten sie nicht als Zeichen einer Psychose gewertet werden" (DSM-III, S. 198). Ähnliches findet man auch im Wörterbuch von PETERS: "Der Inhalt des Wahns wird innerhalb der soziokulturellen Gruppe des Betreffenden von niemandem oder fast niemandem geteilt, sondern im Gegenteil als falsch beurteilt (Unterschied zu Aberglauben, gemeinschaftlichen Irrtümern)" (PETERS 1984, S. 610).[10]

Das Kriterium der Intersubjektivität - Wahn als "Glaube" eines *einzelnen* versus Glauben als *kollektives* Phänomen - ist jedoch mehreren Einwänden ausgesetzt: (a) Zunächst einmal wären nach diesem Kriterium die Begründer von Religionen definitionsgemäß als wahnkrank einzustufen. (b) Nicht jede Religion enthält den Missionsgedanken, d.h. den Aspekt von Gemeinschaft und Kommunikation.

---

9 JASPERS sagt selbst zu diesen Schwierigkeiten in seinem Abschnitt über "metaphysische Wahnideen" mit Recht: "Hier hört alle Bewertung als richtig und falsch, als wahr und unwahr auf..." (JASPERS 1973, S. 90). Bis heute wird das Problem der nicht-Anwendbarkeit empirischer Kriterien auf den religiösen Wahn gelegentlich nicht gesehen: "Religious delusions are false beliefs that involve religious or spiritual themes" (TSUANG et al. 1988, S. 267).
10 Aberglaube wurde gelegentlich auch als "physiologisches Analogon der Wahnidee" (KRAEPELIN 1889, S. 109) bezeichnet. KRAEPELIN hebt auch bereits die Notwendigkeit der "Eruierung des Durchschnittsaberglaubens bei der Umgebung des Kranken" hervor, und BERINGER (1938) publizierte im Archiv für Psychiatrie (sicher nicht zufällig) eine Arbeit über den Aberglauben im Schwarzwald. Vgl. zum Problem des Aberglaubens in der Psychopathologie weiterhin JAKOB und MEYER 1925 sowie KEHRER 1922b.

Hierauf hat insbesondere LENZ (1973, S. 376) in seiner Arbeit über "Glaube und Wahn" hingewiesen: "So hat mir Vahia bei meinem Besuch in Bombay erzählt, daß es für die indische Psychiatrie unter Umständen schwer ist zu unterscheiden, ob ein sich in den Himalaya zurückziehender Guru ein Erleuchteter ist oder ob hier nicht doch eine schizophrene Psychose vorliegt. Gerade der Guru beweist, daß die abendländische Meinung nicht richtig ist, die nämlich besagt, daß ein echtes Glaubenserlebnis eine Lehre, eine Gemeinschaft bzw. eine Nachfolge haben müßte. Diese Ansicht trifft zwar für die christliche Religion als eine Missionslehre zu. Die hinduistische Religionslehre kennt die Missionsidee nicht, daher trifft auch die obige Meinung nicht für den indischen Raum zu."

(c) Das Kriterium der Intersubjektivität versagt auch dort, wo eine ganz offensichtliche Wahnidee von anderen aufgegriffen wird.

MURPHY führt hierfür ein eindrucksvolles Beispiel an: "So entwickelte beispielsweise ein Junge auf Mauritius den Wahn, daß er die Reinkarnation eines toten Nachbarn sei. Seine Umgebung, die dem Hinduismus angehörte, akzeptierte dies nach einigen Überprüfungen als Tatsache und verstärkte die Überzeugung des Jungen noch darin, daß sie ihn so ehrte, als sei er tatsächlich der Verstorbene. Jedoch kamen die Familien und einige außenstehende Personen zu dem Eindruck, daß dieser ganze Aufwand nicht gut für den Jungen sei, und so schirmten sie ihn davon ab und verhalfen ihm dazu, eine möglichst normale Kindheit zu durchleben, während sie zugleich seine Überzeugung als zutreffend akzeptierten. Der Erfolg war, daß der Wahn allmählich zum Abklingen kam und daß der Junge nach zehn Jahren als völlig normal bezeichnet werden konnte" (MURPHY 1980, S. 97).

Das Kriterium der Intersubjektivität zur Unterscheidung von Glaube und Wahn versagt darüber hinaus auch bei allen Fällen von induziertem Wahn, der keineswegs immer nur zwei Personen betrifft.[11]

Die Diskussion zeigt, daß lediglich *indirekte Hinweise* dazu dienen können, Religiosität und religiösen Wahn voneinander zu unterscheiden. Prinzipiell lassen sich hier zweierlei Arten von Hinweisen unterscheiden, die einen sind aus dem Querschnittsbild, die anderen aus dem Längsschnitt zu entnehmen.

Was den *Querschnitt* anbelangt, so ist LENZ sicherlich recht zu geben, wenn er zu religiösem Wahn meint: "Es braucht nicht besonders erwähnt zu werden, daß eine Reihe von *anderen Symptomen* im Beginn einer Psychose uns trotzdem an das Vorliegen einer Psychose denken lassen können oder diese sogar mit mehr oder weniger Gewißheit annehmen läßt" (LENZ 1973, S. 357, Hervorhebung von mir, M.S.). Als weiteres Querschnittskriterium wird von ERICHSEN (1974) in seiner Arbeit über das religiöse Erleben des Schizophrenen die *Inkonsistenz zwischen Inhalten und Verhaltensweisen* herangezogen. In bezug auf die Unterscheidung zwischen "Wahn oder Wirklichkeit in bezug auf die religiöse Inhaltsgebung" meint ERICHSEN: "Leicht ist diese Unterscheidung bei der offensichtlichen Disproportion, z.B. bei einem Kranken, der für sich beanspruchte, Gottes Sohn zu sein, sich zugleich jedoch durch sein läppisches Verhalten disqualifizierte. Das krasse Beieinander von Erhabenem und Banalem, der Widerspruch zwischen Wahnanspruch und Handeln, innerer Haltung und äußerer Konsequenz, diese Pose ins Leere kommt dem Kranken nicht als eklatante Inkongruenz zum Bewußtsein ..." (ERICHSEN 1974, S. 197).

Was den *Längsschnitt* der Erkrankung, d.h. den Verlauf, anbelangt, so sieht LENZ unter Berufung auf JANZARIK hier in einer "*Erstarrung*" und einem "*Freiheitsverlust des Ich*" die sichersten Kriterien zur Abgrenzung von religiösem Wahn gegenüber nichtpathologischer Religiosität überhaupt: "So wird der Längsschnitt

---

[11] Vgl. DEWHURST und TODD 1956, DEWHURST und ELLENBERG 1961, GODUCO-AGULAR und WINTROB 1964, GREENBERG 1956, KAMAL 1965, MECHLER 1961, RIEBETH 1914, ROPSCHITZ 1957 sowie WALTZER 1963. Das Problem des induzierten Wahns wird immer wieder diskutiert und zeigt in besonders eindrucksvoller Weise die Problematik einer jeden Wahndefinition, die "Abweichung" bzw. "Kommunikationsstörung" ins Spiel bringt.

eine sichere Unterscheidung zwischen Glauben und Wahn erkennen lassen. Im Falle des Wahnes wird man immer eine Erstarrung und einen Freiheitsverlust mit dem Bilde des Defektes der Persönlichkeit finden. Im Falle eines Glaubenserlebnisses wird man aber eine lebendige, d.h. variable, der Situation angepaßte und auch mehr Freiheit besitzende und in sich vollkommenere Persönlichkeit finden" (LENZ 1973, S. 358).[12]

Fassen wir den Stand der Diskussion zusammen: Die Schwierigkeiten, die der Kliniker bei der Konfrontation mit religiösen Inhalten hat, sind Ausdruck allgemeiner Schwierigkeiten jeder psychiatrischen Wahndefinition. Klinisch wurde religiöser Wahn immer indirekt festgestellt und nie dadurch, daß man die Aussagen eines Patienten mit einer bestimmten Wahndefinition verglichen und sie daraufhin als wahnhaft klassifiziert hat. Der Versuch, zu allgemeinen Aussagen über den religiösen Wahn zu gelangen, birgt die Gefahr dogmatischer (für klinische Zwecke unbrauchbarer) "Lösungen", die u.a. entweder in der Theologisierung psychopathologischer Sachverhalte[13] oder in der Psychopathologisierung theologischer Sachverhalte[14] bestehen können.

Indirekte Zeichen für religiösen Wahn sind das Vorhandensein anderer Symptome psychischer Krankheit, Inkonsistenzen zwischen geäußerten Inhalten und Verhaltensweisen (beides Querschnittskriterien) sowie ein Verlaufskriterium, das die Einschränkung bzw. Erstarrung von Denken, Fühlen und Handeln und damit der Entfaltung der Person zum Kriterium des Pathologischen macht.

Häufig wird angeführt, daß die Frage, ob religiöser Wahn oder echte Religiosität vorliegt, nur im Einzelfall entschieden werden kann, so z.B. von HEIMANN (1961, S. 490, Hervorhebung im Original): "Stets bezieht sich die Echtheitsfrage auf den geistigen Anspruch (an sich selbst und an die Mitwelt) und seine Stellung und Bedeutung in bezug auf den faktischen Menschen mit seinen Möglichkeiten und seinem Ernst der Selbstverwirklichung. Deshalb gibt es *keine allgemeingültigen Kriterien* für die Echtheit oder Unechtheit religiösen Verhaltens, sondern die Frage kann nur im Hinblick auf den Einzelfall entschieden werden." Hierzu ist kritisch anzumerken, daß sich zwar keine inhaltlichen oder formalen Charakteristika nennen lassen, die die Frage "Wahn oder echte Religiosität?" beantworten, daß aber von HEIMANN durchaus - im ersten Satz des Zitats - *allgemeine* Charakteristika des religiösen Wahns genannt werden.[15]

Unsere Definition macht die prinzipielle Problemlage deutlicher und kann für die Entscheidung im Einzelfall möglicherweise sogar ein Stück weiterhelfen: Für ihre Anwendung stellt sich zwangsläufig die Frage, ob Glaubensinhalte als Beschreibung mentaler Zustände aufzufassen sind. Diese Frage wird hier nicht weiter verfolgt, da sie als Frage nach dem ontologischen Status Gottes bzw. religiöser Erfahrungen in den Bereich der Theologie gehört und faktisch in unterschiedlichen Glaubensgemeinschaften unterschiedlich beantwortet wird. Nicht nur die Tatsache, daß religiöse Inhalte im Einzelnen nicht empirisch nachprüfbar sind, sondern vor allem die Tatsache, daß die Frage nach dem ontologischen Status von Glaubensaussagen nicht geklärt ist und sich möglicherweise nie klären läßt, womit

---

12 Ähnliche Kriterien vertreten auch PÖRGYI und HEGEDIC (1975, S. 329), die als Kriterien für religiösen Wahn anführen: "Traditionslosigkeit, Unfähigkeit zum Dialog, Disharmonie mit der Welt, Vertrauensverlust und Unfreiheit."
13 Vgl. neben SENG auch die Auffassung von KAHN (1929, S. 438), der Wahn für einen "Spezialfall des Glaubens" hält.
14 Vgl. vor allem FREUD (siehe oben im Haupttext).
15 Soll überhaupt entschieden werden, so bedarf es der Anwendung allgemeiner Prinzipien auf Einzelnes.

notwendig ebenso ungeklärt ist, ob eine bestimmte Glaubensaussage überhaupt wahnfähig ist, macht damit das Problem des religiösen Wahns aus. Im Einzelfall läßt diese Problemlage aber durchaus eine Antwort auf die Frage "Wahn oder Religion?" zu und gibt Hinweise für die Exploration.

Da unsere Definition klarlegt, daß die Wahnfähigkeit von Glaubensaussagen ungeklärt ist (woraus u.a. auch folgt: religiöser Wahn ist nicht nur ein Problem für den Psychiater, sondern auch für den Theologen!), muß sie für klinische Zwecke mit den Zusatz versehen werden, daß auch Aussagen über religiöse Inhalte beim Vorliegen entsprechender indirekter Hinweise als Wahn bezeichnet werden können.

6.3.4 Analytische Urteile[16]

Sind wir tatsächlich *nur* hinsichtlich unserer eigenen mentalen Zustände subjektiv gewiß und unkorrigierbar? In Anbetracht empirischer Sachverhalte, hinsichtlich derer wir uns täuschen können, die von anderen falsifiziert werden können oder hinsichtlich derer zumindest die Möglichkeit besteht, daß es anders sein könnte, scheint dies zunächst der Fall zu sein.

Verdeutlichen wir uns nochmals den Unterschied zwischen "sicheren" empirischen Aussagen und "gewissen" Aussagen: Ich kann mir zwar nach menschlichem Ermessen sicher sein, daß die Sonne morgen früh aufgehen wird, die Möglichkeit, daß dies nicht der Fall sein wird, kann ich mir jedoch *denken*. Im Gegensatz dazu vermag ich nicht zu denken, daß ich jetzt gerade nicht denke. Und wenn einer dies behauptete, so würde ich ihn nicht - wie im Falle etwa der Behauptung, morgen würde die Sonne nicht aufgehen - nach empirischen Gründen für seine Behauptung fragen, sondern würde daran zweifeln, ob er sich der Bedeutung des Wortes Denken bewußt ist bzw. ob er das Wort Denken in der gleichen Weise verwendet wie ich.

Neben der Klasse von Aussagen über eigene mentale Zustände gibt es jedoch noch eine Klasse von Aussagen, hinsichtlich derer bei mir wie bei allen anderen Personen subjektive Gewißheit und Unkorrigierbarkeit besteht: Es sind dies analytische Urteile. Ein Beispiel für ein analytisches Urteil ist "alle Junggesellen sind unverheiratet". Daß dieser Satz richtig ist, weiß ein jeder ohne empirische Bestätigung, da es sich nicht um eine empirische Feststellung, sondern um die Feststellung einer Relation zwischen zwei Begriffen, dem Begriff "Junggeselle" und dem Begriff "unverheiratet", handelt. - Warum wurde diese Klasse von Urteilen bei der bisherigen Diskussion vollkommen übersehen?

Der erste Grund hierfür ist der, daß man klinisch nicht in die Verlegenheit kommt, zwischen wahren analytischen Urteilen und Wahnurteilen unterscheiden zu müssen, denn die Frage, ob es sich bei einem wahren analytischen Urteil um ein Wahnurteil handeln könnte, taucht nicht auf.[17] Dennoch müssen wir die von uns vorgeschlagene Definition um die triviale Feststellung erweitern, daß es sich bei der Klasse analytisch wahrer Urteile nicht um Wahnurteile handelt.

Die Diskussion ist damit noch nicht beendet, denn es bleiben vom Patienten geäußerte analytische Urteile, die *falsch* sind, d.h. Urteile wie "Junggesellen sind

---

16 Der im folgenden dargestellte Einwand wurde erstmals von Herrn Prof. H.N. CASTAÑEDA anläßlich eines Besuchs am 10.12.87 vorgebracht. Weitere Diskussionen erfolgten im Rahmen des Symposions "Psychopathologie und Philosophie" am 15. und 16. Juli 1988 und haben in den publizierten Kongreßberichten ihren Niederschlag gefunden (siehe CASTAÑEDA 1988, SPITZER 1988d,e). Herrn CASTAÑEDA sei an dieser Stelle für die Möglichkeit der Diskussion verschiedener Probleme im Umkreis der vorliegenden Erörterung herzlich gedankt.

17 MÜLLER-SUUR (1950) gehört zu den wenigen Autoren, die auf analytische Urteile in ihrer Wahndiskussion eingehen.

verheiratet" oder "zwei mal zwei ist fünf".[18] Analytisch falsche Urteile begegnen dem Kliniker durchaus nicht selten. Ihre Einordnung in die psychopathologische Systematik gelingt unschwer, wenn man sich die Prinzipien von Analytizität verdeutlicht: logische Beziehungen und semantische Regeln. Sofern jedoch ein Patient logische Prinzipien und/oder semantische Regeln verletzt, sprechen wir nicht von einer inhaltlichen, sondern von einer *formalen* Denkstörung, beispielsweise von Zerfahrenheit oder Inkohärenz. Analytisch falsche Urteile bedürfen damit keiner eigenen Diskussion, ihr Auftreten als psychopathologisch zu charakterisierender Sachverhalt bringt die von uns vorgeschlagene Definition auch nicht in Schwierigkeiten.

6.3.5 Eine spekulative Erweiterung des Gedankens: Zur fehlenden Übereinstimmung epistemischer und psychologischer Gewißheit

Es gibt eine ganze Reihe von Urteilen, die weder analytisch sind, noch etwas über meine mentalen Zustände aussagen und die ich dennoch mit Gewißheit und unkorrigierbar vertrete: Ich kann schwerlich bezweifeln, daß ich Manfred Spitzer bin, verheiratet bin, drei Kinder habe etc. Aussagen wie diese gehören zu einer Klasse von Aussagen, die ich nicht sinnvoll bezweifeln kann, da sonst unklar wäre, wer hier überhaupt was bezweifelt. Wie LUDWIG WITTGENSTEIN in *Über Gewißheit* gezeigt hat, bezieht sich diese Gewißheit nicht auf bestimmte einzelne Aussagen. Um eine dieser Aussagen sinnvoll bezweifeln zu können, muß ich andere als gewiß voraussetzen. In bezug auf einen einzelnen der oben angeführten Sätze bin ich dennoch nicht in der Weise gewiß, wie ich mir z.B. gewiß bin, daß ich gerade jetzt denke.

Einem Vorschlag CASTAÑEDAS zufolge[19] könnte man versuchen, Sätze unterschiedlichsten Inhalts im Hinblick auf ihre epistemische Gewißheit zu ordnen. Man erhielte eine *Rangfolge epistemischer Gewißheiten*, an deren einem Ende Sätze wie "ich denke gerade jetzt" und an deren anderem Ende mögliche Sätze stünden. Dazwischen befänden sich wissenschaftliche bzw. metaphysische Theorien, Sätze über empirische Fakten, Meinungen etc. Man könnte dann die verschiedenen von einer Person gemachten Aussagen im Hinblick auf die Gewißheit ordnen, die die betreffende Person diesen Sätzen beimißt, und erhielte so eine zweite *Ordnung psychologischer Gewißheiten*. Beim psychisch Gesunden, so CASTAÑEDAS Überlegung, sollten beide Ordnungen besser übereinstimmen als beim Wahnkranken, bei dem eine Reihe von Aussagen in der psychologischen Rangfolge mehr zum gewissen Ende hin verschoben sind.

Man könnte sich fragen, ob auch dem umgekehrten Fall - epistemisch gewisse Aussagen werden mit geringerer psychologischer Gewißheit vertreten - ein klinisches Korrelat zuzuordnen ist. In der Tat könnte die "läppische Einstellung" hebephren schizophrener Patienten als Fehlen einer Übereinstimmung psychologischer und epistemischer Gewißheit interpretiert werden, wobei die psychologische Gewißheit in verglichen mit Wahnkranken der anderen Richtung abweicht.

Bei allen mit derartigen Überlegungen verbundenen Problemen (von der Frage der mit einer epistemischen Ordnung ins Spiel kommenden Norm bis zur Frage der klinischen Anwendbarkeit) sollte nicht übersehen werden, daß Inovationen im Bereich der Psychopathologie derartiger spekulativer Entwürfe bedürfen, sollen nicht immer lediglich alte Ordnungen und Konzepte festgeschrieben werden. Insbesondere zur Generierung neuer Interpretamente für empirisch zu erhebendes Datenmaterial, das nie ohne Interpretation gewonnen werden kann (vgl. SPITZER

---

18 In unserem Zusammenhang erscheint es sinnvoll, mathematische Urteile als analytische Urteile aufzufassen; wir tun dies in dem Bewußtsein, daß der Status mathematischer Urteile (synthetisch apriori, analytisch oder empirisch) bis heute kontrovers diskutiert wird.
19 CASTAÑEDA hat diesen Vorschlag in einer Diskussion am Rande des Symposions *Psychopathologie und Philosophie* (vgl. SPITZER et al. 1988) vorgelegt.

1988e), können derartig spekulativ-psychopathologische Überlegungen von großem Wert sein. Zudem wird jeder, der sich ernsthaft auf intelligente Schizophrene eingelassen und die tiefe von diesen Patienten ausgehende eigene Verunsicherung gespürt hat, Gedanken dieser Art zu schätzen wissen.

6.4 Personenbezogene Wahninhalte im Lichte der vorgeschlagenen Definition

Im Hinblick auf Wahninhalte, die vor allem die eigene Person betreffen, scheint unsere Definition gerade nicht zuzutreffen: Zwar entstehen dann keine Schwierigkeiten, wenn der Inhalt intersubjektive Aspekte der Person angeht. Geht es jedoch um Aussagen über eigene mentale Zustände, dann handelt es sich gemäß unserer Definition nicht um Wahn. Dies scheint dem klinischen Sprachgebrauch in einer Reihe von Fällen nicht zu entsprechen.

Betrachten wir die in diesem Zusammenhang relevanten klinischen Sachverhalte im einzelnen. Sofern sich ein Wahn auf die Stellung der eigenen Person im Verhältnis zur Welt oder zu anderen Personen bezieht, entstehen keine Schwierigkeiten, denn der Wahn bezieht sich dann offensichtlich auf *Außenaspekte* der Person. Intersubjektive und d.h. auch verhaltensrelevante Auffassungen des Wahnkranken über seine Person stellen somit unsere Definition nicht in Frage. So ergeben sich bei vielen klinisch häufig vorkommende Wahnthemen keine Schwierigkeiten, da durch das Thema bereits angedeutet ist, daß es sich um einen intersubjektiv zugänglichen Sachverhalt handelt, so beim Eifersuchtswahn, Verfolgungswahn, Liebeswahn, Verarmungswahn oder Querulantenwahn. Lediglich zwei große Bereiche legen die Vermutung nahe, daß hier möglicherweise Aussagen über eigene mentale Zustände gemacht werden, die klinisch als Wahn bezeichnet werden (d.h. daß unsere Definition hier nicht greift), - der Bereich des *Beziehungswahns* und der Bereich der *affektiven Wahninhalte Größe und Kleinheit*.

6.4.1 Beziehungswahn

Beginnen wir mit der Diskussion des Einwandes im Hinblick auf den Beziehungswahn bzw. die *krankhafte Eigenbeziehung*.

Die hiermit gemeinten Sachverhalte sind jedem Kliniker vertraut: Die Kranken berichten über Erlebnisse des unmittelbaren Innewerdens der Beziehung eines trivialen Ereignisses oder Gegenstandes zu ihnen.
"Daß das Auto um die Ecke kam, das hatte mit mir zu tun."
"Da kamen mir Leute entgegen, und das war irgendwie auf mich bezogen."
"Alle schauen mich so seltsam an - (auf Nachfrage) - ich merke das ganz deutlich, auch wenn ich die Leute gar nicht sehe" (eigene Beobachtungen).
"Wenn die Krankheit auf der Höhe ist, gibt es keinen Gegenstand, gibt es überhaupt nichts, das nicht eine Beziehung zu einem hat" (Patientenäußerung in BERZE 1926, S. 4).
"Es ist mir so gewesen, daß ich glaubte, es würde mir alles zum Possen gemacht..."
"Kaum aus dem Hause, streicht jemand um mich herum, fixiert mich..."
"Mir kam es so vor, daß die Sonne nicht schien, wenn ich schlechte Gedanken hatte. Sobald ich gute Gedanken hatte, kam die Sonne wieder. Dann dachte ich, die Wagen fahren verkehrt... Sobald ich an ein Auto herankam, schien es mir, als ob ich was ausstrahlen würde, daß das Auto sofort stillhält... Ich hatte alles auf mich bezogen, als wenn das auf mich gemacht wäre" (Patientenäußerungen in JASPERS 1973, S. 85).

Man könnte die wahnhafte Eigenbeziehung hier leicht ausklammern, wenn man sie auf einer oberflächlichen Ebene als Aussage über etwas *anderes* bezeichnete, nämlich über die Beziehung dieses anderen zum Kranken, die faktisch in der behaupteten Weise nicht vorliegt. Diese Erwiderung auf den Einwand wird allerdings zu kurz greifen, denn der Beziehungswahn bzw. Patientenäußerungen, die mit diesem Begriff bezeichnet werden, können auch als *Charakterisierung bestimmter unmittelbar erlebter geistiger Zustände* betrachtet werden. Das Erlebnis (mit JASPERS kann man auch sagen: der Akt) "daß jetzt die Kirchturmuhr schlägt, hat unmittelbar mit mir zu tun" wird gemäß dieser Auffassung nicht als Aussage über die Kirchturmuhr, sondern als Aussage über das unmittelbare eigene Erleben aufgefaßt. Dieses ist gestört, wobei die Störung nicht bestimmte Inhalte, sondern das Verhältnis der erlebenden Person zu diesen Inhalten zu betreffen scheint.

Bei der begrifflichen Einordnung dieser Erlebnisse stiftet das dritte JASPERSsche Wahnkriterium Verwirrung: Sofern ein Patient sagt, daß alles irgendwie mit ihm zu tun habe[20], daß also beispielsweise der Schlag der Kirchturmuhr unmittelbar mit seinen Gedanken zusammenhänge, kann dies mit JASPERS als unkorrigierbare, subjektiv gewisse, inhaltlich *falsche* Aussage angesehen werden, d.h. als *Wahn*. Ebenfalls mit der klinisch gebräuchlichen Begrifflichkeit zur Symptombeschreibung vereinbar ist jedoch die Interpretation dieser Aussage als *Ichstörung*: Der Patient schildert unmittelbares Erleben, er sagt, wie für sein Denken die Welt erscheint, behauptet mithin nicht etwas Falsches, sondern versucht (mehr oder weniger glückend), das eigene Erleben zu charakterisieren. So betrachtet handelt es sich bei von Patienten berichteten Erlebnissen der Eigenbeziehung nicht um Beziehungs-"Wahn", sondern um Schilderungen gestörter eigener Erlebnisweisen, die psychopathologisch korrekt als Ichstörungen bezeichnet werden. Aussagen über Eigenbeziehung werden somit nicht als *falsche* Aussagen über die *Realität*, sondern als *richtige* Aussagen über das *eigene Erleben* interpretiert. Dieses Erleben kann dann ganz allgemein unter dem Ausdruck der "Ichstörung" gefaßt werden.[21]

Wir wollen keineswegs leugnen, daß sich aus Beziehungsideen ein Wahn entwickeln kann. In diesem Falle würde das unmittelbare Erleben des Ichbezugs vom Patienten interpretiert, und logische Schlüsse seitens des Patienten über Ursachen oder Hintergründe seiner Erlebnisweisen würden Wahnurteile darstellen. In diesem Sinne können manche Wahnsysteme als sekundär, d.h. als Folge von Ichstörungen aufgefaßt werden.[22]

Dem Einwand, beim Beziehungswahn handele es sich um Aussagen über mentale Zustände, die klinisch als Wahn bezeichnet werden, was unserer Definition widerspreche, ist somit folgendermaßen zu begegnen: Vom Patienten geäußerte Erlebnisse der Eigenbeziehung können sowohl als *falsche* Aussagen über die *Welt* (und damit gemäß den JASPERSschen drei Wahnkriterien als Wahn) interpretiert werden als auch als *richtige* Aussagen über das *eigene Erleben*. Der

---

20 Vgl. auch den Fall "Herr Y." in Abschnitt 1.
21 Zur begrifflich scharfen Fassung von Ichstörungen vgl. SPITZER 1988d.
22 Wir möchten keineswegs so weit gehen, eine weitere "Grundstörungs-Theorie" der Wahngenese aufzustellen in dem Sinne, daß etwa jeder Wahn letztlich auf eine Ichstörung zurückzuführen wäre. Gerade für den Beginn vieler schizophrener Psychosen scheint es uns jedoch das Verständnis der Vorgänge zu erhellen, wenn man den Zusammenhang von Ichstörung und Wahnentstehung in der von uns gezeigten Weise sieht. Entsprechende Hinweise finden sich bei CONRAD (1971, S. 46ff), der die Veränderung unter seinen Begriff der *Apophänie* - allerdings zusammen mit anderen Veränderungen - faßt. Bereits Jahrzehnte zuvor hielten NEISSER und SPECHT die wahnhafte Eigenbeziehung für die Wurzel jeden Wahns (vgl. GRUHLE 1932, S. 172; weitere Hinweise auch bei DAUN 1973, S. 42ff).

Ausdruck Beziehungs*wahn* steht mithin in der JASPERSschen Tradition; die mit ihm gemeinten Erlebnisse können jedoch ebensogut unter dem Terminus "Ichstörung" subsumiert werden, was unseres Erachtens den klinischen Sachverhalt besser abbildet.[23]

Zwei Gründe sprechen unseres Erachtens für diese Interpretation: Zunächst einmal nimmt sie den Patienten ernst; seine Erlebnisberichte werden für das genommen, was sie sind. Dem Patienten wird nicht, wie bei der JASPERSschen Auffassung, unterstellt, daß er über andere Dinge eine falsche Aussage macht, ihm wird vielmehr unterstellt, daß er versucht, sein eigenes Erleben adäquat wiederzugeben. Der zweite Grund, der unseres Erachtens für diese Auffassung spricht, ist die Häufigkeit der oben beschriebenen Erlebnisse: Beziehungs-"Wahn" ist die häufigste "Wahnform", die bei schizophrenen Psychosen auftritt mit einer, soweit bekannt ist, von zeitlichen und kulturellen Gegebenheiten relativ unabhängigen Auftretenshäufigkeit von etwa 70%.[24] Dies legt nahe, daß es sich hier nicht um eine "inhaltliche" Störung des Denkens handelt (deren Inhalt in Abhängigkeit von Lebensgeschichte und kulturellen Gegebenheiten gleichsam beliebig wechseln kann), sondern um eine die Erkrankung sehr unmittelbar abbildende bzw. mit der Erkrankung sehr unmittelbar in Zusammenhang stehende Erlebnisweise. Wir halten mithin den "Beziehungswahn" für viel zu bedeutsam, als daß er als Status einer gleichsam beliebigen Störung des - ohnehin variablen - Inhaltes des Denkens der Patienten charakterisiert werden sollte.

6.4.2 Größenwahn und Kleinheitswahn

In ähnlicher Weise, wie dies eben geschehen ist, sind die Veränderungen zu interpretieren, die Patienten mit affektiven Psychosen von ihrem Denken berichten. Das Denken falle ihnen entweder besonders schwer, sie kämen nicht voran mit den kleinsten Dingen, seien gehemmt etc. oder dächten besonders rasch, erfaßten Zusammenhänge im Nu und hätten überhaupt eine ganz besondere Auffassungsgabe. Sofern sich diese Aussagen auf das eigene Denken beziehen und nicht auf die ganze Person, sind sie nach unserer Auffassung nicht als *falsche* Beschreibung von Realität, sondern als *richtige* Beschreibung des eigenen Erlebens zu charakterisieren. Derartige Aussagen sind mithin nicht Fälle von Größen- oder Kleinheitswahn, sondern Beschreibungen der depressiven bzw. manischen Denkstörung, zu denen die Kranken nicht selten in der Lage sind. Als Wahn sind Äußerungen erst dann zu charakterisieren, wenn sie sich auf die *ganze Person* beziehen ("ich bin der Größte", "ich bin überhaupt nichts wert"), d.h. wenn sie auch den Außenaspekt der Person betreffen.

Erneut drängt sich ein "Grundstörungsmodell" auf, demzufolge der Wahn bei affektiven Psychosen als Schlußfolgerung aus den bei diesen Psychosen vom Patienten erlebten formalen Denkstörungen aufgefaßt wird. Wir halten eine solche Wahngenese für möglich, möchten aber erneut betonen, daß es sich hierbei keineswegs um die einzige Möglichkeit der Wahnentstehung

---

23 Ob man in Anbetracht dieser Sachlage den Terminus "Beziehungswahn" beibehält und ihn verwendet in dem Bewußtsein, daß er nicht einen "Wahn" bezeichnet, sondern eine Ichstörung, oder ob man den Begriff "Beziehungswahn" aus dem Kanon psychiatrischer Begriffe streicht, weil er irreführend ist und beispielsweise ebensogut durch den Begriff "Beziehungsideen" oder "Eigenbeziehungserleben" ersetzt werden könnte, sei hier offen gelassen.
24 Bereits 1932 bemerkte GRUHLE: "Aber diese plötzlich unableitbar auftauchende Ichbeziehung ist nicht die einzige Form des Wahns, sie ist nur die häufigste" (S. 172). Die Zahl 70% findet sich in MURRAY 1986, S. 342.

handelt. Beziehungen zwischen nihilistischem Wahn und Depersonalisationserscheinungen werden von WEBER (1938) diskutiert.

Die Tatsache, daß Aussagen von Patienten über eigene mentale Zustände gemäß unserer Definition nicht wahnfähig sind, stellt keinen "Schönheitsfehler" dieser Definition dar, sondern erweist sich als Vorteil: Unsere Definition grenzt Erlebnisweisen aus, die aus guten Gründen nicht als Wahn bezeichnet werden sollten.

6.5 Inhaltliche Ich-Bezüge

Wir hatten bereits mehrfach darauf hingewiesen, daß in der Wahnliteratur an verschiedenen Stellen und offenbar in verschiedener Hinsicht vom "Ich-Bezug" des Wahns die Rede ist. *Nicht* gemeint ist damit die strukturelle Analogie von Wahn-Aussagen zu Aussagen einer Person über ihre mentalen Zustände; es geht vielmehr um inhaltliche Bezüge der Wahnurteile zu der wähnenden Person. Diese liegen in vielen Fällen sehr nahe, so daß sie kaum erwähnt zu werden brauchen: Beim Verfolgungswahn sind Wähnender und Verfolgter identisch; beim Eifersuchtswahn geht es um die Eifersucht des Wähnenden; Größen- und Kleinheitswahn beziehen sich selbstredend auf die eigene Person. Da diese Art des "Ich-Bezugs" insbesondere bei Wahninhalten sehr augenfällig ist, die bei affektiven Psychosen auftreten, wurde der Ich-Bezug eines jeden Wahns nicht selten in Verbindung gebracht mit der Tatsache, daß der Affekt bei der Wahnentstehung eine bedeutsame Rolle spielt (für eine solche Auffassung vgl. z.B. BLEULER 1906, 1911). Bei dieser Argumentation werden jedoch genetische und strukturelle Gesichtspunkte miteinander vermengt, sie läßt sich aber auch rein strukturell durchführen: Aussagen einer Person über den eigenen Affekt können ohne Schwierigkeiten als Aussagen dieser Personen über ihre mentalen Zustände verstanden werden.[25] In erkenntnistheoretischer Hinsicht hat damit der Affekt einer Person die gleiche Stellung wie deren Wahn, was zu Vermutungen von "Zusammenhängen" geführt hat, obgleich strukturell lediglich epistemische Analogien bestehen. Was die Themen Verfolgung und Eifersucht anbelangt, so wurde auch hier ein entsprechender Affekt vermutet, der den behaupteten Ich-Bezug vermittelt.[26]

6.5.1 Beziehungssetzung versus Eigenbeziehung

Wir hatten oben gesehen, daß Beziehungswahn im Sinne der Eigenbeziehung auch als Ich-Störung verstanden werden kann und daß dieses Verständnis möglicherweise den Sachverhalt adäquater beschreibt. Zu beachten ist hierbei, daß GRUHLES bekannte Definition, beim Wahn handele es sich um eine "Beziehungssetzung ohne Anlaß" (GRUHLE 1951, S. 125), nur das Setzen oder Erleben von Beziehungen unter-

---

[25] Wir sehen hier von Einwänden, die die JAMES-LANGEsche Gefühlstheorie (Aussagen über den eigenen Affekt als Schluß aus intersubjektiv verifizierbaren Prämissen; Beispiel: "Ich bin traurig, weil ich weine") ins Spiel bringen, ab, ohne die Schwierigkeiten dieser Theorie hier aus Platzgründen im einzelnen zu erläutern.
[26] Wir wollen hier die Diskussion, ob "Mißtrauen" ein Affekt ist oder nicht, nicht aufgreifen, geben aber zu bedenken, daß diese Frage mit den Möglichkeiten der sprachanalytischen Philosophie besser und vor allem methodisch reflektierter geklärt werden könnte, als dies mit den zumeist als "ad hoc-Argumenten" vorgebrachten Überlegungen in der bisherigen psychiatrischen Diskussion geschehen ist.

einander beschreibt. GRUHLES Definition sollte nicht mit einer Charakterisierung der "Eigenbeziehung" verwechselt werden im Sinne der oben dargestellten Ich-Störung, denn der von GRUHLE gemeinte Sachverhalt ist im Grunde identisch mit der JASPERSschen Charakterisierung von Wahn als abnorme Bedeutung: Dependenzgrammatisch sind "Bedeuten" und "Beziehen" mindestens zweiwertig, und inhaltlich beschreiben beide Verben eine Relation (A bedeutet B; A steht mit B in Beziehung). Legt man den dreiwertigen Gebrauch dieser Verben zugrunde (für die Person C bedeutet A B; die Person C setzt A mit B in Beziehung), so ist unmittelbar einsichtig, daß die "Eigenbeziehung" von der "Beziehungssetzung ohne Anlaß" (zwischen anderem) unterschieden ist: Bei der Eigenbeziehung sind Beziehender und eines der Relata identisch (die Person C bezieht A auf sich). Diese strukturellen Überlegungen zeigen deutlich die Unterscheidung zwischen "Ich-Störung" und Wahn.

Die Notwendigkeit, zwischen dem Setzen von Beziehungen im Sinne von Bedeutungen (als "diffuser" Bedeutungswahn, bei dem noch keine klaren Urteile oder gar Urteilssysteme vorliegen) und dem Erleben eines unmittelbaren Bezogenseins auf die gesamte Umwelt im Sinne einer Ich-Störung zu differenzieren, hat unter anderem bereits BERZE (1926) deutlich gesehen. Er spricht von der Notwendigkeit, "zwischen dem Beziehungswahn als Bedeutungswahn und dem Beziehungswahn als Anspielungswahn zu unterscheiden" (BERZE 1926, S. 20), und verdeutlicht anhand eines Falles diese Unterscheidung.

Wir halten den Sachverhalt der Eigenbeziehung in jedem Fall für ein "primäres" und nicht für ein abgeleitetes Phänomen, wie dies manche Autoren tun: SCHULTE (1924) faßt den Wahn als "Wir-Krankheit" auf und leitet die Eigenbeziehung daraus als sekundäres Phänomen ab. VON BAEYER (1955) hält die Eigenbeziehung ebenfalls für einen Ausdruck der "Begegnungstörung", die der Wahn darstelle.[27]

6.5.2 Wahn ohne Ich-Bezug?

E. BLEULER führt aus, daß der "Grundwahn" immer "egozentrisch" sei (BLEULER 1911, S. 311) und daß lediglich abgeleitete Wahninhalte der Beziehung zum Ich entbehren. Vor allem durch logische Fehler seitens der Kranken könne es zu Wahnideen, die nicht mehr auf den "Grundwahn" zu beziehen seien und deren Inhalt nicht mehr in unmittelbarer Beziehung zu dem Patienten stehe, kommen:[28] "Die Wahnideen aus rein logischen Defekten brauchen also nicht egozentrisch zu sein, zum großen Unterschied vom Grundwahn" (BLEULER 1911, S. 313).

SATTES (1948) hebt in seiner Arbeit *Über Wahnbildung ohne Ich-Beziehung* zunächst hervor, daß die Frage nach "Fälle[n] von Wahnkrankheiten ..., in deren Mittelpunkt nicht das Ich steht" (SATTES 1948, S. 110) in der bisherigen Literatur

---

27 Wir halten die Berücksichtigung interaktionaler Gesichtspunkte in der Psychopathologie durchaus für bedeutsam und insbesondere für Praxis- (und d.h. immer auch: Therapie-) relevant. Der Ansatz wird jedoch unseres Erachtens durch den Versuch überzogen, psychopathologische Syndrome wie Ich-Störungen oder Wahn allein als sekundäres Phänomen bzw. als Ausdruck des Miteinanders zu betrachten (vgl. auch CAMERON 1943, 1959, HEILBRUN 1972a,b 1973, 1975, 1977, LEMERT 1962).
28 "Da die Logik unserer Kranken meist ... defekt ist, spielen logische Fehler leicht überall, auch bei den 'Erklärungen' mit." BLEULER gibt hierfür das folgende Beispiel: "Ein Hebephrener bekam die Idee, sein Oheim sei unglücklich, auf dem Wege eines ungenügenden Analogieschlusses: Er selbst ist arm, aber glücklich; der Oheim ist reich, also unglücklich" (BLEULER 1911, S. 313).

vernachlässigt worden sei.[29] SATTES schildert dann einen Fall, von dem er glaubt, daß "die zentrale Stellung des Ich fehlt" (SATTES 1948, S. 116). Dieser Fall braucht nicht im einzelnen wiedergegeben werden, weist jedoch - ganz im Gegensatz zur Interpretation durch SATTES - unserer Ansicht nach eine Fülle von inhaltlichen Ich-Beziehungen auf. Möglicherweise wurde SATTES dadurch in die Irre geführt, daß der Wahn für den Betreffenden nur wenig Handlungsrelevanz besaß; inhaltliche Ich-Bezüge lagen in jedem Falle vor. Auch der von SATTES angeführte "Mangel an Selbstbewußtsein" des Patienten (SATTES 1948, S. 134) widerspricht unserer Interpretation nicht, da beispielsweise bei depressivem Wahn ebenfalls inhaltliche Ich-Bezüge bei zugleich mangelndem Selbstvertrauen die Regel sind.

Zusammenfassend sind wir mit E. BLEULER der Auffassung, daß abgesehen von akzidentellen, möglicherweise aufgrund logischer Fehler gefällten Urteilen der Wahn auch inhaltlich in Beziehung zur Person des Wahnkranken steht, so daß neben dem strukturellen Ich-Bezug auch der inhaltliche Ich-Bezug als Charakteristikum des Wahns (nicht jedoch als ein Definiens) betrachtet werden kann.[30]

6.6 Die Bedeutung der JASPERSschen Wahnkriterien

Vor dem Hintergrund der oben dargestellten Überlegungen können wir die in Abschnitt 1.5 aufgeworfenen Fragen wie folgt beantworten:

Ad 1) Zur Anwendbarkeit der JASPERSschen Wahnkriterien vor dem Hintergrund der heutigen Wahnforschung ist zu sagen, daß das dritte Wahnkriterium (Unmöglichkeit des Inhalts) insbesondere durch das zunehmende Interesse an der transkulturellen Psychiatrie einer Reihe von Einschränkungen unterzogen werden mußte. Ganz allgemein kann gezeigt werden, daß die Beurteilung der "Unmöglichkeit" von Inhalten, d.h. die Beurteilung der Richtigkeit, Normalität oder Realität von Inhalten, zwar nicht von vornherein zum Scheitern verurteilt ist (Widerlegung des skeptischen Relativismus'), daß jedoch andererseits sehr leicht die Gefahr eines Dogmatismus' droht, sofern man das dritte Wahnkriterium für die transkulturelle Wahndiagnose tatsächlich verwenden möchte.

Ad 2) Die Überlegungen dieses Abschnittes haben gezeigt, daß das erste und zweite JASPERSsche Wahnkriterium nicht nur einen empirischen Hinweis für das Vorliegen oder Nichtvorliegen von Wahn liefern; ihre detaillierte Interpretation zeigt vielmehr, daß sie auch bei der Bestimmung dessen, was Wahn ist (d.h. für eine Wahndefinition), leitend sein können. Die strukturelle Identität von Wahnurteilen mit bestimmten Aussagen einer Person über sich selbst wird durch die ersten beiden JASPERSschen Wahnkriterien hergestellt.

---

29 Bei SATTES findet sich auch eine Reihe von Hinweisen zu Autoren, die die Ich-Beziehung als für den Wahn konstitutiv betrachten, bis hin zu TILING, der erklärte: "Die Wahnidee muß zum Gegenstand das Ich haben, sonst ist es keine Wahnidee, sondern ein Irrtum" (TILING, zit. nach SPECHT 1948, S. 112).
30 Wir wollen allerdings nicht so weit gehen, den Wahn als Ich-Störung oder Form einer Ich-Störung zu betrachten, wenn dies auch nach den Ausführungen dieses Abschnitts nahezuliegen scheint. Das Aufzeigen von Zusammenhängen zwischen Sachverhalten, die traditionell mit verschiedenen Termini bezeichnet werden, rechtfertigt mithin keineswegs bereits, diese Sachverhalte nur noch mit einem Begriff zu benennen, da ein solches Vorgehen dem Anliegen einer differenzierten Betrachtung zuwiderliefe. Wir stimmen mit HUBER (1964, S. 454) überein, der Zusammenhänge zwischen Ichstörungen und Wahn vermutet, jedoch gleichzeitig zu bedenken gibt, daß zur Untersuchung dieser Zusammenhänge eine begriffliche und empirische Trennung der Sachverhalte unerläßlich ist.

Ad 3) Aus dem Gesagten folgt, daß es keiner Modifikationen der ersten beiden Wahnkriterien von JASPERS bedarf. Das dritte Kriterium ist (vielleicht in einem etwas schwächeren Maße, als noch JASPERS dies annahm) lediglich als klinisch-praktisches Hinweiszeichen für das Vorhandensein von Wahn anwendbar, zur Definition trägt es nicht bei.

Ad 4) Beim Wahn handelt es sich um Aussagen, die formal wie Aussagen über einen mentalen Zustand geäußert werden, bei deren Inhalten es sich jedoch nicht um mentale Zustände, sondern um intersubjektiv zugängliche ("objektive") Sachverhalte handelt. Analytische Urteile sind keine Wahnurteile (der Ausschluß richtiger analytischer Urteile ist trivial; falsche analytische Urteile gehören in den Bereich der formalen Denkstörungen). Das Problem des religiösen Wahns liegt im Bereich der Theologie (ontologischer Status von Glaubensaussagen) und läßt sich mittels der von uns vorgeschlagenen Definition klarer eingrenzen. Der klinisch häufig als "Beziehungswahn" bezeichnete Sachverhalt der Eigenbeziehung sollte nicht als Wahn, sondern als Ichstörung interpretiert werden; Aussagen depressiver oder manischer Patienten über ihre mentalen Zustände sollten als wahre Aussagen über diese Zustände und nicht als Wahn aufgefaßt werden, d.h. auch der Größen- und Kleinheitswahn beziehen sich definitionsgemäß auf intersubjektive Aspekte einer Person. Obgleich eine endgültige empirische Bestätigung dieser Auffassung aussteht, schließen wir uns der in der Literatur fast einhellig vertretenen Meinung an, daß auch inhaltlich ein Ich-Bezug des Wahns vorliegt.

Ad 5a) Folgerungen für die klinische Praxis werden unter anderem im nächsten Abschnitt (vgl. Abschnitt 7) noch diskutiert. Aus unserer Definition ergibt sich unmittelbar, daß es klinisch nicht um eine empirische Validierung oder Falsifizierung von Patientenaussagen geht, sondern um die genaue Erfassung der Art, wie eine Person bestimmte Aussagen vertritt. Von erheblicher klinischer Relevanz erscheint uns auch die Diskussion der Grundstörungsmodelle in Abschnitt 4: Da aufgrund der bisher vorliegenden Erfahrungen keine endgültige Entscheidung für oder gegen ein bestimmtes Modell getroffen werden kann, können alle diskutierten Modelle als diagnostische Wegweiser dienen. Nach heutigem Erkenntnisstand sind die Grundstörungsmodelle somit weniger von ätiologischer, als vielmehr von heuristischer Bedeutung. Dies bedeutet auch, daß keine "Wahntheorie" (im Sinne einer Theorie der Genese von Wahn) an den Patienten mit Ausschließlichkeitsanspruch herangetragen werden darf (keineswegs ist jeder Wahnkranke homosexuell oder aggressiv oder fühlt sich minderwertig).

Ad 5b) Unsere Diskussion des Sachverhaltes Wahn liefert eine Reihe von Ansätzen für weitere empirisch-psychopathologische Forschungen: Die Bedingungen für die Genese und den Verlauf von Wahn waren zwar bereits Gegenstand empirischer Untersuchungen, viele Fragen lassen sich jedoch mit Hilfe des vorliegenden Datenmaterials nicht entscheiden, zum Teil deshalb, weil unklar ist, unter welchen (begrifflichen) Voraussetzungen die Daten erhoben wurden. So ist die Frage des Zusammenhangs von Wahn und Affekt, von Wahn und formalen Denkstörungen sowie von Wahn und Wahrnehmungsstörungen bis heute nicht endgültig geklärt. Eine "integrative" Theorie erscheint zwar am aussichtsreichsten, ihre Formulierung im einzelnen (sofern sie differenzierter sein will als "alles ist möglich") bedarf jedoch noch einer Reihe von Untersuchungen. Selbst FREUDS "Homosexualitätsthese", die in der Vergangenheit eine ganze Reihe empirischer Untersuchungen nach sich zog, ist bis heute weder endgültig widerlegt noch bestätigt. Insbesondere vor dem Hintergrund der Tatsache, daß neurobiologische und neuropsychologische Methoden heute eine immer weitergehende Verfeinerung erfahren, erscheint es bedeutsam, die Differenzierungen, die mittels unseres Ansatzes möglich werden (z.B. im Bereich des "Beziehungswahnes" oder im Bereich des "Größen-" und "Kleinheitswahnes"), aufzugreifen und zu versuchen, diesen Differenzierungen biologische oder neuropsychologische Korrelate zuzuordnen.

Die Diskussion zeigt somit insgesamt, daß nur dann, wenn sachliche Fragen nach dem, *was* Wahn ist, geklärt sind, die Fragen nach dem *Wie* der Erfassung und dem *Warum* der Entstehung einer sinnvollen Beantwortung zugeführt werden können.

7 Zum Verständnis von Wahnformen und Wahnwelten

7.1 Wahnformen und Wahnthemen

Die Unterscheidung zwischen Thema und Struktur des Wahns ist klinisch üblich (vgl. BERNER und NASKE 1973) und scheint auf den ersten Blick unproblematisch zu sein. Unter den Themen werden dabei Größe, Verfolgung, Beziehung, Liebe, Eifersucht etc. verstanden. Diese Themen werden als rein *inhaltliche* Bestimmung des Wahns aufgefaßt im Gegensatz zu strukturellen Merkmalen wie z.B. dem Grad der Systematisierung.[1] Entsprechend wird auch oft angenommen, daß die Themen nahezu beliebig seien, nicht hingegen die Struktur. Die einzige Ausnahme stellen bestimmte Themen dar, die bei gleichzeitigem Vorliegen einer affektiven Störung als "stimmungskongruent" gelten, was differentialdiagnostisch von Bedeutung ist (siehe Abschnitt 1).

Bei Betrachtung der einzelnen Themen fällt jedoch auf, daß sie kategorial sehr Heterogenes bezeichnen und daß offensichtlich keine Klarheit darüber besteht, welche Themen sich insgesamt eindeutig voneinander abgrenzen lassen. So soll in den meisten Diagnosesystemen zwar der Wahn nach Wahnthemen (und nur selten auch zusätzlich nach der Struktur) differenziert werden, die Anzahl der möglichen Themen variiert jedoch erheblich um eine Zahl von etwa einem Dutzend.

Wir haben oben gesehen, daß sich bereits der "Beziehungswahn" differenzieren läßt in "Eigenbeziehung" und "Beziehungssetzung", d.h. verschiedene Sachverhalte. Darüber hinaus erscheint es uns fraglich, ob Termini wie beispielsweise "Beeinträchtigungswahn" und "Abstammungswahn" überhaupt miteinander vergleichbar sind (d.h. kategorial auf einer Ebene liegen) und als "Themen" einander nebengeordnet werden sollten. Wir sind vielmehr der Auffassung, daß "Beeinträchtigungswahn" eine zu allgemeine und "Abstammungswahn" eine zu spezielle Bedeutung hat und daß beide Begriffe nicht zur Bezeichnung von Themen herangezogen werden sollten.

Da es zudem fraglich ist, ob man überhaupt von "Themen" sprechen sollte - die Redeweise legt nahe, daß sich bei angenommener gleicher Struktur der Wahn "nur" inhaltlich unterscheidet -, halten wir die Bezeichnung "Wahnformen" für geeigneter. Wahnformen nehmen gewissermaßen eine Mittelstellung ein zwischen rein inhaltlichen und rein strukturellen Gesichtspunkten. Sie sind bis heute Gegenstand empirisch-psychopathologischer Forschung und stellen eine Beschreibungsebene dar, die zwischen dem anerkanntermaßen ideographisch bedingten "So-Sein" und dem zumindest von den meisten Autoren als Ausdruck eines zugrundeliegenden Morbus' angenommenen "Daß-Sein" des Wahns liegt. Die Bedingtheit der Wahnformen ist weitgehend offen.[2]

---

[1] Zur Wahnstruktur vgl. BERNER 1965, BERNER et al. 1971, BERNER 1975 sowie BERNER 1987.
[2] Für den Fall "Herr Z." stellte sich diese Frage mithin wie folgt: Daß im Wahn die Inhalte "Jugoslawien" oder "Militär" auftreten, ist eindeutig Ausdruck der Biographie, daß überhaupt

Von großer Bedeutung für das Problem der Gründe oder Ursachen von Wahnformen[3] sind zweifellos die Untersuchungen der transkulturellen Psychiatrie, sofern sie nicht das Vorhandensein von Wahn überhaupt oder einzelne Inhalte betreffen (wir sprachen im Abschnitt 2 von der "mittleren Ebene"). Die Frage ist, ob kulturelle Einflüsse auf die Häufigkeit einzelner Wahnformen wirken, d.h. ob es z.B. eine Frage des kulturellen Hintergrundes eines Patienten ist, ob er einen Größenwahn oder einen Beeinträchtigungswahn entwickelt.

KRANZ (1955) untersuchte 894 Krankengeschichten von Patienten mit endogenen Psychosen (651 Schizophrenien und 243 Zyklothymien) aus den Jahren 1886, 1916 und 1946 im Hinblick auf das Vorkommen verschiedener Wahnthemen (zur besseren zahlenmäßigen Vergleichbarkeit zog er 5 Jahrgänge um 1886 heran, d.h. die Krankengeschichten aus den Jahren 1884 bis 1888). Er fand neben konstanten Ergebnissen wie auch auffällige Trends: Beeinträchtigungswahn trat 1886 bei 72%, 1916 bei 75% und 1946 erneut bei 72% aller Schizophrenen auf. Auch das spezielle Wahnthema des Vergiftungswahn war in den drei Jahrgängen bei dieser Krankengruppe mit 24%, 19% und 19% relativ konstant, ebenso wie der religiöse Wahn mit 43%, 44% und 45%. Ebenfalls wenig Unterschiede zeigten sich bei den insgesamt nicht sehr häufigen Weltuntergangserlebnissen, die in 5%, 3% und 8% aufgetreten waren. Demgegenüber fiel eine deutlich rückläufige Tendenz beim schizophrenen Größenwahn auf, der 1886 in 24%, 1916 in 17% und 1946 in 11% der Fälle beobachtet wurde.[4]

Bei den Zyklothymien waren die nach KURT SCHNEIDER typischen depressiven Wahnthemen ebenfalls relativ konstant mit 57%, 83% und 52% Schuldwahn, 27%, 27% und 28% Verarmungswahn und 40%, 25% und 44% hypochondrischem Wahn in den jeweiligen Jahren.

VON ORELLI (1954) untersuchte im Raum Basel die Häufigkeit und den Inhalt der Wahngedanken von endogen Depressiven im Vergleich von 1878 bis 1952. Er stellte eine Abnahme des Themas Versündigung und eine Zunahme der Themen Hypochondrie, Insuffizienz und Verfolgung fest. AGRESTI (1959) fand bei den Untersuchungen von insgesamt 200 Krankengeschichten aus den Jahren 1857 bis 1871, 1920 bis 1923 und 1956 bis 1958 eine Abnahme des Schuldwahns sowie insgesamt religiöser Wahninhalte sowie eine Zunahme von Verfolgungs- und Beeinflussungsideen.

KLAF und HAMILTON (1961) verglichen 100 Krankengeschichten schizophrener Patienten aus den Jahren 1853 bis 1866 mit ebensovielen Krankengeschichten aus den Jahren 1950 bis 1960 und fanden ein Absinken des religiösen Wahns von 54% auf 19,5%. Ebenfalls eine Abnahme religiöser Wahnideen von 20% auf 10% fand ACHTE (1961), der je 100 Krankengeschichten von Schizophrenen aus den Jahren 1900, 1930 und 1960 hinsichtlich des psychopathologischen Bildes verglich. Physikalisch-technische Wahninhalte nahmen erwartungsgemäß zu (12%, 18% und 31%), aber auch politische Inhalte (4%, 7% und 12%).

LENZ (1964) untersuchte anhand von 430 (aus fast 3000 ausgewählten) Krankengeschichten den Symptomwandel der Schizophrenie in Österreich für eine Zeitspanne von 100 Jahren (1856 bis 1955). Er fand für Schizophrene eine "Abnahme der Größenideen in unserem Jahrhundert gegenüber dem vorigen Jahrhundert" (LENZ 1964, S. 43) sowie ein Gleichbleiben hypochondrischer Ideen. Bei den Beeinträchtigungsthemen fand LENZ eine Abnahme von Verhexungsideen und ein Gleichbleiben von Vergiftet- und Betäubtwerden. Beim Verfolgungswahn zeigte sich eine Abnahme der Verfolgung durch "transzendentale Instanzen wie Gott, Teufel, Dämonen etc." (S. 47) und eine Zunahme der Verfolgung durch Menschen ("wie z.B. von politischen Parteien, Vorgesetzten, Nachbarn etc.") und Sachen wie z.B. Maschinen. LENZ unternahm zudem eine Differenzierung hinsichtlich des Gehaltes der Psychose in "real" und "irreal" und fand - etwas paradox formuliert - "eine signifikante Zunahme des realen Wahns" (LENZ 1964, S. 47), womit er letztlich eine Zunahme physikalischer Wahnthemen meint.

STEINBRUNNER und SCHARFETTER (1976) untersuchten jeweils 100 Krankengeschichten paranoider Psychosen (ICD 295.3 und 297.0-9) aus den Jahren 1911 und 1973. Als relativ konstante Wahnthemen erwiesen sich Verfolgungs- und Beeinträchtigungswahn mit einer Häufigkeit von 84% im Jahre 1911 und ebenfalls 84% im Jahre 1973 sowie Beziehungswahn mit Häufigkeiten von 8% und 10% sowie religiöser Wahn mit 12% und 14%. Die Autoren fanden weiterhin eine

---

ein Wahn vorliegt, ist Ausdruck einer Krankheit. Wie aber das Vorhandensein von *Verfolgungswahn* zu werten ist, ist bis heute Gegenstand der Diskussion.

3 Das Lebensalter scheint einen Einfluß auf die Ausbildung bestimmter Wahnformen zu haben, wie die Untersuchungen von BERNER 1965, HUBER et al. 1975, KLAESI 1934 und PAULEIKHOFF 1969 zeigen.

4 Eine Abnahme von Größenideen ist interessanterweise nicht nur für den Wahn Schizophrener, sondern auch für den Wahn bei progressiver Paralyse bekannt (PAULEIKHOFF 1962, VURDLA, zit. nach LENZ 1964, S. 71).

Zunahme des hypochondrischen Wahnes von 3% auf 12% und eine Abnahme des Größenwahnes von 30% auf 23% sowie des Liebeswahnes von 9% auf 4%.

Der Größenwahn insgesamt ist nach den Erfahrungen einiger Untersucher im Abnehmen begriffen. Den Grund hierfür vermutet KRANZ im allgemeinen Zeitgeist im Sinne eines Zurücktretens der individuellen Eigenständigkeit der Person gegenüber der Entwicklung zur Gruppenbildung sowie in einer Abnahme geeigneter Bezugsfiguren, wie sie früher in Form von Potentaten häufiger vorhanden waren. Der Größenwahn leide mithin an einer "Besetzungsatrophie", wie sich KRANZ (1967, S. 607) ausdrückt. Demgegenüber fand LAMBO (1965), daß Größenideen bei afrikanischen Analphabeten nur selten vorkamen gegenüber den häufigen Größenideen der Stadtbevölkerung bzw. der des Lesens und Schreibens kundigen Afrikaner, bei denen man häufig Selbstüberschätzung und extravagante Ideen beobachten konnte. Offensichtlich sind hier zwei gegenläufige Effekte zu vermerken.

Von großer Bedeutung für die theoretischen Überlegungen zum depressiven Wahn sind die Ergebnisse einer Untersuchung von MURPHY et al. (1967) zum Vorkommen *depressiver Wahnformen* in verschiedenen Kulturen. Die Autoren fanden zunächst, daß Selbstanklage und Selbstabwertung, wie in den Hand- und Lehrbüchern der Psychiatrie immer wieder beschrieben, häufige Wahnformen endogen depressiver Patienten sind. Beim internationalen Vergleich zeigte sich, daß diese Wahnformen bei Depressiven aus den Kulturen häufig waren, in denen die klassischen Theorien und Beschreibungen entwickelt worden waren.[5] Für Kulturen außerhalb der jüdisch-christlichen Tradition traf dies jedoch nicht zu. Patienten aus Gesellschaften außerhalb des jüdisch-christlichen Kulturkreises zeigten die Wahnformen der Selbstanklage und Selbstentwertung kaum oder gar nicht. MURPHY et al. erklären dies weniger durch einen direkten Zusammenhang zwischen kulturell akzeptierten Werten und dem Wertsystem des Individuums als vielmehr über einen Einfluß der Kultur auf die Entwicklung bzw. Ausbildung der Persönlichkeit und deren Struktur. In jedem Falle wird durch diesen Befund die Auffassung von KURT SCHNEIDER (1950) relativiert, daß es sich bei den depressiven Wahnformen um einen Ausdruck der "Urängste" des Menschen (d.h. *aller* Menschen) handelt.

Auch für Theorien zur Genese des schizophrenen Wahns wurden die Ergebnisse vergleichender Untersuchungen herangezogen, und es ist wahrscheinlich, daß bestimmte Wahnformen nur in geringem Ausmaß von der individuellen Persönlichkeit, früheren Erlebnissen oder bestimmten Umweltkonstellationen bedingt werden, sondern vor allem von der "primären" Veränderung des seelischen Zustandes durch den Morbus.[6]

7.2 Die "andere Welt" des Wahnkranken

Mit Bezug auf den unverständlichen inhaltlichen Aspekt des Wahns ist häufig in der Literatur von der "anderen Welt" des Kranken die Rede. Was ist damit gemeint? Was kann damit nicht gemeint sein? Was assoziieren wir gewöhnlich mit einer solchen Redeweise? - Versuchen wir zunächst zu präzisieren, was die Rede von der "anderen Welt" des Kranken bedeutet: Warum belassen wir es nicht bei der anderen *Gestik, Mimik*, dem anderen *Verhalten* oder den anderen *Gedanken*? Was bringt uns dazu, von der "anderen *Welt*" zu sprechen?

---

[5] Hierzu passen auch die oben angeführten Ergebnisse von KRANZ zur weitgehenden Konstanz depressiver Wahninhalte über die Zeit.
[6] Vgl. PAULEIKHOFF 1954, KRANZ 1967.

7.2.1 Sprache und "Begriffssystem"

Hinter der Redeweise von der "anderen Welt", in der der Wahnkranke lebt, steht eine bestimmte Auffassung von dem, was mit "Welt" zu bezeichnen ist, bzw. von dem, was man allgemein "Erfahrung von Welt" nennen kann. Dieser Auffassung zufolge ist Welterfahrung nie unabhängig von demjenigen, der erfährt, sondern im Gegenteil als dessen Leistung zu begreifen. Unter diesem Blickwinkel läßt sich die Rede von der "anderen Welt" des Kranken etwa wie folgt explizieren: Welt erfahren heißt nicht passives Aufnehmen, sondern aktives Ordnen, Strukturieren bzw. (Über-) Formen von sinnlichem Material. Geschieht diese Aktivität, die immer Aktivität eines Individuums, einer Person ist, auf andere Weise oder mittels anderer Ordnungsprinzipien, so resultiert daraus für diese Person eine "andere Welt".

Betrachten wir weiterhin das Verhältnis von "unserer Welt" zu jener "anderen Welt". Sofern man sich jede "Welt" (d.h. die Gesamtheit der Erfahrungen eines Menschen) durch einen Kreis symbolisiert denkt, läßt sich das Verhältnis zweier "Welten" illustrieren durch zwei sich teilweise überlappende Kreise. Sofern wir überhaupt irgendetwas verstehen (irgendwelche Worte bzw. irgendwelche Gesten oder andere Verhaltensweisen), werden sich die Kreise immer überlappen; genaugenommen ist also (sieht man einmal von möglicherweise existierenden Extremfällen ab) die von uns so bezeichnete "andere Welt" des Kranken ein Teil von dessen "Welt", genauer: der Teil, der sich nicht mit unserer Welt deckt. Diesem Bilde entsprechend würden wir alles uns Verständliche am Kranken unserer gemeinsamen Welt zuordnen (dem Bereich des Überlappens der beiden Kreise), das Unverständliche würden wir auf das Konto der "anderen Welt" schieben.

Der Begriff der "anderen Welt" ist damit präzisiert: mit der "anderen Welt des Kranken" meinen wir in der Regel den uns nicht zugänglichen bzw. uns unverständlichen Anteil seiner Weise des Ordnens, Strukturierens und Überformens von sinnlichem Material zu seiner Welt-Erfahrung, kurz: *die andere Welt ist der uns unverständliche Teil seiner Erfahrung*. Diese Überlegung mag etwas spitzfindig oder spekulativ erscheinen; dennoch klärt sie lediglich das, was im klinischen Alltag oft gesagt wird ("dieser Patient befindet sich offenbar in einer ganz anderen Welt"), näher auf.

Es soll im folgenden gezeigt werden, daß das oben skizzierte Verständnis der "anderen Welt" des Kranken inkohärent ist und einem anderen Verständnis weichen muß. Der dargestellte Gedankengang geht auf den analytischen Philosophen D. DAVIDSON zurück und findet sich in modifizierter Form auch bei R. RORTY.[7]

Wenn wir von der anderen Weise des Ordnens und Strukturierens sprechen, so meinen wir letztlich andere uns unverständliche Ordnungsprinzipien. Diese "Ordnungsprinzipien", mit deren Hilfe wir beim Erfahren von Welt ständig operieren, sind nichts anderes als sprachliche Strukturen, kurz: Begriffe. Wenn der Psychotiker mithin anders strukturiert, so verwendet er andere, uns unverständliche Begriffe. Das Argument der "anderen Welt", in der der Psychotiker lebt, läßt sich mithin auch wie folgt formulieren: Unsere Welt ist für uns so, wie sie ist, durch unsere Weise ihres begrifflichen Erfassens; die Welt des Kranken ist so, wie sie ist, durch seine - andere - Weise des Erfassens.

---

[7] Für eine ausführliche Diskussion der Überlegungen von DAVIDSON (1973) und RORTY (1972) sowie weiterführende Literatur siehe SPITZER 1985, insbesondere Abschnitt 4.3.

Um entsprechenden Einwänden zu begegnen, sei bereits hier kurz gezeigt, daß dies tatsächlich die einzige haltbare Explikation der impliziten Vorannahmen ist, die mit dem hier zur Diskussion stehenden klinischen Sprachgebrauch verbunden sind. Mit der "anderen Welt" muß begriffliches Erfassen, und nicht etwa eine andere Art von Empfinden oder Sinnlichkeit gemeint sein: Wir können mit der "Andersartigkeit" des Kranken nicht z.B. meinen, daß er statt Rot Blau sieht oder statt Grün Gelb, allgemein, daß das sinnliche Material bzw. das sinnlich Gegebene bei ihm von prinzipiell anderer Art ist als bei uns. Eine solche Auffassung könnten wir mit nichts rechtfertigen als durch Auskünfte seitens des anderen, und solange dieser andere gleiche Begriffe beim Anblick gleicher Gegenstände verwendet, könnten wir keinerlei Notiz davon nehmen.[8] Man könnte noch einwenden, daß nicht andere Begriffe, sondern ein anderer Umgang mit denselben Begriffen gemeint sei (etwa im Sinne einer formalen Denkstörung). Hierzu ist zu sagen, daß - sofern der "andere Umgang" überhaupt zu einem Ergebnis führt und nicht nur dazu, daß nichts erfahren bzw. strukturiert wird - wir mit "anderem Umgang" letztlich nur "andere Bedeutung" meinen können (denn ansonsten würden wir hiermit im Hinblick auf unser Problem nichts Sinnvolles aussagen). Wenn wir von der anderen Welt des Patienten sprechen, so können wir mithin nur seine *andere Weise der begrifflichen Strukturierung* meinen.

Rufen wir uns nochmals in Erinnerung, daß wir nicht die überlappenden Bereiche unserer Welt mit der "anderen Welt des Kranken" meinen können, sondern mit der "anderen Welt" gerade auf den Bereich abzielen, der sich *nicht* mit "unserer Welt" deckt.

Begriffe sind nicht unabhängig von anderen Begriffen, sie stehen nicht beziehungslos nebeneinander, sondern bilden vielmehr immer ein System: Art und Gattungsbegriffe, Gegensatzpaare und Negationen seien nur als Beispiele für die vielfachen Relationen zwischen Begriffen angeführt. Ein Begriff, der in keinerlei Relationen zu anderen Begriffen steht, ist - wie leicht gezeigt werden kann - überhaupt nicht denkbar. Man spricht daher häufig auch vom "Begriffssystem", und es hindert nichts daran, dieses Begriffssystem kurzerhand mit dem zu identifizieren, was wir gewöhnlich mit "Sprache" bezeichnen.

Diese Identifikation vereinfacht das Argument, ist aber zur Durchführung des Arguments nicht notwendig. Sofern man sich dagegen sträubt, sein "Begriffssystem" mit der Sprache, mit bzw. in der man lebt, zu identifizieren, kann man auch von einer Beziehung zwischen Sprache und Begriffssystem ausgehen, wobei diese Beziehung letztlich den Charakter einer Abbildung hat. Der Einfachheit halber führen wir im folgenden die Argumentation mittels des Begriffs "Sprache" weiter.

7.2.2 Voraussetzungen des Erkennens von Sprache als Sprache

Die Rede von der "anderen Welt" des psychisch Kranken - im obigen Sinne verstanden - stellt sich damit als die Rede von dessen *anderer Sprache* heraus. Wie aber erkennen wir seine "andere Sprache"? Zunächst einmal ist gemäß unserer Voraussetzung ein Verstehen dieser Sprache ausgeschlossen, denn mit der "anderen Welt" war ja gerade der unverständliche, uns nicht zugängliche, sich mit der "unsrigen

---

[8] Daß die Berufung auf grundlegend andere empfundene Qualitäten bei Fragen der Rechtfertigung von Erkenntnissen prinzipiell nicht weiterhelfen kann, haben wir an anderer Stelle gezeigt (vgl. SPITZER 1988a).

Welt" nicht überlappende Anteil seiner Weise von Erfahrung, d.h. (wie wir jetzt wissen) seiner Sprache, gemeint. Damit ergibt sich folgendes: *Die Rede von der anderen Welt setzt, um überhaupt sinnvoll zu sein, voraus, daß wir eine andere Sprache als solche erkennen, ohne sie zu verstehen.* - Kann man das?

Im nun folgenden Schritt der Argumentation soll gezeigt werden, daß das Erkennen von Sprache als Sprache voraussetzt, daß sie verstanden wird, anders gesagt: es ist nicht möglich, irgendeine Struktur als Sprache zu erkennen, wenn sie unverständlich ist.

Die Behauptung, daß das Erkennen von Sprache deren Verstehen voraussetzt, leuchtet keineswegs unmittelbar ein: Kommt es nicht sehr häufig vor, daß man z.B. jemanden reden hört, ohne überhaupt ein Wort zu verstehen, und wäre es nicht vermessen, auf unserem Unverständnis die Behauptung aufzubauen, die Person spreche überhaupt nicht? Betrachten wir dieses Gegenargument genauer: Sofern wir die Abfolge von Lauten, die jemand zu irgendeiner Zeit an irgendeinem Ort äußert, als Sprache interpretieren, bedarf es der Gründe, dies zu tun. Hören wir beispielsweise eine uns vollkommen fremd erscheinende Lautfolge im Radio, so können wir aufgrund der Annahme, es handele sich um eine Nachrichtensendung, oder einfach auch aufgrund der Annahme, das Radio stelle ein Kommunikationsmittel dar, davon ausgehen, daß in der Tat gesprochen werde und nicht etwa einfach nur Laute ausgestoßen würden. Es bestünde dabei prinzipiell die Möglichkeit der Täuschung (warum sollte nicht ein chinesischer Sender gerade "Lautmalerei" zu beispielsweise meditativen Zwecken ausstrahlen?). Wirklich sicher, daß wir nicht getäuscht werden, können wir erst sein, wenn uns jemand den Inhalt des Gesprochenen übersetzt oder wenn wir selbst zu einer solchen Übersetzung in der Lage sind.

Ein anderes mögliches Gegenargument lautet, daß doch auch zu früheren Zeiten unbekannte Sprachen heute als Sprachen erkannt sind, wie beispielsweise die Hieroglyphen oder die Keilschrift. Man könnte einwenden, daß vor der neuzeitlichen Entdeckung bzw. vor der Entschlüsselung dieser Schriften (im Sinne von Zeichensystemen, d.h. Sprachen), d.h. vor ihrer Entdeckung als Schriften sie schon als Schriften verstanden werden mußten, d.h. der Entzifferung prinzipiell für fähig gehalten werden mußten.

Dieser Einwand stellt jedoch, ebenso wie der vorherige, im Grunde eine Stützung unserer Behauptung dar: Gerade dadurch, daß Hieroglyphen oder Keilschrift entziffert werden konnten, sind sie zu "Schrift", d.h. zu Zeichensystemen geworden. In der Tat mußten sie zum Zwecke ihrer Entschlüsselung bereits als Zeichensystem betrachtet werden, d.h. sie mußten unter der Hypothese betrachtet werden, daß sie verständlich sind. Wären sie bis heute nicht entschlüsselt, so stünde bis heute die Behauptung, es handele sich bei Hieroglyphen oder Keilschrift um Muster, die zur Zierde angebracht sind, unwiderlegt im Raum. Definitiv von Schrift oder von Sprache zu reden, war überhaupt erst möglich *nach* der Entschlüsselung, d.h. nach dem Prozeß des Verstehens.

Ebenso ist Gegenargumenten zu begegnen, die als Beispiele für sich die "Sprache" von Tieren geltend machen. Greifen wir als Beispiel die Sprache der Bienen heraus: K. v. Frisch konnte erst dann von einer "Sprache" der Bienen sprechen, als er deren tänzelnde Bewegungen verstanden hatte, d.h. zu deuten wußte als Zeichen für anderes. Wir waren somit erst dann berechtigt, bestimmte Bewegungen von Insekten als Sprache zu bezeichnen, nachdem wir die Bedeutung der Zeichen erkannt hatten.

Wollte man weiterhin behaupten, daß es auch vollkommen unverstandene Sprachen gibt, so wäre man mit dem Problem konfrontiert, daß man keine Möglichkeit mehr hätte, Sprache von Nichtsprache zu unterscheiden: Auch das Rauschen des Bachs oder des Baumes, die Anordnung der Grashalme auf der Wiese, die Form der Wolke - all das müßte dann als Sprache bezeichnet werden können, als eine für uns unverständliche Sprache zwar, aber dennoch als Sprache. Man kann dies tun, man muß sich allerdings über die Konsequenzen einer solchen Auffassung im klaren sein, denn sofern *alles* Sprache ist (und damit fast alles unverstandene Sprache ist), ist der Begriff der Sprache seiner Bedeutung faktisch beraubt.[9]

Wir können damit *das Argument insgesamt wie folgt zusammenfassen:* Die Rede von der anderen Welt des psychisch Kranken im Sinne einer unverständlichen, sich mit der unsrigen nicht deckenden Weise der Ordnung, Strukturierung oder Überformung von Welterfahrung ist in sich inkohärent. Wird das Unverständnis von Ausdruck, Mimik, Gestik, Verhalten und sprachlichem Inhalt beim Kranken durch den Untersucher mit "in einer anderen Welt leben" zusammengefaßt, so liegt dem ein in sich widersprüchlicher Begriffsgebrauch zugrunde, weil eine solche Redeweise das Erkennen von Sprache ohne deren Verstehen voraussetzt, was prinzipiell nicht möglich ist.

7.2.3 Klinische Relevanz

Warum verwenden wir einen so großen argumentativen Aufwand, um eine in der Regel metaphorisch und vielleicht auch nicht in jedem Fall ganz ernst gemeinte Redeweise zunächst zu präzisieren und dann zu verwerfen? Hierzu ist folgendes zu sagen:

1. Mit der Rede von der "anderen Welt des Psychotikers" im oben präzisierten Sinne ist nichts gewonnen. Wer eine solche Feststellung trifft, der hat bereits einige Befunde erhoben bzw. einige Beobachtungen gemacht und interpretiert dann seine Feststellungen als die Auswirkungen der Veränderung einer "Welt" im Sinne einer psychopathologisch (und nicht biologisch) gefaßten "Grundstörung". Was ist aber damit gewonnen, wenn empirisch Unverständliches (Denken, Verhalten, Ausdruck des Kranken) auf analytisch Inkohärentes zurückgeführt wird bzw. als Ausdruck von analytisch Inkohärentem gewertet wird?

2. Keineswegs wird mit unserer Argumentation irgendetwas von dem geleugnet, was Kranke erzählen, wie sie sich ausdrücken oder wie sie sich verhalten. Es sei nochmals betont, daß sich unsere Argumentation allein darauf richtet, unverständliche Äußerungen oder Verhaltensweisen als Auswirkungen des "in einer anderen Welt Seins" zu interpretieren.

3. Die Rede von der "anderen Welt" des Kranken kann sich dann ungut auswirken, wenn man es bei ihr beläßt! Da mit ihr etwas gesagt zu sein scheint (obgleich nichts gesagt ist), kann sie den psychiatrisch Tätigen gewissermaßen "beruhigen" und ihn sogar an weiterer Exploration hindern: "Du lebst in deiner und ich in meiner Welt, lassen wir es dabei" - *so darf kein Gespräch enden* (obgleich manche

---

9 An dieser Stelle sei hervorgehoben, daß das vorgestellte Argument selbstredend *nicht* für die minutiösen Beschreibungen der "Wahnwelten" zutrifft, die seitens der "anthropologischen Psychiatrie geliefert wurden (vgl. BINSWANGER 1957, 1965 oder STRAUS und ZUTT 1963). Diese Beschreibungen sind vielmehr eine Bestätigung unseres Arguments, denn es ist hier mit Recht von einer "Welt" die Rede: Sie wird im einzelnen beschrieben. Wir richten uns mit dem Argument vielmehr gegen eine manchmal im Praxisalltag zu beobachtende Tendenz.

Kranke dem Untersucher diese Auffassung sogar aufdrängen möchten). Es handelt sich bei dieser Aussage um eine beiderseitige Täuschung, deren Funktion gerade nicht in einem Erkenntnisgewinn, sondern möglicherweise in einem *Abbruch des Dialogs* besteht. Bricht der Patient den Dialog auf diese Weise ab, so ist dies ein wichtiger zu konstatierender Befund; keinesfalls jedoch dürfen die "zwei verschiedenen Welten" zur Rechtfertigung der Beendigung des Dialogs von seiten des Untersuchers herangezogen werden.

4. Wenn etwas unverständlich ist, so sollte den Psychiater interessieren, worin genau das Unverständliche besteht. "Er lebt in einer anderen Welt" - damit ist nichts gewonnen, vielleicht aber etwas verloren: das weitere Nachfragen und Interesse am fortgesetzten Dialog oder die Motivation zu einem erneuten Dialogversuch. Verloren ist möglicherweise auch die Motivation für den Versuch, sich einmal das eigene Unverständnis klar vor Augen zu führen. Wir müssen unser Unverständnis zur Kenntnis nehmen und versuchen, klar zu sagen, worin es besteht und auf welche Äußerungen es sich bezieht.

Zum Schluß sei nochmals daran erinnert, daß wir nicht die Rede von der "anderen Welt" generell, sondern nur im oben explizierten Sinne (d.h. sich auf Unverständlichkeit stützend) kritisiert hatten. Anders verstanden macht der Begriff durchaus Sinn: Wertet ein Patient beispielsweise die Dinge anders, als wir es gewohnt sind, oder haben manche Worte für ihn andere Konnotationen, so können wir versuchen, uns die Wertungen und Konnotationen zu erschließen. Wir können dann nach längerer Exploration finden, daß seine Weise, die Dinge zu erfahren, von der unsrigen erheblich abweicht (und können die Abweichungen angeben!). Wir können dann durchaus sagen, daß er in einer anderen Welt lebe, aber müssen uns dann über folgendes im klaren sein: *Wir können diese Aussage gerade nur insoweit vertreten, wie wir den Patienten verstanden haben, und nicht, wie wir ihn nicht verstanden haben.* "Er lebt in einer anderen Welt" - das kann man sagen, wenn man die andere Welt kennt und sie beschreiben kann und wenn sie dadurch zugänglich geworden ist. Allgemein formuliert: Das Verstehen des Kranken - und keinesfalls das Nicht-Verstehen - kann den Psychiater letztlich dazu bringen, zu sagen, ein Patient lebe in einer anderen Welt.

8 Zusammenfassung

Ausgehend von klinischen Fällen wird der Frage nach einer allgemeinen Definition von Wahn nachgegangen. Die Bedeutung dieser Frage zeigt sich vor allem daran, daß Wahn einerseits im klinischen Alltag eine bedeutende Rolle spielt, andererseits aber die Frage "was ist Wahn?" gemäß der derzeit in der Psychiatrie geltenden Auffassung unbeantwortet ist. Praktische bzw. pragmatische Versuche, diese Frage dadurch zu lösen, daß man sie gleichsam beiseiteschiebt, erweisen sich als unhaltbar: Wahn läßt sich nicht im Rekurs auf "krankhaft" (bzw. "subjektives Krankheitsgefühl" oder "objektive Behinderung") definieren. Ebensowenig findet sich eine hinreichende Definition beispielsweise im DSM-III.

Es ist kein Zufall, daß die JASPERSschen *Wahnkriterien* - (1) subjektive Gewißheit, (2) Unkorrigierbarkeit und (3) Unmöglichkeit des Inhalts - bis heute bei Fragen der Wahndefinition herangezogen werden, obgleich mit ihnen, wie JASPERS bereits selbst wußte, das Problem des "Wesens" von Wahn keineswegs gelöst ist. Die JASPERSschen Wahnkriterien stellen den Leitfaden für unsere Untersuchungen dar, die mit dem dritten Kriterium beginnen.

Das dritte Wahnkriterium läßt verschiedene Interpretationsmöglichkeiten zu, die zwar in der Literatur zu finden sind, selten aber gemeinsam diskutiert werden: Es kann verstanden werden mittels der Begriffe "Richtigkeit", "Normalität" oder "Realität". Anhand der Ergebnisse und methodischen Schwierigkeiten der transkulturellen Psychiatrie wird gezeigt, daß eine allgemeine Diskussion von Wahn, die sich der drei Begriffe bedient, einen Weg finden muß zwischen *Dogmatismus* einerseits und *skeptischem Relativismus* andererseits: Weder sind Richtigkeit, Norm und Realität vollkommen beliebig, noch lassen sich aus deren Nichtbeliebigkeit bereits eine Definition von Wahn bzw. klinisch anwendbare Kriterien für die Unterscheidung von Wahn und Nicht-Wahn gewinnen.

Die Hauptschwierigkeit des dritten Wahnkriteriums - Richtigkeit, Normalität oder Realität bestimmter vom Patienten behaupteter Inhalte sind vom Psychiater zu beurteilen - hat immer wieder zu Versuchen geführt, Wahn unabhängig von (vermeintlich beliebigen) Inhalten zu definieren und anhand dieser Definition zu diagnostizieren. Der bekannteste dieser Versuche ist in KURT SCHNEIDERS Begriff der Wahnwahrnehmung zu sehen, der im Rückgriff auf KARL JASPERS geprägt wurde. Wie gezeigt wird, bezeichnet dieser Begriff jedoch *nicht* eine bestimmte *Struktur*, anhand derer sich Wahn unabhängig von konkreten Inhalten diagnostizieren läßt (und durch die Wahn unabhängig von einem konkreten Inhalt definiert wäre). Die Analyse der Extension des Begriffs "Wahnwahrnehmung" bei verschiedenen Autoren zeigt vielmehr, daß er trotz unterschiedlicher intensionaler Bestimmungen übereinstimmend zur Kennzeichnung von Sachverhalten verwendet wird, die die Diagnose "Wahn" *eindeutig* und *einfach* nahelegen (im Unterschied zu Sachverhalten, bei denen die Diagnose *fraglich* ist). Der Begriff "Wahnwahrnehmung" ist daher durchaus klinisch sinnvoll, bezeichnet allerdings nicht eine formale Struktur.

Das erste und zweite JASPERSsche Wahnkriterium - subjektive Gewißheit und Unkorrigierbarkeit - werden sehr häufig in Verbindung gebracht mit Modellen zur Ätiopathogenese des Wahns, d.h. zu Modellen, die neben der Inadäquatheit der Wahnurteile vor allem die Tatsache zu erklären beanspruchen, daß derartige inadäquate Urteile in ganz besonderer Weise vertreten (subjektive Gewißheit) und entgegen jeglichem argumentativen Widerstand aufrechterhalten werden (Unkorrigierbarkeit). Für entsprechende ätiopathogenetische Überlegungen wurde in der Wahnforschung der Begriff der *Grundstörung* eingeführt. Darunter wird eine dem Wahn zugrundeliegende Störung verstanden, deren Bestehen erklären soll, wie entweder das inadäquate Urteil oder (häufiger) das inadäquate Aufrechterhalten von inadäquaten Urteilen zustandekommt. Die Diskussion der verschiedenen vorgeschlagenen Grundstörungen zeigt allerdings, daß keines der Modelle die vielfältigen klinisch zu beobachtenden Sachverhalte befriedigend erklärt. Die Grundstörungsmodelle leisten jedoch für die Bildung von Arbeitshypothesen einen wichtigen Beitrag zum klinischen Umgang mit dem Sachverhalt Wahn.

Dies läßt sich paradigmatisch anhand der von seiten psychoanalytisch orientierter Autoren vorgebrachten Überlegungen zur Wahngenese verdeutlichen. Insgesamt muß man annehmen, daß es sich bei den verschiedenen Versuchen zur Erklärung der Ursache von Wahn um den Niederschlag jeweils bestimmter klinischer Beobachtungen handelt und daß Wahn auf sehr verschiedene Art entstehen kann.

Das erste und zweite Wahnkriterium erweisen sich mit der Grundstörungsdiskussion (d.h. mit Versuchen, ihr Zustandekommen zu erklären) keineswegs als in ihrer Wertigkeit für eine Wahndefinition ausgeschöpft: Zunächst fällt auf, daß es neben Wahnurteilen eine Reihe anderer Urteile gibt, hinsichtlich derer eine Person als unkorrigierbar und subjektiv gewiß bezeichnet werden kann. Es sind dies Urteile einer Person über *ihre eigenen* mentalen Zustände. Subjektiv gewisse, unkorrigierbare Urteile stellen mithin lediglich das Genus dar, und Wahnurteile sind neben Urteilen über eigene mentale Zustände eine der Unterarten dieses Genus'. Wenn nun subjektiv gewisse und unkorrigierbare Urteile - wie u.a. am Beispiel der transkulturellen Psychiatrie gezeigt - nicht allgemein durch Hinzunahme des dritten Wahnkriteriums (Unmöglichkeit des Inhalts) zu Wahnurteilen werden, so erhebt sich erneut die Frage nach der spezifischen Differenz, die das Genus subjektiv gewisser unkorrigierbarer Urteile in Wahnurteile und Nicht-Wahn-Urteile scheidet. Wie sich zeigen läßt, liegt diese Differenz im Anwendungsbereich: Wahnurteile sind solche, die sich nicht auf eigene mentale Zustände beziehen, aber geäußert werden in der gleichen Form - unkorrigierbar und subjektiv gewiß - wie Aussagen über eigene mentale Zustände. Die hiermit vorgeschlagene begriffliche Abgrenzung des Sachverhaltes "Wahn" deckt sich besser mit der klinischen Praxis als andere Definitionen und liefert zudem Hinweise für weitere empirisch-psychopathologische Studien.

Diese Überlegungen lassen den in der Wahnliteratur immer wieder diskutierten und in der Regel "inhaltlich" verstandenen "Ich-Bezug" des Wahns in einem neuen Licht erscheinen. Wahnurteile haben insofern immer einen "Bezug" zum "Ich", als sie ihrer formalen Struktur nach identisch sind mit Aussagen einer Person über bestimmte Aspekte ihrer selbst, anders ausgedrückt: Wahnurteile haben die Form von Aussagen einer Person über ihre mentalen Zustände, ihr Inhalt entspricht jedoch genau *nicht* solchen Aussagen.

Von dieser Art des Ich-Bezugs (d.h. eine analoge *Form* betreffend) zu unterscheiden ist der Ich-Bezug bei Sachverhalten, die klinisch als "Eigenbeziehung" bezeichnet werden. Derartige Erlebnisse sollten im Sinne einer Ichstörung verstanden werden. Damit kann auch der Einwand entkräftet werden, daß es sich beim Bezeiehungs-"wahn" um einen Sachverhalt handelt, der unserer Charakterisierung von Wahn widerspricht: Beziehungswahn muß nicht als subjektiv gewisse und unkorrigierbare *falsche* Aussage über die *Welt*, sondern kann als *richtige* Aussage über das *eigene Erleben* aufgefaßt werden.

Beim Größenwahn bzw. Kleinheitswahn entsteht scheinbar eine ähnliche Schwierigkeit für die vorgeschlagene Definition, da sich die Wahnurteile zumindest teilweise auf eigene mentale Zustände beziehen. Sofern man jedoch diese Urteile nicht als Wahn, sondern als Beschreibungen der depressiven bzw. manischen Denkstörung versteht, entstehen keine Schwierigkeiten: Die Patienten beschreiben nicht die Realität falsch, sondern ihr Erleben richtig. Als Wahn sind Äußerungen erst dann zu bezeichnen, wenn sie sich auf die ganze Person beziehen, d.h. den intersubjektiven Außenaspekt miteinschließen.

Das Problem des religiösen Wahns läßt sich mit unserer Charakterisierung von Wahn ebensowenig lösen wie mit allen anderen bekannten Definitionen. Als Fortschritt kann allerdings geltend gemacht werden, daß sich die Problemlage klarer darstellen läßt. Klinisch wurde und wird religiöser Wahn immer indirekt (d.h. über das Vorhandensein anderer psychischer Symptome) festgestellt.

Der Einwand, daß analytische Urteile die Wahnkriterien erfüllen, ohne daß es sich hierbei um Wahn handele (d.h. daß die Definition zu "weit" sei), läßt sich wie folgt entkräften: Bei richtigen analytischen Urteilen kommt der Verdacht, es könne sich um Wahn handeln, nicht auf. Bei falschen analytischen Urteilen handelt es sich um formale, nicht um inhaltliche Denkstörungen.

Wie anhand eines Falles von Wahn, bei dem kein Ich-Bezug vorzuliegen schien, gezeigt wird, lassen sich inhaltliche Bezüge des Wahns zur Person des Kranken bei genauer Betrachtung durchaus finden. Inwieweit diese inhaltlichen Bezüge mit dem definitorischen Zusammenhang in Verbindung stehen, bleibt späteren Untersuchungen vorbehalten.

Die Diskussion wirft ein neues Licht auf die bislang meist rein inhaltlich verstandenen "Wahnformen", was an Beispielen aus dem Bereich der transkulturellen Psychiatrie dargestellt wird.

Vor dem Hintergrund der gesamten Diskussion läßt sich die *Bedeutung der JASPERSschen Wahnkriterien* (vgl. die in Abschnitt 1.5 aufgeworfenen Fragen) wie folgt bewerten:

Zur *Anwendbarkeit* der JASPERSschen Wahnkriterien ist zu sagen, daß das dritte Wahnkriterium (Unmöglichkeit des Inhalts) insbesondere durch das zunehmende Interesse an der transkulturellen Psychiatrie einer Reihe von Einschränkungen unterzogen werden mußte. Das erste und zweite JASPERSsche Wahnkriterium werden dagegen bis heute bei der Diagnostik von Wahn zu Recht angewandt.

Unsere Überlegungen haben insbesondere gezeigt, daß das erste und zweite JASPERSsche Wahnkriterium nicht nur einen empirischen Hinweis für das Vorliegen oder Nichtvorliegen von Wahn liefern. Eine detaillierte Interpretation dessen, was *"subjektive Gewißheit"* und *"Unkorrigierbarkeit"* bedeuten, zeigt vielmehr, daß diese Bestimmungen *bei der Charakterisierung von Wahn (Wahndefinition)*, leitend sein können: Die ersten beiden JASPERSschen Wahnkriterien stellen eine strukturelle Identität von Wahnurteilen mit bestimmten Aussagen einer Person über sich selbst her.

Aus dem Gesagten folgt, daß es *keiner Modifikationen der ersten beiden Wahnkriterien von JASPERS bedarf*. Das dritte Kriterium ist - wahrscheinlich in einem etwas schwächeren Maße, als noch JASPERS dies annahm - lediglich als klinischer

Hinweis für das Vorhandensein von Wahn klinisch brauchbar, zur Wesensbestimmung trägt es nicht bei.

Die Frage, was Wahn ist, läßt sich im Rückgriff auf JASPERS damit wie folgt beantworten: *Beim Wahn handelt es sich um Aussagen, die formal wie Aussagen über einen mentalen Zustand geäußert werden, bei deren Inhalten es sich jedoch nicht um mentale Zustände, sondern um intersubjektiv zugängliche ("objektive") Sachverhalte handelt.*

Was *Folgerungen für die klinische Praxis* anbelangt, so ergibt sich aus unserer Definition unmittelbar, daß es klinisch nicht um eine empirische Validierung oder Falsifizierung von Patientenaussagen geht, sondern um die genaue Erfassung der Art, wie eine Person bestimmte Aussagen vertritt. Von erheblicher klinischer Relevanz erscheint uns auch die Diskussion der Grundstörungsmodelle (vgl. Abschnitt 4): Da aufgrund der bisher vorliegenden Erfahrungen keine endgültige Entscheidung für oder gegen ein bestimmtes Modell getroffen werden kann, können alle diskutierten Modelle als diagnostische Wegweiser dienen. Nach heutigem Erkenntnisstand sind die Grundstörungsmodelle somit weniger von ätiologischer, als vielmehr von heuristischer Bedeutung. Dies bedeutet auch, daß keine Theorie der Genese von Wahn an den Patienten mit Ausschließlichkeitsanspruch herangetragen werden darf. Die Überlegungen zu einem möglichen Mißverständnis der Rede von der "eigenen Welt" des Kranken besitzen ebenfalls klinische Relevanz, da das Mißverständnis dem Dialog mit dem Patienten hinderlich ist.

Unsere Diskussion des Sachverhaltes Wahn liefert eine Reihe von *Ansätzen für weitere empirisch-psychopathologische Forschungen*: Die Bedingungen für die Genese und den Verlauf von Wahn waren zwar bereits Gegenstand empirischer Untersuchungen, viele Fragen lassen sich jedoch mit Hilfe des vorliegenden Datenmaterials nicht entscheiden, zum Teil deshalb, weil unklar ist, unter welchen (begrifflichen) Voraussetzungen die Daten erhoben wurden. So ist die Frage des Zusammenhangs von Wahn und Affekt, von Wahn und formalen Denkstörungen sowie von Wahn und Wahrnehmungsstörungen bis heute nicht endgültig geklärt. Ob die empirisch-psyhopathologische Forschung eine "integrative" Theorie stützt, ist bislang offen. Begriffliche Differenzierungen erscheinen vor dem Hintergrund der Tatsache, daß psychopathologische "Daten" immer Resultat von Interpretationsschritten sind und daß diese Daten heute mit einer Vielzahl anderer Variablen in Beziehung gesetzt werden, notwendiger denn je.

Literatur

ABRAMS, R., TAYLOR, M.A., GAZTANAGA, P.: Manic-depressive illness and paranoid schizophrenia. Arch. Gen. Psychiatry 31, S. 640-642, 1974

ABROMS, G.M., TAINTOR, Z.C., LHAMON, W.T.: Percept Assimilation and Paranoid Severity. Arch. Gen. Psychiat. 14, S. 491-496, 1966

ACHTÉ, K.A.: Der Verlauf der schizophrenen und der schizophreniformen Psychosen. Acta Psychiatrica et Neurologica Scandinavica, Suppl. 1961

ADLER, A.: Praxis und Theorie der Individualpsychologie. 3. Aufl., Bergmann, 1927

AGRESTI, E.: Riv. Pat. nerv. ment. 80, S. 845-865, 1959

AL-ISSA, I.: Social and cultural aspects of hallucinations. Psychological Bulletin 84, S. 570-587, 1977

ALLERS, R.: Über psychogene Störungen in sprachfremder Umgebung. (Der Verfolgungswahn der sprachlich Isolierten). Z. f. d. g. Neur. u. Psychiat. 60, S. 281-289, 1920

ALTMAN, H., SLETTEN, I.W., EATON, M.E., ULETT, G.A.: Demographic and Mental Status Profiles - Patients with Homicidal, Assaultive, Suicidal, Persecutory and Homosexual Ideation. Psychiatric Quarterly 45, S. 58-64, 1971

ANDERSON, C.: On certain conscious and unconscious homosexual responses to warfare. Brit. J. medical psychology, S. 161-174, 1944

ARIETI, S.: Interpretation of Schizophrenia. Brunner, New York, 1955

ARONSON, M.L.: A Study of the Freudian Theory of Paranoia By Means of the Rorschach Test. Journal of Projective Techniques 16, S. 397-411, 1952

ARTHUR, A.Z.: Theories and explanations of delusions: a review. The American Journal of Psychiatry 121, S. 105-115, 1964

ARTISS, K.L., BULLARD, D.M.: Paranoid Thinking in Everyday Life. Arch. Gen. Psychiat. 14, S. 89-93, 1966

AVENARIUS, R.: Über Größenwahn und Sprachverwirrtheit. Nervenarzt 37, S. 349-357, 1966

AVENARIUS, R.: Der Größenwahn. Springer, Berlin, Heidelberg, New York, 1978

BAEYER, W. v.: Der Begriff der Begegnung in der Psychiatrie. Nervenarzt 26, S. 369-376, 1955

BAEYER, W. v.: Zum paranoiden Umschlag cyclothymer Depressionen in der Krampfbehandlung. Nervenarzt 28, S. 100-103, 1957

BAEYER, W. v.: Wähnen und Wahn. Enke, Stuttgart, 1979

BASH, K.W.: Lehrbuch der allgemeinen Psychopathologie. Thieme, Stuttgart, 1955

BAUMAYER, F.: Der Fall Schreber. [Psyche 9, S. 513-536, 1955]. In: HEILIGENTHAL, P., VOLK, R. (Hg.): Denkwürdigkeiten eines Nervenkranken, S. 341-363. Syndikat, Frankfurt, 1985

BAUMAYER, F.: Noch ein Nachtrag zu Freuds Arbeit über Schreber. [Zeitschrift für psychosomatische Medizin und Psychoanalyse 16, S. 243-245, 1970]. In: HEILIGENTHAL, P., VOLK, R. (Hg.): Denkwürdigkeiten eines Nervenkranken, S. 364-366. Syndikat, Frankfurt, 1985

BECK, A.T.: Cognition, Affect, and Psychopathology. In: LONDON, H., NISBETT, R.E. (eds.): Thought and Feeling. Aldine, Chicago, 1974, S. 127-140

BECK, A.T.: Depression. Causes and Treatment. University of Pennsylvania Press, Philadelphia, 1972

BECKER, T.: Zur Diagnose paranoischer Zustände. Münchener Medizinische Wochenschrift 61, S. 637-642, 1914

BELLAK, L.: Schizophrenia: a review of the syndrome. Logos Press, New York, 1958

BERGER, H.: Klinische Beiträge zur Paranoiafrage. Monatsschrift f. Psychiatrie und Neurologie 34, S. 181-229, 1913

BERINGER, K.: Formen des Aberglaubens im Schwarzwald. Arch. f. Psych. 108, S. 228-254, 1938

BERNER, C., BERNER, P., GABRIEL, E., KÜFFERLE, B., MADER, R., MÜLLER, E., SALETU B.: Aktuelle Probleme der Wahnforschung. Nervenarzt 42, S. 511-516, 1971

BERNER, P.: Das paranoische Syndrom. Springer, Berlin, 1965

BERNER, P.: Der Lebensabend der Paranoiker. Wien. Z. Nervenheilkunde 27, S. 115-161, 1969

BERNER, P.: Zum heutigen Stand der Wahnforschung. Psychiatria clin. 8, S. 1-13, 1975

BERNER, P., GABRIEL, E., KÜFFERLE, B.: Verlauf depressiver Verstimmungen bei chronisch Wahnkranken. Wien. Z. Nervenheilkunde **29**, S. 204-209, 1971

BERNER, P., NASKE, R.: Wahn. In: MÜLLER, CH. (Hrsg.): Lexikon der Psychiatrie. Springer, 1973

BERRY, J.W.: On cross-cultural comparability. International Journal of Psychology **4**, S. 119-128, 1969

BERZE, J.: Das Primärsymptom der Paranoia. 1903

BERZE, J.: Zur Phänomenologie und zur Theorie des Beziehungswahnes. Allg. Z. f. Psychiatrie **84**, S.1-21, 1926

BERZE, J., GRUHLE, H.W.: Schizophrenie der Psychologie. Springer, Berlin, 1929

BICKEL, H.: Über affektive und intellektuelle Wahnideen. Eine pathopsychologische Studie. Z. f. d. g. Neur. u. Psychiat. **58**, S. 94-132, 1920

BILZ, R.: Der Wahn in ethologischer Sicht. Anthropologische Erörterungen über das Wahn-Problem. Studium generale **20**, S. 650-660, 1967

BINSWANGER, L.: Schizophrenie. Neske, Pfullingen, 1957

BINSWANGER, L.: Über das Wahnproblem in rein phänomenologischer Sicht. Schw. Arch. Neurol. Psychiat. **91**, S. 85-88, 1963

BINSWANGER, L.: Wahn. Neske, Pfullingen, 1965

BIRNBAUM, K.: Psychosen mit Wahnbildung und wahnhafte Einbildungen bei Degenerativen. Carl Marhold Verlagsbuchhandlung, Halle a.S., 1908

BIRNBAUM, K.: Pathologische Ueberwertigkeit und Wahnbildung. Monatsschrift f. Psych. u. Neurol. **37**, S. 39-80, 1915

BITTER, W. (Hrsg.): Massenwahn in Geschichte und Gegenwart. Klett, Stuttgart, 1965

BLANKENBURG, W.: Zur Differentialphänomenologie der Wahnwahrnehmung. Eine Studie über abnormes Bedeutungserleben. Nervenarzt **36**, S. 286-297, 1965

BLANKENBURG, W.: Die anthropologische und daseinsanalytische Sicht des Wahns. Studium generale **20**, S. 639-650, 1967

BLANKENBURG, W.: Der Verlust der natürlichen Selbstverständlichkeit. Enke, Stuttgart, 1971

BLANKENBURG, W.: Unausgeschöpftes in der Psychopathologie von Karl Jaspers. Nervenarzt **55**, S. 447-460, 1984

BLANKENBURG, W.: Phänomenologisch-anthropologische Aspekte von Wahn und Halluzination. In: OLBRICH, H.M. (Hrsg.): Halluzination und Wahn. Springer, Berlin, Heidelberg, New York, 1987, S. 77-101

BLEULER, E.: Affektivität, Suggestibilität und Paranoia. Halle, 1906

BLEULER, E.: Dementia praecox. Franz Deuticke, Leipzig, Wien, 1911

BLEULER, E.: Lehrbuch der Psychiatrie. Springer, Berlin, 1916

BLEULER, E.: Halluzinationen und Schaltschwäche. Schweizer Arch. f. Neurol. u. Psychiat. **13**, S. 88-98, 1923

BÖHMIG, W.: Massenpsychologisches aus katholischer Kirche und Sozialdemokratie. Arch. f. Psych. **70**, S. 109-128, 1924a

BÖHMIG, W.: Zur Psychologie der Beichte. Arch. f. Psych. **70**, S. 655-659, 1924b

BONNER, H.: The problem of diagnosis in paranoic disorder. Am. J. Psychiatry **107**, S. 677-683, 1951

BRAATEN, L.J., DARLING, C.D.: Overt and covert homosexual problems among male college students. Genetic Psychology Monographs **71**, S. 269-310, 1965

BRAM, S., SIMOS, A.T.: Cross cultural factors in a study of adolescent psychiatric patients who report "hearing voices". Revista Interamericana de Psicologia **15**, S. 63-66, 1981

BRON, B.: Zur Psychopathologie und Verkündigung des Propheten Ezechiel. Zum Phänomen der prophetischen Ekstase. Schweizer Archiv für Neurologie, Neurochirurgie und Psychiatrie **128**, S. 21-31, 1981

BRON, B.: Depression und Glaube bei Hiob. Schweizer Archiv für Neurologie, Neurochirurgie und Psychiatrie **133**, S. 159-174, 1983

BROWN, L.J.: Paranoid Schizophrenia and Homosexuality. A Case Study. Bulletin of the Menninger Clinic **46**, S. 414-428, 1982

BRUCH, H.: Mass Murder: The Wagner Case. Amer. J. Psychiat. **124**, S. 693-698, 1967

BULL, H.C., VENABLES, P.H.: Speech Perception in Schizophrenia. Brit. J. Psychiat. **125**, S. 350-354, 1974

BULLARD, M.: Psychotherapy of Paranoid Patients. Arch. Gen. Psychiat. **2**, S. 137-141, 1960

BURKHARDT, H.: Die Wahnstimmung als pathologisches Kommunikationsphänomen. Nervenarzt **35**, S. 405-412, 1964

BUMKE, O.: Allgemeine Psychopathologie (1914). In: SANER, H. (Hrsg.): Karl Jaspers in der Diskussion. Piper, München, 1973

BUSSMANN, H.: Lexikon der Sprachwissenschaft. Kröner, Stuttgart, 1983

CAMERON, N.: The Paranoid Pseudo-Community. American Journal of Sociology **49**, S. 32-38, 1943

CAMERON, N.: The paranoid pseudo-community revisited. The American Journal of Sociology **65**, S. 52-58, 1959

CARR, A.C.: Observations on Paranoia and their Relationship to the Schreber Case. Med. J. of Psychoanalysis, S. 195-200, 1963

CASTAÑEDA, H.-N.: Persons, Egos, and I's: Their Sameness Relations. In: SPITZER, M., UEHLEIN, F.A., OEPEN, G. (Eds.): Psychopathology and Philosophy, S. 210-

234, Springer, Berlin, Heidelberg, New York, London, Paris, Tokyo, 1988

CATTEL, R.B., MORONY, J.H.: The use of the 16 PF in distinguishing homosexuals, normals, and general criminals. Journal of Consulting Psychology **26**, S. 531-540, 1962

COFFEY, C.E.: Cerebral laterality and emotion: The neurology of depression. Compr. Psychiat. **28**, S. 197-219, 1987

COLBY, K.M.: Artificial Paranoia: A Computer Simulation of Paranoid Processes. Pergamon Press Inc., New York, 1975

CONRAD, K.: Die beginnende Schizophrenie. Thieme, Stuttgart, 1971

COOPER, A.F.: Deafness and Psychiatric Illness. Brit. J. Psychiat. **129**, S. 216-226, 1976

COOPER, A.F., KAY, D.W.K., CURRY, A.R., GARSIDE, R.F.: Hearing loss in paranoid and affective psychoses of the elderly. Lancet, S. 851-854, 1974

COOPER, A.F., GARSIDE, R.F., KAY, D.W.K.: A Comparison of Deaf and Non-Deaf Patients with Paranoid and Affective Psychoses. Brit. J. Psychiat. **129**, S. 532-538, 1976

COOPER, A.F., CURRY, A.R.: The pathology of deafness in the paranoid and affective psychoses of later life. Journal of Psychosomatic Research **20**, S. 97-105, 1976

COOPER, A.F., PORTER, R.: Visual acuity and ocular pathology in the paranoid and affective psychoses of later life. Journal of psychosomatic research **20**, S. 107-114, 1976

CRAEMER, O.: Zur Psychopathologie der religiösen Wahnbildung. Arch. f. Psych. **53**, S. 275-301, 1914

CRAIKE, W.H., SLATER, E.: Folie à deux in uniovular twins reared apart. Brain **68**, S. 213-221, 1945

CRAMER, A.: Abgrenzung und Differenzial-Diagnose der Paranoia. Allg. Z. Psychiatrie **51**, S. 286-369, 1895

CUTTING, J.: The Psychology of Schizophrenia. Churchill Livingstone, Edinburgh, London, Melbourne, New York, 1985

DASTON, P.G.: Perception of homosexual words in paranoid schizophrenia. Perceptual and Motor Skills **6**, S. 45-55, 1956

DAUN, H.: Zur formalen Genese der Psychosen. Fort. Neur. Psychiat. **41**, S. 1-52, 1973

DAVIDSON, D.: On the very idea of a conceptual scheme. Proceedings and Adresses of the American Philosophical Association **22**, S. 5-20, 1973

DAVIS, J.R., WALLACE, C.J., LIBERMAN, R.P., FINCH, B.E.: The use of brief isolation to suppress delusional and hallucinatory speech. J. Behav. Ther. & Exp. Psychiat. **7**, S. 269-275, 1976

DEGKWITZ, R., HOFFMANN, S.O., KINDT, H.: Psychisch krank? Urban & Schwarzenberg, München, 1982

DE REUCK, A.V.S., PORTER, R. (eds.): Transcultural Psychiatry. J. & A. Churchill, London, 1965

DEUTSCH, H.: Folie à deux. Psychoanalytic Quarterly, S. 307-318, 1938

DEWHURST, K.: Hughlings Jackson on Psychiatry. Sandford Publications, Oxford, 1982

DEWHURST, K., TODD, J.: The psychosis of association - folie à deux. J. nerv. ment. Dis. **124**, S. 451-459, 1956

DEWHURST, W.G., ELLENBERG, M.D.: Folie à trois. J. of Mental Science, S. 486-490, 1961

Diagnostisches und statistisches Manual psychischer Störungen (DSM-III), Beltz, Weinheim, 1984

Diagnostic and Statistical Manual of Mental Disorders, Third Edition, Revised [DSM-III-R], American Psychiatric Association, Washington, DC, 1987

DÖRNER, K., WINZENFRIED, F.J.M.: Die Wahninhalte phasischer Psychosen. Enke, Stuttgart, 1964

DOMARUS, E. v.: Über die Beziehung des normalen zum schizophrenen Denken. Arch. f. Psych. **74**, S. 641-646, 1925

DOMARUS, E. v.: The specific laws of logic in schizophrenia. In: KASANIN, J.S. (ed.): Language and Thought in Schizophrenia. Norton & Company Inc., New York, 1942, S. 104-114

DOUST, L., CHRISTIE, H.: The pathology of love: Some clinical variants of de Clérambault's syndrome. Soc. Sci. Med. **12**, S. 99-106, 1978

DUPONT, R.L., GRUNEBAUM, H.: Willing Victims: The Husbands of Paranoid Women. Am. J. Psych. **125**, S. 151-159, 1968

EDERLE, W.: Daseinsanalyse und Psychose. Archiv für Psychiatrie und Zeitschrift Neurologie **193**, S. 470-473, 1955

EHRENWALD, J.: The symbiotic matrix of paranoid delusions and the homosexual alternative. Am. J. of Psychoanalysis **20**, S. 49-65, 1960

EMRICH, H.M.: Die Beziehungen zwischen Philosophie und Psychiatrie, vom Standpunkt einer systemtheoretischen Konzeption produktiver Psychosen aus betrachtet. In: SPITZER, M., UEHLEIN, F.A., OEPEN, G. (Eds.): Psychopathology and Philosophy, S. 56-70, Springer, Berlin, Heidelberg, New York, London, Paris, Tokyo, 1988

ENDICOTT, J., SPITZER, R.L.: The schedule for affective disorders and schizophrenia. Arch. Gen. Psychiatry **35**, S. 837-844, 1978

ERICHSEN, F.: Bemerkungen über das sogenannte "religiöse" Erleben des Schizophrenen. Nervenarzt **45**, S. 191-199, 1974

ERIKSEN, C.W.: Perceptual Defense as a Function of Unacceptable Needs. J. Abnormal Psychology, S. 557-564, 1951

EWALD, G.: Paranoia und manisch-depressives Irresein. Z. f. d. g. Neur. u. Psychiat. **48**, S. 270-326, 1919

EWALD, G.: Zwangskrankheit und Paranoia. Ein Vergleich. Z. f. d. g. Neur. u. Psychiat. **131**, S. 33-43, 1930

FÄHNDRICH, E., RICHTER, S.: Zum Verlauf schizophrener Ersterkrankungen. Eine 5-Jahres-Katamnese. Nervenarzt **57**, S. 705-711, 1986

FANKHAUSER, E.: Gefühl, Affekt und Stimmung; manisch-depressives Irresein; Paranoia. Z. f. d. g. Neur. u. Psychiat. **132**, S. 333-366, 1931

FAUGHT, W.S., COLBY, K.M., PARKISON, R.C.: Inferences, affects, and intentions in a model of paranoia. Cognitive Psychology **9**, S. 153-187, 1977

FEDERN, P.: Ichpsychologie und die Psychosen. Huber, Bern, Stuttgart, 1956

FENICHEL, O.: Perversionen, Psychosen, Charakterstörungen. Wiss. Buchges., Darmstadt, 1980 [Erstauflage 1931]

FESTINGER, L.: A theory of social comparison processes. Human Relations **7**, S. 117-140, 1954

FLORU, L.: Der induzierte Wahn. Theoretischer Überblick und Bemerkungen am Rande von 12 Fällen. Fortschr. Neurol. Psychiat. **42**, S. 76-96, 1974

FLORU, L., TEGELER, J., VOLLMOELLER, W.: Zeitbedingte Wahninhalte schizophrener Kranker. Nervenarzt **50**, S. 387-391, 1979

FREUD, S.: Aus den Anfängen der Psychoanalyse (Hg. BONAPARTE, M., FREUD, A., KRIS, E.), Imago Publishing, London, 1950

FREUD, S.: Gesammelte Werke, Bde. I-XVIII S. Fischer, Frankfurt

FRIEDMANN, M.: Weiteres zur Entstehung der Wahnideen und über die Grundlage des Urtheils. Monatsschrift für Psychiatrie und Neurologie **1**, S. 455-470, 1897; Monatsschrift für Psychiatrie und Neurologie **2**, S. 10-22/120-133/278-299/353-376, 1897

FRIEDMANN, M.: Beiträge zur Lehre von der Paranoia. Monatsschrift für Psychiatrie und Neurologie **17**, S. 467-484/532-560, 1905

FRITH, C.D.: Consciousness, Information Processing and Schizophrenia. Brit. J. Psychiat. **134**, S. 225-235, 1979

FÜNFGELD, M., OEPEN, G., ZIMMERMANN, P.: Zustandsabhängige Veränderung der Handpräferenz bei paranoid halluzinatorischer Schizophrenie. In: OEPEN, G. (Hrsg.): Psychiatrie des rechten und linken Gehirns. Deutscher Ärzteverlag, Köln, 1988

GARDNER, G.E.: Evidences of homosexuality in 120 unanalyzed cases with paranoid content. Psychoanal. Rev. **18**, S. 57ff, 1931

GAUPP, R.: "Organisch" und "Functionell". Kritische Bemerkungen zu Nissl's Vortrag "über die sogenannten functionellen Geisteskrankheiten". Centralblatt für Nervenheilkunde und Psychiatrie **23**, S. 129-135, 1900

GAUPP, R.: Ueber die Grenzen psychiatrischer Erkenntnis. Centralblatt für Nervenheilkunde und Psychiatrie **26**, S. 1-14, 1903

GAUPP, R.: Zur Psychologie des Massenmords. Hauptlehrer Wagner von Degerloch. Springer, Berlin, 1914a

GAUPP, R.: Die wissenschaftliche Bedeutung des "Falles Wagner". Münchener Medizinische Wochenschrift **61**, S. 633-637, 1914b

GAUPP, R.: Der Fall Wagner. Eine Katamnese, zugleich ein Beitrag zur Lehre von der Paranoia. Z. f. d. g. Neur. u. Psychiat. **60**, S. 312-327, 1920

GAUPP, R.: Krankheit und Tod des paranoischen Massenmörders Hauptlehrer Wagner. Eine Epikrise. Z. f. d. g. Neur. u. Psychiat. **163**, S. 48-82, 1938

GAUPP, R.: Zur Lehre von der Paranoia. Nervenarzt **18**, S. 167-169, 1947

GEIER, T.A.: Zur Lehre von der Paranoia. Z. Neurol. Psychiat. **79**, S. 180-192, 1922

GESCHWIND, N.: Hemispheric specialization: Biological foundations. In: Neurology. Excerpta Medica. Amsterdam, Oxford, Princeton, S. 3-10, 1982

GITTLESON, N.L., LEVINE, S.: Subjective Ideas of Sexual Change in Male Schizophrenics. Brit. J. Psychiat. **112**, S. 779-782, 1966

GLATZEL, J.: Aspekte einer interaktionalen Psychopathologie, dargestellt am Beispiel der zyklothymen Depression. Nervenarzt **47**, S. 362 ff, 1976

GLATZEL, J.: Allgemeine Psychopathologie. Enke, Stuttgart, 1978

GLATZEL, J.: Die Psychopathologie Karl Jaspers' in der Kritik. Nervenarzt **55**, S. 10-17, 1984

GLICK, B.S.: Homosexual Panic: Clinical and Theoretical Considerations. J. nerv. ment. Dis. **129**, S. 20-28, 1959

GODUCO-AGULAR, C., WINTROB, R.: Folie à famille in the Philippines. Psychiatric Quarterly **38**, S. 278-291, 1964

GOLDSTEIN, J.A.: Rapid elimination of bizarre and delusional behavior. Psychotherapy: Theory, Research and Practice **10**, S. 159-162, 1973

GRAUER, D.: Homosexuality in Paranoid Schizophrenia as Revealed by the Rorschach Test. Journal of Consulting Psychology **18**, S. 459-462, 1954

GREENBERG, H.P.: Crime and folie à deux: review and case history. J. Ment. Sci. 102, S. 772-779, 1956

GREENSPAN, J.: Sex of the Persecutor in Female Paranoid Patients. Archives of General Psychiatry 9, S. 217-223, 1963

GREYSON, B., AKHTAR, S.: Erotomanic Delusions in a Mentally Retarded Patient. Am. J. Psychiatry 134, S. 325-326, 1977

GRINKER, R.R.: Delusional Loving and the Self. Am. J. Psychiatry 142, S. 659, 1985

GROSS, G., HUBER, G., SCHÜTTLER, R.: Wahn, Schizophrenie und Paranoia. Nervenarzt 48, S. 69-71, 1977

GRUHLE, H.W.: Selbstschilderung und Einfühlung. Zugleich ein Versuch der Analyse des Falles Banting. Z. f. d. g. Neur. u. Psychiat. 28, S. 148-231, 1915

GRUHLE, H.W.: Die Psychopathologie. In: Handbuch der Geisteskrankheiten, Bd. IX (Die Schizophrenie), Springer, Berlin, S. 135-210, 1932

GRUHLE, H.W.: Über den Wahn bei Epilepsie. Z. f. d. g. Neur. u. Psychiat. 154, S. 395-399, 1936

GRUHLE, H.W.: Über den Wahn. Nervenarzt 22, S. 125-126, 1951

GUDEMAN, H.E.: The Phenomenology of Delusions. Review of Existential Psychology and Psychiatry 6, S. 196-210, 1966

HÄFNER, H.: Prozeß und Entwicklung als Grundbegriffe der Psychopathologie. Fortschr. Neurol. Psychiat. 31, S. 393-408, 1963

HÄFNER, H.: Der echte Wahn und die "Verrücktheit" in der Politik. Studium generale 20, S. 611-622, 1967

HAGEN, F.W.: Studien auf dem Gebiete der ärztlichen Seelenheilkunde. Besold, Erlangen, 1870

HASTINGS, D.W.: A paranoid reaction with manifest homosexuality. Arch. of Neurol. and Psychiat. 45, S. 379-381, 1941

HEDENBERG, S.: Über die synthetisch-affektiven und schizophrenen Wahnideen. Arch. f. Psych. 80, S. 665-751, 1927

HEILBRUN, K.S.: Silverman's subliminal psychodynamic activation: A failure to replicate. Journal of abnormal psychology 89, S. 560-566, 1980

HEILBRUNN, A.B.: Defensive projection in late adolescents: implications for a developmental model of paranoid behavior. Child Development 43, S. 880-891, 1972a

HEILBRUNN, A.B.: Tolerance for Ambiguity in Late Adolescent Males: Implications for a Developmental Model of Paranoid Behavior. Developmental Psychology 7, S. 288-294, 1972b

HEILBRUNN, A.B.: Adaptation to aversive maternal control and perception of simultaneously presented evaluative cues: A further test of a developmental model of paranoid behavior. Journal of Consulting and Clinical Psychology 41, S. 301-307, 1973

HEILBRUNN, A.B.: A proposed basis for delusion formation within an information-processing model of paranoid development. Br. J. soc. clin. Psychol. 14, S. 63-71, 1975

HEILBRUNN, A.B.: Content Analysis of Delusions in Reactive and Process Schizophrenics. Journal of Abnormal Psychology 86, S. 597-608, 1977

HEILBRUNN, A.B., NORBERT, N.: Style of adaptation to aversive maternal control and paranoid behavior. The Journal of Genetic Psychology 120, S. 145-153, 1972

HEILBRUNN, A.B., BRONSON, N.: Fabrication of Delusional Thinking in Normals. Journal of Abnormal Psychology 84, S. 422-425, 1975

HEILMAN, K.M., SATZ, D. (eds.): Neuropsychology of human emotion. The Guilford Press, New York, London, 1983

HEIMANN, H.: Der Einfluß von Karl Jaspers auf die Psychopathologie. Monatsschrift f. Psychiatrie und Neurologie 120, S. 1-20, 1950

HEIMANN, H.: Grundsätzliche Erwägungen über eine Psychopathologie. Mschr. Psychiat. Neurol. 131, S. 16-36, 1956

HEIMANN, H.: Religion und Psychiatrie. In: GRUHLE, H.W. et al. (Hrsg.): Psychiatrie der Gegenwart. Bd. III, Springer, Berlin, S. 471-493, 1961

HEINICKE: Zur Frage kritischer Selbstbeobachtung Geisteskranker. Archiv f. Psych. 61, S. 263-265, 1920

HEISE, D.R.: Delusions and the construction of reality. In: OLTMANNS, T.F., MAHER, B.A. (Eds.): Delusional Beliefs, S.259-272, Wiley, New York, Chichester, Brisbane, Toronto, Singapore, 1988

HERBERT, M.E., JACOBSEN, S.: Late paraphrenia. Brit. J. Psychiat. 113, S. 461-469, 1967

HERMLE, L.: Die Degenerationslehre in der Psychiatrie. Fortschr. Neurol. Psychiat. 54, S. 69-79, 1986

HERSCHMANN, H.: Bemerkungen zu der Arbeit von Rudolf Allers: "Über psychogene Störungen in sprachfremder Umgebung". Der Verfolgungswahn der sprachlich Isolierten. Z. Neur. 66, S. 346, 1921

HERTRICH, O.: Beitrag zur Diagnostik und Differentialdiagnostik der leichten depressiven Zustandsbilder. Fortschr. Neurol. Psychiat. 30, S. 237-272, 1962

HERZIG, E.: Ueber Krankheitseinsicht. Arch. f. Psych. 60, S. 180-207, 1919

HOFER, G.: Beitrag zur Frage der paranoischen Wahnbildungen. Archiv für Psychiatrie und Zeitschrift Neurologie 188, S. 401-429, 1952

HOFER, G.: Wahn und paranoischer Prozeß. Mschr. Psychiat. Neurol. **128**, S. 281-314, 1954

HOFER, G.: Der Wähnende als Mitmensch. Psychiat. clin. **1**, S. 253-262, 1968a

HOFER, G.: Der Mensch im Wahn. Karger, Basel, New York, 1968b

HOFFMANN, H.: Charakterantinomien und Aufbau der Psychose. Ein Beitrag zur dynamischen Betrachtungsweise. (Fall: Margarethe König). Z. f. d. g. Neur. u. Psychiat. **109**, S. 79-141, 1927

HOLE, G.: Der Glaube bei Depressiven. Enke, Stuttgart, 1977

HOLLENDER, M.H., CALLAHAN, A.S.: Erotomania or de Clérambault Syndrome. Arch. Gen. Psychiatry **32**, S. 1574-1576, 1975

HOUSTON, F., ROYSE, A.B.: Relationship between deafness and psychotic illness. J. Mental Science **100**, S. 990-993, 1954

HUBER, G.: Wahn (1939-1953). Fortschritte der Neurologie und Psychiatrie **23**, S. 6-58, 1955

HUBER, G.: Wahn (1954-1963). Fortschritte der Neurologie und Psychiatrie **32**, S. 429-489, 1964

HUBER, G.: Psychiatrie. Systematischer Lehrtext für Studenten und Ärzte. Schattauer Verlag. Stuttgart, New York, 1981

HUBER, G.: Die Bedeutung von Karl Jaspers für die Psychiatrie der Gegenwart. Nervenarzt **55**, S. 1-9, 1984

HUBER, G., GROSS, G., SCHÜTTLER, R.: Spätschizophrenie. Arch. Psychiat. Nervenkr. **221**, S. 53-66, 1975

HUBER, H.: Die klinische Psychopathologie von Kurt Schneider. In: JANZARIK, W. (Hrsg.): Psychopathologie als Grundlagenwissenschaft. Enke, Stuttgart, 1979, S. 102-111

HUNGER, J.: Gedanken zur Irrtumskategorie als Wahnkriterium. Psychiat. clin. **3**, S. 241-253, 1970

HUNGER, J.: Ontologische Probleme eines mehrdimensionalen Krankheitsverständnisses. Psychiat. clin. **4**, S. 347-371, 1971

HURST, L.A.: Universal and Cultural Features in the Delusions of a Black Urban Group. Mental Health Soc. **2**, S. 161-167, 1975

JACKSON, J.H. (ed. by TAYLOR, J.): Selected writings of John Hughlings Jackson. Vol. I/II. Basic Books Inc., New York, 1958

JACOB, C., MEYER, G.: Über Spiritismus und Psychose. Arch. f. Psych. **72**, S. 212-236, 1925

JACOBI, E.: Ein Beitrag zur Frage der religiösen Wahnideen. Arch. f. Psych. **83**, S. 242-253, 1928

JAHODA, G.: In pursuit of the emic-etic distinction: can we ever capture it? In: POORTINGA, Y.H. (ed): Basic problems in cross-cultural psychology. Swets & Zeitlinger, Amsterdam, 1977

JANZARIK, W.: Die "Paranoia (GAUPP)". Archiv für Psychiatrie und Zeitschrift Neurologie **183**, S. 328-382, 1949

JANZARIK, W.: Jaspers, Kurt Schneider und die Heidelberger Psychopathologie. Nervenarzt **55**, S. 18-24, 1984

JANZARIK, W.: Geschichte und Problematik des Schizophreniebegriffes. Nervenarzt **57**, S. 681-685, 1986

JASPERS, K.: Allgemeine Psychopathologie. Springer, Berlin, 1973 [Erstauflage 1913]

JAYNES, J.: Bicameral Mind. Houghton Mifflin Company, Boston, 1976

JONES, E.: Das Leben und Werk von Sigmund Freud. Bde. 1-3, Huber, Bern, 1978

JUNG, C.G.: Der Inhalt der Psychose (1908). Gesammelte Werke Bd. II, S. 171-216, 1979

KAHN, E.: Über Wahnbildung. Archiv f. Psychiatrie **88**, S. 435-454, 1929

KALTOFEN, J.: "Zur Problematik des depressiven Wahns". Literaturstudie der deutschsprachigen und der sowjetischen Psychiatrie von 1950 bis zur Gegenwart. Diss., Dresden, 1985

KAMAL, A.: Folie à Cinq: A Clinical Study. Brit. J. Psychiat. **111**, S. 583-586, 1965

KANT, F.: Über die Kombination reaktiver und charakterologischer mit phasischen und prozeßhaften Faktoren in der paranoischen Wahnbildung. Archiv f. Psychiatrie **87**, S. 171-190, 1929

KATZ, M.M., COLE, J.O., LOWERY, H.A.: Nonspecifity of Diagnosis of Paranoid Schizophrenia. Arch. of Gen. Psychiat. **11**, S. 197-202, 1964

KAY, D.W.K.: Schizophrenia and schizophrenic-like states in the elderly. British Journal of Hospital Medicine **8**, S. 369-376, 1972

KAY, D.W.K., ROTH, M.: Environmental and hereditary factors in the schizophrenias of old age and their bearing on the general problem of causation in schizophrenia. Journal of Mental Science **107**, S. 649-686, 1961

KAY, D.W.K., COOPER, A.F., GARSIDE, R.F., ROTH, M.: The Differentiation of Paranoid from Affective Psychoses by Patients' Premorbid Characteristics. Brit. J. Psychiat. **129**, S. 207-215, 1976

KEHRER, F.: Der Fall Arnold. Studie zur neueren Paranoialehre. Z. f. d. g. Neur. u. Psychiat. **74**, S. 155-217, 1922a

KEHRER, F.: Über Spiritismus, Hypnotismus und Seelenstörung, Aberglaube und Wahn. Archiv für Psychiatrie **66**, S. 381-438, 1922b

KEHRER, F.: Erotische Wahnbildungen sexuell unbefriedigter weiblicher Wesen. Archiv für Psychiatrie **65**, S. 315-385, 1922c

KEHRER, F.A.: Kritische Bemerkungen zum Paranoia-Problem. Nervenarzt 22, S. 121-125, 1951

KEYSERLINGK, H. v.: Zur Paranoia-Frage. Schweiz. Arch. f. Neurol. u. Psychiat. 94, S. 154-167, 1964

KIEV, A.: Transcultural Psychiatry. Free Press, New York, 1972

KLAESI: Lebensalter und Wahnform. Arch. f. Psychiat. 101, S. 408-410, 1934

KLAF, F.S., DAVIS, C.A.: Homosexuality and paranoid schizophrenia: A survey of 150 cases and controls. Am. J. Psychiat. 116, S. 1070-1075, 1960

KLAF, F.S.: Female homosexuality and paranoid schizophrenia. Arch. Gen. Psychiat. 4, S. 84-86, 1961

KLAF, S., HAMILTON, M: [zit. nach LENZ 1964]

KLEIN, H.R., HOROWITZ, W.A.: Psychosexual factors in paranoid phenomena. American Journal of Psychiatry 105, 697-701, 1949

KLEINER, R.J., TUCKMAN, J., LAVELL, M.: Mental Disorder and Status Based on Race. Psychiatry 23, S. 271-274

KNIGHT, R.P.: The relationship of latent homosexuality to the mechanism of paranoid delusions. Bull. Menninger Clin. 4, S. 149-159, 1940

KOEGLER, R.R., KLINE, L.Y.: Psychotherapy research. American Journal of Psychotherapy 4, S. 149-159, 1965

KOEHLER, K., SAUER, H.: First Rank Symptoms as Predictors of ECT Response in Schizophrenia. Brit. J. Psychiat. 142, S. 280-283, 1983

KOLLE, K.: Die Beteiligung der manisch-melancholischen Anlage am Aufbau paraphrener und paranoischer Psychosen. Z. f. d. g. Neur. u. Psychiat. 131, S. 171-196, 1930

KOLLE, K.: Der Wahnkranke im Licht alter und neuer Psychopathologie. Thieme, Stuttgart, 1957

KOVAR, L.: A Reconsideration of Paranoia. Psychiatry 29, S. 289-305, 1966

KRAEPELIN, E.: Psychiatrie. Abel, Leipzig, 1889

KRAEPELIN, E.: Psychiatrie. Bd. 1, Barth, Leipzig, 1909

KRAEPELIN, E.: Die Erscheinungsformen des Irreseins. Z. f. d. g. Neur. u. Psychiat. 62, S. 1-29, 1920

KRANZ, H.: Das Thema des Wahns im Wandel der Zeit. Fort. Neur. Psychiat. 23, S. 58-72, 1955

KRANZ, H.: Wahn und Zeitgeist. Studium generale 20, S. 606-611, 1967

KRAPF, E.: Paranoischer Liebes- und Verfolgungswahn mit symptomatischer Exacerbation. Ein Beitrag zur Paranoiafrage. Archiv f. Psychiatrie 81, S. 561-578, 1927

KRETSCHMER, E.: Grundsätzliches zur modernen Entwicklung der Paranoialehre. Nervenarzt 21, S. 1-2, 1950

KUHN, R.: Über magische und technische Wahninhalte. Mschr. Psych. Neurol. 123, S. 73-84, 1952

KUHN, R.: Daseinsanalytische Studie über die Bedeutung von Grenzen im Wahn. Mschr. Psych. Neurol. 124, S. 354-383, 1952

KUNZ, H.: Allgemeine Psychopathologie. In: SANER, H. (Hg.): Karl Jaspers in der Diskussion, S. 17-20. Piper, München, 1973

LAGACHE, D.: Homosexuality and jealousy. Int. J. of Psycho-Analysis 31, S. 24-31, 1950

LAMBO, T.A.: Schizophrenic and borderline states. In: DE REUCK, A.V.S., PORTER, R. (Eds.): Transcultural Psychiatry. Churchill, London, 1965, S. 62-75

LAMERDIN, M.: Die begriffliche Entwicklung und Diskussion des sensitiven Beziehungswahns. Diss., Tübingen, 1972

LANG, H.: Zur Frage der Attraktivität und Pathogenität von Jugendsekten. Nervenarzt 51, S. 183-187, 1980

LEMERT, E.M.: Paranoia and the Dynamics of Exclusion. Sociometry, S. 2-20, 1962

LENZ, H.: Vergleichende Psychiatrie. Wilhelm Maudrich Verlag, Wien, 1964

LENZ, H.: Glaube und Wahn. Fortschr. Neurol. Psychiat. 41, S. 341-359, 1973

LENZ, H.: Die Bedeutung des Irrationalen im Wahn. Z. f. Klin. Psych. Psychother. 29, S. 178-189, 1981

LEONHARD, K., TROSTORFF, S. v.: Prognostische Diagnose der endogenen Psychosen. S. Fischer, Jena, 1964

LESTER, D.: The Relationship Between Paranoid Delusions and Homosexuality. Archives of Sexual Behavior 4, S. 285-293, 1975

LEWIN, B.: Der Einfluß magischer und religiöser Vorstellungen auf die Pathoplastik reaktiver und endogener geistiger Störungen in Ägypten. Z. f. Psychother. 6, S. 60-75, 1956

LIBERMAN, R.P., TEIGEN, J., PATTERSON, R., BAKER, V.: Reducing delusional speech in chronic, paranoid schizophrenics. Journal of applied behavior analysis 6, S. 57-64, 1973

LOMER, G.: Einige Wurzeln der Wahnbildung im Alltagsleben. Psychiatrisch-Neurologische Wochenschrift 36, S. 329-336, 1905

MAGARO, P.A.: Cognition in schizophrenia and paranoia: The integration of cognitive processes. Lawrence Erlbaum Associates, Publishers, Hillsdale, New Jersey, 1980

MAHER, B.A.: Delusional Thinking and Cognitive Disorder. In: LONDON, H., NISBETT, R.E. (eds.): Thought and Feeling. Aldine, Chicago, 1974a, S. 85-103

MAHER: Delusional thinking and perceptual disorder. Journal of Individual Psychology **30**, S. 98-113, 1974b

MAHER, B.A.: Anomalous Experience and Delusional Thinking: The Logic of Explanations. In: OLTMANNS, T.F., MAHER, B.A. (Eds.): Delusional Beliefs, S. 15-33, Wiley, New York, Chichester, Brisbane, Toronto, Singapore, 1988a

MAHER, B.A.: Delusions as the product of normal cognitions. In: OLTMANNS, T.F., MAHER, B.A. (Eds.): Delusional Beliefs, S. 333-336, Wiley, New York, Chichester, Brisbane, Toronto, Singapore, 1988b

MAHER, B.A., ROSS, J.S.: Delusions. In: ADAM, H.E., SUTKER, P.B. (Eds.): Comprehensive Handbook of Psychopathology. Plenum Press, New York, 1984

MAIER, H.W.: Über katathyme Wahnbildung und Paranoia. Z. f. Neurol. u. Psych. **13**, S. 555-610, 1912

MANSCHRECK, T.C.: The Assessment of Paranoid Features. Comprehensive Psychiat. **20**, S. 370-377, 1979

MARNEROS, A.: Frequency of Occurrence of Schneider's First Rank Symptoms in Schizophrenia. Eur. Arch. Psychiatr. Neurol. Sci. **234**, S. 78-82, 1984

MATUSSEK, P.: Psychotisches und nichtpsychotisches Bedeutungsbewußtsein. Nervenarzt **19**, S. 372-380, 1948

MATUSSEK, P.: Untersuchungen über die Wahnwahrnehmung. 1. Mitteilung. Veränderungen der Wahrnehmungswelt bei beginnendem, primären Wahn. Archiv für Psychiatrie und Zeitschrift Neurologie **189**, S. 270-278, 1952

MATUSSEK, P.: Untersuchungen über die Wahnwahrnehmung. 2. Mitteilung. Die auf einem abnormen Vorrang von Wesenseigenschaften beruhenden Eigentümlichkeiten der Wahnwahrnehmung. Arch. Psychiatr. **189**, S. 279-319, 1952

McCAWLEY, A.: Paranoia and Homosexuality. New York State Journal of Medicine **71**, S. 1506-1513, 1971

MECHLER, A.: Über konformen Wahn. Nervenarzt **32**, S. 49-57, 1961

MEISSNER, W.W.: The paranoid process. Jason Aronson, New York, London, 1978

MEKETON, B.W., GRIFFITH, R.M., TAYLOR, V.H., WIEDEMAN, J.S.: Rorschach homosexual signs in paranoid schizophrenics. Journal of Abnormal and Social Psychology **65**, S. 280-284, 1962

MELGES, F.T., FOUGEROUSSE, C.E.: Time, sense, emotions, and acute mental illness. Journal of Psychiatric Research **4**, S. 127-140, 1966

MELGES, F.T., FREEMAN, A.M.: Persecutory delusions: A cybernetic model. American Journal of Psychiatry **132**, S. 1038-1044, 1975

MELGES, F.T., TINKLENBERG, J.R., DEARDORFF, C.M., DAVIES, N.H., ANDERSON, R.E., OWEN, C.A.: Temporal disorganization and delusional-like ideation. Archives of General Psychiatry **30**, S. 855-861, 1974

MESULAM, M.M., GESCHWIND, N.: On the possible role of neocortex and its limbic connections in attention and schizophrenia. In: WYNNE, L.C., CROMWELL, R.L., MATTHYSSE, S. (eds.): The nature of schizophrenia. J. Wiley, New York, ch. 14, S. 161-166, 1978

MEYNERT, T.: Klinische Vorlesungen über Psychiatrie auf wissenschaftlichen Grundlagen. Wien, 1890

MODLIN, H.C.: Psychodynamics and Management of Paranoid States in Women. Arch. Gen. Psychiat. **8**, S. 263-268, 1963

MÖHR, A.: Liebeswahn. Phänomenologie und Psychodynamik der Erotomanie. Enke, Stuttgart, 1987

MONAKOW, C. v., MOURGUE, R.: Biologische Einführung in das Studium der Neurologie und Psychopathologie. Hippokrates, Stuttgart, 1930

MOORE, R.A., SELZER, M.L.: Male homosexuality, paranoia, and the schizophrenias. Am. J. Psychiat. **119**, S. 743-747, 1963

MOSBACHER, F.W.: Paraphrene Krankheitsbilder des Um- und Rückbildungsalters. Arch. f. Psychiat. **93**, S. 46-84, 1931

MÜLLER-SUUR, H.: Das Gewißheitsbewußtsein beim schizophrenen und beim paranoischen Wahnerleben. Fortschr. Neurol. Psychiat. **18**, S. 44-51, 1950

MÜLLER-SUUR, H.: Die Wirksamkeit allgemeiner Sinnhorizonte im schizophrenen Wahnerleben. Fortschr. Neurol. Psychiat. **22**, S. 38-44, 1954

MÜLLER, E., WYTEK, R.: Zur Wahnwahrnehmung. Versuch einer Begriffsbestimmung und experimentelle Ergebnisse. In: BERNER, P., GABRIEL, E. (Hrsg.): Aspekte katathymer Wahnbildungen. S. 65-72, Karger, Basel, 1975

MUNRO, A.: Paranoid (Delusional) Disorders: DSM-III-R and Beyond. Comprehensive Psychiatry **28**, S. 35-39, 1987

MURPHY, H.B.M.: Cultural Aspects of the Delusion. Studium Generale **20**, S. 684-692, 1967 [deutsche Übersetzung in: PFEIFFER, M., SCHOENE, W. (Hg.): Psychopathologie im Kulturvergleich. Enke, Stuttgart, 1980]

MURPHY, H.B.M.: Comparative Psychiatry. The International and Intercultural Distribution of Mental Illness. Springer, Berlin, Heidelberg, New York, 1982

MURPHY, H.B.M., WITTKOWER, E.D., CHANCE, N.A.: Cross-cultural inquiry into the symptomatology of depression: a preliminary report. [zit. nach MURPHY 1982]

MURPHY, J.M.: Psychiatric labeling in cross-cultural perspective. Science **191**, S. 1019-1028, 1976

MURRAY, R.: Schizophrenia. In: HILL, P., MURRAY, R., THORLEY, A. (Eds.): Essentials of Postgraduate Psychiatry, 2nd ed., S. 339-379, Grune & Stratton, London, 1986

NÄCKE, P.: Wahnidee und Irrthum. Psychiatrisch-Neurologische Wochenschrift **48**, S. 433-440 und 444-448, 1906

NEEDHAM: Contagiousness of Delusions. Journal of Mental Science **27**, S. 58-60, 1881

NEUMANN, J., GREGER, J., LITTMANN, E., OTT, J.: Psychiatrischer Untersuchungskurs. Thieme, Stuttgart, 1984

NIEDERLAND, W.G.: Further Data and Memorabilia Pertaining to the Schreber Case. S. 201-207

NIMS, J.P.: Logical reasoning in schizophrenia: The von Domarus-principle. Unpublished doctoral dissertation, University of Southern California, 1959 [zit. nach MAHER 1988a]

NORMAN, J.P.: Evidence and clinical significance of homosexuality in 100 unanalyzed cases of dementia praecox. Journal Nerv. Ment. Dis. **107**, S. 484-489, 1948

NOVEY, S.: The Outpatient Treatment of Borderline Paranoid States. Psychiatry **23**, S. 357-364, 1960

OEPEN, G., FÜNFGELD, M., HÖLL, T., ZIMMERMANN, P., LANDIS, T., REGARD, M., HERMLE, L.: Emotion triggered changes of task-related hemispheric processing asymmetries in schizophrenics. J. Clin. Exp. Neuropsychol. **9**, S. 62, 1987

OEPEN, G., FÜNFGELD, M., HÖLL, T., ZIMMERMANN, P., LANDIS, T., HERMLE, L.: Rechtshemisphärische Überaktivität und emotionale Irritabilität bei akuter Schizophrenie. In: OEPEN, G. (Hrsg.): Psychiatrie des rechten und linken Gehirns. Deutscher Ärzteverlag, Köln, 1988a

OEPEN, G., FÜNFGELD, M., HÖLL, T., ZIMMERMANN, P., LANDIS, T., REGARD, M.: Schizophrenia - an emotional hypersensitivity of the right cerebral hemisphere. Internat. J. of Psychophysiol. **5**, S. 261-264, 1988b

OEPEN, G., HARRINGTON, A., SPITZER, M., FÜNFGELD, M.: "Feelings" of Conviction: On the relation of affect and thought disorder. In: SPITZER, M., UEHLEIN, F.A., OEPEN, G. (Eds.): Psychopathology and Philosophy, S. 43-55, Springer, Berlin, Heidelberg, New York, London, Paris, Tokyo, 1988c

OEPEN, G., SPITZER, M.,: Neuropsychologie in der Psychiatrie - Synopsis, Ausblick und offene Fragen. Deutscher Ärzteverlag, Köln, 1988

OLBRICH, H.M.: Halluzination und Wahn. Springer, Berlin, 1987

OLTMANNS, T.F.: Approaches to the Definition and the Study of Delusions. In: OLTMANNS, T.F., MAHER, B.A. (Eds.): Delusional Beliefs, S. 3-11, Wiley, New York, Chichester, Brisbane, Toronto, Singapore, 1988

OPLER, M.K.: Culture, Psychiatry and Human Values. Charles C Thomas Publisher, Springfield, Illinois, 1956

ORELLI, A.v.: Der Wandel des Inhaltes der depressiven Ideen bei der reinen Melancholie. Schweiz. Arch. f. Neurol. u. Psychiat. **73**, 217-287, 1954

OVERALL, J.E., GORHAM, D.R., SHAWVER, J.R.: Basic dimensions of change in the symptomatology of chronic schizophrenics. Journal of Abnormal and Social Psychology **63**, S. 597-602, 1961

OVESEY, L.: The Pseudohomosexual Anxiety. Psychiatry **18**, S. 17-25, 1955

PAGE, J., WARKENTIN, J.: Masculinity and Paranoia. J. Abnorm. Soc. Psychol. **33**, S. 527ff, 1938

PAULEIKHOFF, B.: Statistische Untersuchung über Häufigkeit und Thema von Wahneinfällen bei der Schizophrenie. Archiv für Psychiatrie und Zeitschrift Neurologie **191**, S. 341-350, 1954

PAULEIKHOFF, B.: Confin. Psychiat. **5**, S. 161-174, 1962

PAULEIKHOFF, B.: Der Liebeswahn. Fort. Neur. Psychiat. **37**, S. 251-279, 1969

PAULY, I.B.: Male Psychosexual Inversion: Transsexualism. Arch. Gen. Psychiat. **13**, S. 172-181, 1965

PAVLOV, I.P.: An attempt at a physiological interpretation of obsessional neurosis and paranoia. Journal of mental science **80**, S. 187-197, 1934

PETERS, U.H. (Hg.): Wörterbuch der Psychiatrie und medizinischen Psychologie. Urban & Schwarzenberg, München, 1984

PETERSON, G.A., DAVIS, D.L.: A Case of Homosexual Erotomania. J. clin. Psychiat. **46**, S. 448-449, 1985

PIEDMONT, E.B.: Ethnicity and Schizophrenia: A Pilot Study. Mental Hygiene **50**, S. 374-379, 1966

PITMAN, R.K., KOLB, B., ORR, S.P., SINGH, M.M.: Ethological Study of Facial Behavior in Nonparanoid and Paranoid Schizophrenic Patients. Am. J. Psychiatry **144**, S. 99-102, 1987

PLANANSKY, K., JOHNSTON, R.: The incidence and relationship of homosexual and paranoid features in schizophrenia. J. Ment. Sci. **108**, S. 604ff, 1962

PLAUM, E.: Experimentalpsychologisch fundierte Theorien der kognitiven Störungen bei Schizophrenen. Fort. Neur. Psychiat. **43**, S. 1-41, 1975

POORTINGA, Y.H.: Methodik psychologischer Vergleichsuntersuchungen. In: PFEIFFER, M., SCHOENE, W. (Hg.): Psychopathologie im Kulturvergleich. Enke, Stuttgart, S. 65-84, 1980

POST, F.: Persistent persecutory states of the elderly. Pergamon Press, Oxford, 1966

PRITZKER, B.: Paranoid und Schwerhörigkeit. Schweizerische Medizinische Wochenschrift, S. 165-166, 1938

PÜRGYI, P., HEGEDIC, Z.: Zur Genese religiöser Wahninhalte - ein "Karel Gott-Wahn". Schweizer Archiv für Neurologie, Neurochirurgie und Psychiatrie 117, S. 325-330, 1975

RACHMAN, S.: Part I. Unwanted Intrusive Cognitions. Adv. Behav. Res. Ther. 3, S. 89-99, 1981

RAECKE: Einiges über Querulantenwahn. Arch. f. Psych. 73, S. 186-210, 1925

RASKIN, D.E., SULLIVAN, K.E.: Erotomania. Am. J. Psychiatry 131, S. 1033-1035, 1974

REISS, E.: Über die schizophrene Denkstörung. Z. Neur. 78, 1922

RICHTER, H.-E.: Zur Methodologie des genetischen Wahnverstehens. Mschr. Psychiat. Neurol 132, S. 311-330. 1956

RIEBETH: Über das induzierte Irresein. Z. f. d. g. Neur. u. Psychiat. 22, S.606-646, 1914

RINIERIS, P., MARKIANOS, M., HATZIMANOLIS, J., STEFANIS, C.: A psychoendocrine study in male paranoid schizophrenics with delusional ideas of homosexual content. Acta psychiatr. scand. 72, S. 309-314, 1985

ROKEACH, M.: The Three Christs of Ypsilanti. Barker, London, 1964

ROPSCHITZ, D.H.: Folie à deux. A case of folie imposée à quatre and à trois. Journal of Mental Science, S. 589-596, 1957

RORTY, R.: Incorrigibility as a mark of the mental. The Journal of Philosophy 67, S. 399-424, 1970.

RORTY, R.: The world well lost. The Journal of Philosophy 69, S. 649-665, 1972

RUDEN, M., GILMORE, M., FRANCES, A.: Erotomania: A Separate Entity. Am. J. Psychiatry 137, S. 1262-1263, 1980

RUND, B.R.: The effect of distraction on focal attention in paranoid and non-paranoid schizophrenic patients compared to normals and non-psychotic psychiatric patients. J. psychiat. Res. 17, S. 241-250, 1982

SALZMAN, L.: Paranoid State - Theory and Therapy. Arch. Gen. Psychiat. 2, S. 679-693, 1960

SANER, R. (Hrsg.): Karl Jaspers in der Diskussion. Piper, München, 1973

SANER, R.: Jaspers. Rowohlt, Reinbek, 1982

SARVIS, M.A.: Paranoid Reactions. Arch. Gen. Psychiat. 6, S. 157-162, 1962

SATTES, H.: Über Wahnbildung ohne Ichbeziehung. Archiv f. Psychiatrie 181, S. 110-135, 1948

SATTES, H.: Über die Erkenntnis im Wahn. Nervenarzt 24, S. 441-444, 1953

SCHILPP, P.A. (Hrsg.): Philosophen des 20. Jahrhunderts. Karl Jaspers. Kohlhammer, Stuttgart, 1957

SCHLEIFFER, R.: Wahn und Sinn. Nervenarzt 52, S. 516-521, 1981

SCHMIDEBERG, M.: A contribution to the psychology of persecutory ideas and delusions. Int. J. Psycho-Anal. 12, S. 332-367, 1931

SCHMIDT, G.: Der Wahn im deutschsprachigen Schrifttum der letzten 25 Jahre (1914-1939). Zentralblatt für die gesamte Neurologie und Psychiatrie 97, S.113-143, 1940

SCHMIDT, G.: Zum Wahnproblem. Zeitschrift f. d. ges. Neurol. Psych. 171, S. 570-590, 1941

SCHMITT, W.: Karl Jaspers und die Methodenfrage in der Psychiatrie. In: JANZARIK, W. (Hrsg.): Psychopathologie als Grundlagenwissenschaft. Enke, Stuttgart, 1979

SCHMITT, W.: Die Psychopathologie von Karl Jaspers in der modernen Psychiatrie. In: PETERS, U.H. (Hrsg.): Psychiatrie. Bd. 1, Beltz, Weinheim, 1983

SCHNEIDER, K.: Zur Frage des sensitiven Beziehungswahns. Z. f. d. g. Neur. u. Psychiat. 59, S. 51-63, 1920

SCHNEIDER, K.: Zur Einführung in die Religionspsychopathologie. Mohr, Tübingen, 1928

SCHNEIDER, K.: Über primitiven Beziehungswahn. Z. f. d. g. Neur. u. Psychiat. 127, S. 725-735, 1930

SCHNEIDER, K.: Eine Schwierigkeit im Wahnproblem. Nervenarzt 11, S. 461-465, 1938

SCHNEIDER, K.: Zum Begriff des Wahns. Fortschr. Neurol. Psychiat. 17, S. 26ff, 1949

SCHNEIDER, K.: Die Aufdeckung des Daseins durch die cyclothyme Depression. Nervenarzt 21, S. 193-194, 1950

SCHNEIDER, K.: Über den Wahn. Thieme, Stuttgart, 1952

SCHNEIDER, K.: Klinische Psychopathologie. Thieme, Stuttgart, 1980

SCHOLZ, W.: Charakter, Erlebnis und Wahn-Sinn bei der Paranoia. Eine Untersuchung an Fällen von Eifersuchtswahn. Z. f. d. g. Neur. u. Psychiat. 127, S. 755-776, 1930

SCHREBER, D.P.: Denkwürdigkeiten eines Nervenkranken (Hg.: HEILIGENTHAL, P., VOLK, R.). Syndikat, Frankfurt, 1985

SCHULTE, H.: Versuch einer Theorie der paranoischen Eigenbeziehung und Wahnbildung. Psychologische Forschung 5, S. 1-23, 1924

SCHULTE, W.: Das Glaubensleben in der melancholischen Phase. Nervenarzt 25, S. 401-407, 1954

SCHULTE, W., TÖLLE, R.: Psychiatrie. Springer, Berlin, 1979

SCHWARTZ, D.A.: A Re-View of the "Paranoid" Concept. Arch. Gen. Psychiat. 8, S. 343-361, 1963

SCHWEIGHOFER, F.: Der Fall Schreber. Psychother. med. Psychol. 32, S. 4-8, 1982.

SEELERT: Paranoide Psychosen im höheren Lebensalter. Archiv f. Psychiatrie 55, S. 1-12, 1915

SEEMAN, M.V.: Delusional Loving. Arch. Gen. Psychiatry 35, S. 1265-1267, 1978

SENG, H.: Gedanken zum Problem: Psychotherapie und Religion. Nervenarzt 2, S. 393-399, 1929

SHAKOW, D.: Segmental Set. Arch. Gen. Psychiat. 6, S. 1-17, 1962

SIEFERT: Ein Beitrag zur Paranoiafrage. Archiv für Psychiatrie 39, S. 783-798, 1905

SILVERMAN, J.: Scanning-control mechanism and "cognitive filtering" in paranoid and non-paranoid schizophrenia. J. cons. Psychol. 28, S. 385-393, 1964a

SILVERMAN, J.: The problem of attention in research and theory in schizophrenia. Psychological Review 71, S. 352-379, 1964b

SILVERMAN, L.H., CANDALL, P.: On the relationship between aggressive activation, symbiotic merging, intactness of body boundaries, and manifest pathology in schizophrenia. Journal Nerv. Ment. Dis. 5, S. 387-399, 1970

SMYTHIES, J.R.: Analysis of projection. Brit. J. Phil. Sci. 5, S. 120-133, 1954

SMYTHIES, J.R.: A logical and cultural analysis of hallucinatory sense-experience. Journal of Mental Science 102, S. 336-342, 1956

SNYDER, S.: Perceptual Closure in Acute Paranoid Schizophrenics. Arch. Gen. Psychiat. 5, S. 406-410, 1961

SOUTHARD, E.E.: On descriptive analysis of manifest delusions from the subjects point of view. Journal of Abnormal Psychology, S. 189-202, 1916a

SOUTHARD, E.E.: On the application of grammatical categories to the analysis of delusions. The Philosophical Review 25, S. 424-455, 1916b

SPECHT, G.: Über den pathologischen Affekt in der chronischen Paranoia - Ein Beitrag zur Lehre von der Wahnentwicklung, 1901

SPECHT, G.: Über die klinische Kardinalfrage der Paranoia. Zbl. Nervenkr. 31, S. 817ff, 1908

SPITZER, M.: Allgemeine Subjektivität und Psychopathologie. Haag & Herchen, Frankfurt, 1985

SPITZER, M.: Erfahrung - Aspekte einer Begriffsklärung. Nervenarzt 57, S. 342-348, 1986

SPITZER, M.: Pseudohalluzinationen. Fortschr. Neurol. Psychiat. 55, S. 91-97, 1987a

SPITZER, M.: Symptom and Criterion in Medicine and Psychiatry. In: WEINGARTNER, P., SCHURZ, G. (eds.): Logic, Philosophy of Science and Epistemology (Proceedings of the 11th International Wittgenstein-Symposium), S. 183-185, 1987b

SPITZER, M.: Halluzinationen. Springer, Berlin, Heidelberg, New York, London, Paris, Tokyo, 1988a

SPITZER, M.: Ein Gehirn - two minds? Bewußtsein und Hemisphärenlateralisierung. In: OEPEN, G.: Neuropsychologie in der Psychiatrie. Deutscher Ärzteverlag, Köln, 1988b

SPITZER, M.: Karl Jaspers, Mental States, and Delusional Beliefs: A Redefinition and Its Implications. In: SPITZER, M., UEHLEIN, F.A., OEPEN, G. (Eds.): Psychopathology and Philosophy, S. 128-142, Springer, Berlin, Heidelberg, New York, London, Paris, Tokyo, 1988c

SPITZER, M.: Ichstörungen: In Search of a Theory. In: SPITZER, M., UEHLEIN, F.A., OEPEN, G. (Eds.): Psychopathology and Philosophy, S. 167-183, Springer, Berlin, Heidelberg, New York, London, Paris, Tokyo, 1988d

SPITZER, M.: Psychiatry, Philosophy, and the Problem of Description. In: SPITZER, M., UEHLEIN, F.A., OEPEN, G. (Eds.): Psychopathology and Philosophy, S. 1-18, Springer, Berlin, Heidelberg, New York, London, Paris, Tokyo, 1988e

SPITZER, M.: Ein Beitrag zum Wahnproblem. Der Nervenarzt (im Druck)

STAINBROOK, E. (1952) [zit. nach KIEV 1972]

STEINEBRUNNER, E., SCHARFETTER, CH.: Wahn im Wandel der Geschichte. Arch. Psychiat. Nervenkr. 222, S. 47-60, 1976

STÖRRING, G.: Vorlesungen über Psychopathologie. Engelmann, Leipzig, 1900

STORCH, A.: Das archaisch-primitive Denken und Erleben der Schizophrenen. Berlin, 1922

STRAUS, E., ZUTT, J. (Hrsg.): Die Wahnwelten. Akademische Verlagsgesellschaft, Frankfurt a. M., 1963

STRAUSS, J.S.: Hallucinations and Delusions as Points on Continua Function. Rating Scale Evidence. Arch. Gen. Psychiat. 21, S. 581-586, 1969

SULLIVAN, H.S.: Clinical studies in psychiatry. In: PERRY, H.S., GAWEL, M.L., GIBBON, M. (eds.): The clinical works of Harry Stack Sullivan. Vol. 2, Norton, New York, 1965

SWANSON, D.W., BOHNERT, P.J., SMITH, J.A.: The Paranoid. Little, Brown and Company, Boston, 1970

TELLENBACH, H.: Zum Verständnis eines Wahnphänomens (Ein Beitrag zur formalen Verwandtschaft magischer und schizophrener Äußerungsweisen). Nervenarzt 30, S. 58-62, 1959

TELLENBACH, H.: Karl Jaspers' Konzeption einer geistigen Psychiatrie. Nervenarzt 58, S. 743-747, 1987

THEINER, E.C., GIFFEN, M.B.: A Comparison of Abstract Thought Processes Among Three Cultures. Comprehensive Psychiatry 5, S. 54-63, 1964

TÖLLE, R.: Wahnentwicklung bei körperlich Behinderten. Nervenarzt 58, S. 759-763, 1987

TOMKINS (1963) [zit. n. COLBY 1975, S.13]

TOOTH, G. (1950) [zit. nach KIEV 1972]

TSENG, W.-S.: A Paranoid Family in Taiwan. Arch. Gen. Psychiat. 21, S. 55-63, 1969

TSUANG, M.T., FARAONE, S.V., DAY, M.: Schizophrenic Disorders. In: NICHOLI, A.M. (Ed.): The New Harvard Guide to Psychiatry, S. 259-295, Harvard University Press, Cambridge, MA, London, 1988

VUCOVIC, S., VURDELJA, N.: Arch. f. Psychiat. 202, S. 177-182, 1961

WAELDER, R.: The structure of paranoid ideas. Intern. Journ. of Psycho-Analysis 32, S. 167-177, 1951

WALLACE, A.F.C.: Cultural determinants of response to hallucinatory experience. Arch. Gen. Psych. 1, S. 58-69, 1959

WALTERS, O.S.: A methodological critique of Freud's Schreber Analysis. Psychoanal. Rev. 42, S. 321ff, 1955

WALTZER, H.: A psychotic family - folie à douze. J. Nerv. Ment. Dis. 137, S. 67-75, 1963

WATSON, C.G.: A test of the relationship between repressed homosexuality and paranoid mechanisms. Journal of Clinical Psychology 21, S. 380-384, 1965

WEBER, A.: Über nihilistischen Wahn und Depersonalisation. Karger, Basel, 1938

WEICHBRODT, R.: Ueber die Entstehung von Größenideen. Archiv für Psychiatrie 57, S. 204-208, 1917

WEINSCHENK, C.: Illusionen, Halluzinationen und Wahnwahrnehmungen. Archiv für Psychiatrie und Zeitschrift Neurologie 189, S. 453-476, 1952

WEINSCHENK, C.: Über die Natur und die Bedeutung der subjektiven Gewißheit beim Wahn der endogenen Psychosen. Schweizer Archiv für Neurologie und Psychiatrie 75, S. 288-309, 1955

WEINSCHENK, C.: Schwachsinn und Wahnsinn. Schweiz. Arch. f. Neurol. u. Psychiat. 79, S. 113-134, 1957

WEINSCHENK, C.: Über die Wirksamkeit der pathologischen Affektivität bei der Wahnentstehung der endogenen Psychose. Schweizer Archiv f. Neurol. Neurochirurg. u. Psychiat. 95, S. 91-119, 1965

WEINSTEIN, E.A.: Cultural Aspects of Delusion. The Free Press of Glencoe, New York, 1962

WEITBRECHT, H.J.: Realitätsbewußtsein und Wahnidee. Confin. Psychiat. 7, S. 160-178, 1964

WERNICKE, C.: Grundriß der Psychiatrie in klinischen Vorlesungen. 2. Aufl., Leipzig, 1906

WESTERTERP, M.: Prozeß und Entwicklung bei verschiedenen Paranoiatypen. Z. f. d. ges. Neur. Psychiat. 91, S. 259-381, 1924

WHEELER, W.M.: An Analysis of Rorschach Indices of Male Homosexuality. In: Rorschach Research Exchange, 1949, S. 97

WILDERMUTH, H.: Schizophrene Zeichen beim gesunden Kind. Z. f. d. ges. Neurol. u. Psychiat 86, S. 166-173, 1923

WILL, O.A.: Paranoid Development and the Concept of Self: Psychotherapeutic Intervention. Psychiatry 24, S. 74-86, 1961

WILLIAMS, E.B.: Deductive reasoning in schizophrenia. J. Abnorm. Soc. Psychol. 69, S. 47-61, 1964

WINCZE, J.P., LEITENBERG, H., AGRAS, W.S.: The effects of token reinforcement and feedback on the delusional verbal behavior of chronic paranoid schizophrenics. Journal of applied behavior analysis 5, S. 247-262, 1972

WOGGON, B., JAU, B., MEYER, H., MEYER, P., SCHNYDER, B., STORCK, U., TÄUBER, M.: Untersuchung zur Retest-Reliabilität des psychopathologischen Erstbefundes (AMP-System). Int. Pharmacopsychiat. 14, S. 245-259, 1979

WOLOWITZ, H.M., SHORKEY, C.: Power Motivation in Male Paranoid Children. Psychiatry 32, S. 459-466, 1969

WULFF, E.: Psychiatrie in Vietnam. Nervenarzt 37, S. 237-246, 1966

WULFF, E. (Hrsg.): Ethnopsychiatrie. Seelische Krankheit - ein Spiegel der Kultur? Akademische Verlagsgesellschaft Wiesbaden, 1978

YOUNG, M.L., JEROME, E.A.: Problem-Solving Performance of Paranoid and Nonparanoid Schizophrenics. Arch. Gen. Psychiat. 26, S. 442-444, 1972

ZAMANSKY, H.S.: An investigation of the psychoanalytic theory of paranoid delusions. Journal of Personality 26, S. 410-426, 1958

ZIEHEN, T.: Psychiatrie. Leipzig, 1902

ZIMBARDO, P.G., ANDERSEN, S.M., KABAT, L.G.: Induced Hearing Deficit Generates Experimental Paranoia. Science 212, S. 1529-1531, 1981

ZOHREN, J.: Beiträge zur Religionspsychopathologie. Nervenarzt 11, S. 283-290, 1938

ZUTT, J.: Über Daseinsordnungen. Nervenarzt 24, S. 177-187, 1953

Personenregister

Abrams, R. 46
Abroms, G.M. 54
Achté, K.A. 14, 106
Adler, A. 41, 67
Agresti, E. 106
Al-Issa, I. 12
Allers, R. 48
Altman, H. 79
Anderson, C. 79
Arieti, S. 55, 60
Aronson, M.L. 81
Arthur, A.Z. 45, 61
Avenarius, R. 53

Baeyer, W.v. 46, 61, 101
Bash, K.W. 36, 46
Baumayer, F. 72, 75
Beck, A.T. 48
Becker, T. 51
Beringer, K. 92
Berner, P. 36, 45, 105f
Berry, J.W. 20
Berze, J. 52f, 97, 101
Bickel, H. 51, 59ff
Bilz, R. 60
Binswanger, L. 22, 56, 111
Bitter, W. 18
Blankenburg, W. 11, 22, 32ff
Bleuler, E. 44, 47, 51f, 67, 100ff
Böhmig, W. 91
Bram, S. 12
Bron, B. 91
Bumke, O. 10f
Burkhardt, H. 33
Bussmann, H. 23

Cameron, N. 48, 101
Candall, P. 41
Carothers 14
Carr, A.C. 84f
Castañeda, H.-N. 95f
Cattell, R.B. 79
Christie, H. 84
Coffey, C.E. 58
Colby, K.M. 41f
Conrad, K. 84, 98
Cooper, A.F. 48
Craemer, O. 91
Curry, A.R. 48
Cutting, J. 54, 57

Daston, P.G. 81
Daun, H. 98
Davidson, D. 108
Davis, C.A. 78f, 83
Davis, D.L. 84
Degkwitz, R. 1
Descartes, R. 87
Dewhurst, K. 59, 93
Domarus, E.v. 55f, 60, 88
Doust, L. 84

Ehrenwald, J. 84
Ellenberg, M.D. 93
Emrich, H. 58
Endicott, J. 2
Erichsen, F. 93
Eriksen, C.W. 81

Faught, W.S. 41f
Fenichel, O. 70
Ferenczi, S. 76
Festinger, L. 48
Flechsig 74
Fliess, W. 67, 71, 73
Fougerousse, C.E. 57
Freeman, A.M. 56f
Freud, S. 9, 39f, 56, 59, 63ff, 91
Frisch, K.v. 110
Frith, C.D. 59
Fünfgeld, M. 59

Gardner, G.E. 79
Gaupp, R. 10
Geschwind, N. 58
Glatzel, J. 11, 33
Glick, B.S. 85
Goduco-Agular, C. 93
Goldstein, K. 19
Grauer, D. 81
Greenberg, H.P. 93
Greenspan, J. 79, 83
Gruhle, H.W. 30f, 37, 43, 51f, 98ff

Hagen, F.W. 43f
Hamilton, M. 106
Hastings, D.W. 85
Häfner, H. 10
Hegedic, Z. 94
Heilbrun, K.S. 41
Heilbrunn, A.B. 101
Heilman, K.M. 58
Heimann, H. 11, 91, 94

Heise, D.R. 89
Herbert, M.E. 48
Hermle, L. 65
Herschmann, H. 48
Hertrich, O. 46
Hofer, G. 10
Hoffbauer 39
Hoffmann, H. 10, 67
Hole, G. 91
Horowitz, W.A. 79
Houston, F. 48
Huber, G. 1, 10f, 102, 106
Hunger, J. 89

Jackson, J.H. 59f
Jacobi, E. 91
Jacobsen, S. 48
Jahoda, G. 20
Jakob, C. 92
Janzarik, W. 10f, 93
Jaspers, K. 9ff, 15f, 19, 22ff, 37f, 44ff, 59, 86ff, 92, 97, 102ff, 113ff
Jaynes, J. 28
Jensen, W. 64f, 71
Johnston, R. 79
Jones, E. 66, 71
Jung, C.G. 67, 73, 76

Kahn, E. 41, 67, 94
Kaltofen, J. 46
Kamal, A. 93
Kant, F. 10, 67
Kant, O. 67
Katz, M. 10
Kay, D.W.K. 48
Kehrer, F. 10, 92
Keyserlingk, H.v. 10
Kiev, A. 14f
Klaesi 106
Klaf, F.S. 78f, 83, 106
Klein, H.R. 79
Kline, L.Y. 82
Knight, R.P. 84
Koegler, R.R. 82
Koehler, K. 24
Kolle, K. 45
Kraepelin, E. 43, 47f, 59, 66, 92
Kranz, H. 13ff, 39, 106f
Kunz, H. 11

Labarre 17
Lagache, D. 85

Lambo, T.A. 14f, 107
Lang, H. 15, 91
Lemert, E.M. 48, 101
Lenz, H. 14f, 93f, 106
Leonhard, K. 46
Lester, D. 85
Lewin, B. 91

Magaro, P.A. 14, 54
Maher, B.A. 48ff
Marneros, A. 24
Matussek, P. 29ff
Mechler, A. 93
Meketon, B.W. 81
Melges, F.T. 56f
Mesulam, M.M. 58
Meyer, G. 92
Meynert, T. 39
Minkowski, E. 22, 56
Modlin, H.C. 79
Moore, R.A. 79
Morony, J.R. 79
Mosbacher, F.W. 10
Möhr, A. 84
Munro, A. 2
Murphy, H.B.M. 13f, 16f, 92f
Murphy, J.M. 14
Murray, R. 99
Müller, E. 24
Müller-Suur, H. 95

Naske, R. 105
Neisser 98
Neumann, J. 1f
Nims, J.P. 56
Norman, J.P. 79

Oepen, G. 53, 58ff
Oltmanns, T.F. 90
Opler, M.K. 16, 19f
Orelli, A.v. 106
Overall, J.E. 41
Ovesey, L. 83f

Page, J. 79
Pauleikhoff, B. 106f
Pavlov, I.P. 60
Peters, U.H. 1, 92
Peterson, G.A. 84
Piedmont, E.B. 14
Planansky, K. 79
Poortinga, Y.H. 20
Porter, R. 48
Pritzker, B. 48
Pürgyi, P. 94

Reiss, E. 60
Riebeth 93
Rinieris, P. 80
Ropschitz, D.H. 93
Rorty, R. 87, 108
Ross, J.S. 50
Roth, M. 48
Rousseau, J.-J. 39
Royse, A.B. 48

Saner, R. 11
Sapir, E. 19f
Sattes, H. 101f
Satz, D. 58
Sauer, H. 24
Scharfetter, CH. 106
Schilpp, P.A. 11
Schmidt, G. 10, 66
Schmitt, W. 11
Schneider, C. 53
Schneider, K. 9, 11, 22ff, 44ff, 88, 91, 106f, 113
Schreber, D.P. 40, 65, 70ff
Schulte, H. 67, 101
Schulte, W. 1f
Schweighofer, F. 72
Selzer, M.L. 79
Seng, H. 92, 94
Shakow, D. 54
Silverman, J. 54
Silverman, L.H. 41
Simos, A.T. 12
Smythies, J.R. 12, 68
Southard, E.E. 55
Specht, G. 40, 43f, 98, 102
Spitzer, M. 12, 19, 24, 31, 56, 59f, 68, 70, 78, 87, 95f, 98, 108f
Spitzer, R. 2
Stainbrook, E. 15
Steinbrunner, E. 106
Storch, A. 22, 31, 60
Störring, G. 67
Straus, E. 111
Strauss, J. 2, 90
Sullivan, H.S. 42
Swanson, D.W. 41

Tellenbach, H. 11
Tiling 102
Todd, J. 93
Tomkins 41
Tooth, G. 15
Tölle, R. 1f, 42
Trostorff, S.v. 46
Tsuang, M.T. 92

Vurdla 106

Waelder, R. 63
Wallace, A.F.C. 12
Walters, O.S. 84
Waltzer, H. 93
Warkentin, J. 79
Watson, C.G. 83
Weber, A. 100
Weiner, J. 14
Weinschenk, C. 26, 28, 35, 44f
Weinstein, E.A. 18
Weitbrecht, H.J. 89
Wernicke, C. 39
Wheeler, W.M. 80
Wildermuth, H. 60
Williams, E.B. 56
Wing, J. 2
Wintrob, R. 93
Wittgenstein, L. 96
Woggon, B. 2
Wulff, E. 12, 16f
Wytek, R. 24

Zamansky, H.S. 81ff
Ziehen, T. 40
Zimbardo, P.G. 49
Zohren, J. 91
Zutt, J. 31, 111

Sachregister

Aberglaube 92
Abwehr 67
Abwehrneuropsychose 67f
Abweichung 18
Affekt 43ff
    pathologischer 43ff
affektive Psychosen 46
Aggressions-Haß-Theorie 41
Akkulturation 14
AMDP-System 2
analytische Urteile 95f, 115
anthropologische Psychiatrie 22, 111
Apophänie 98
Atavismus 60, 63
Aufmerksamkeit 53, 59
Aufmerksamkeitsstörung 54
Ausschluß des Zufalls 57
Außenaspekt (der Person) 87, 97
Ätiologie von Wahn 37ff

Bedeutung 22f
Bedeutungserlebnisse 53
Bedeutungswahn 23, 101
Beeinträchtigungswahn 106
Begriffssystem 108f
Believe-system 51
Bestrafung 47
Betrachtungsebenen von Wahn 13
Beziehungssetzung 100f
Beziehungswahn 97
    Häufigkeit 99
Blickmotorik 59

cognitive science 59
Computersimulation 41

Definite delusions 2
Definition, Problem der 1
Degeneration 65
Déjà-vue-Erlebnisse 57
Denkstörung, inhaltliche 22ff
Denkstörung, inhaltliche und formale 52
Denkstörung, formale 96
Dependenzgrammatik 23
Depression 46, 106
depressive Wahnformen
    in verschiedenen Kulturen 107
Desintegrationsphänomen 57
Deutungswahn 63, 67
Dogmatismus 21, 113
DSM-III 2, 3, 46

Eifersuchtswahn 68, 70, 76f
Eigenbeziehung 97f, 100f, 114f

Endokrinologie 80
Erforderniszerfahrenheit 53
Erkenntnistheorie 87ff
Erklärungswahn 39, 47
Erregungsvorgänge, pathologische 60

Fall Schreber 72ff
Filterstörung 53
Folie à deux 3
formale Denkstörung 52
französische Psychiatrie 22
Funktionen, psychische 42ff

Ganzeigenschaften 30f
Gedankenverschmelzung 53
Gefühlstheorie (James-Lange) 100
Gestalterfassen 37
Gestaltpsychologie 31
Gewißheit
    epistemische und psychologische 96f
    Rangfolge der 96f
    subjektive 10
Gewißheitsgrade 90f
Glaubenserlebnisse 91
'Gradiva' (Jensen) 64
Größenwahn 39, 53, 77, 99, 106f, 115
    konsekutiver 39
Grundstörungen 37ff, 114
    als Funktionsstörung 42ff
    als Grundfolgebeziehung 38
    als Ursache-Wirkungs-Beziehung 38
    als Urteil 38ff
    klinische Bedeutung 61f
Grundstörungsmodell 99
Grundstörungstheorie 98
Grundwahn 101

Halluzinationen 12
Häufigkeit von Wahn 13f
Hebephrenie 96
Hemisphärenasymmetrie 58
Hochinterferenz 52
Homosexualität 63
    empirische Untersuchungen und Wahn 80ff
    latente 79f
    manifeste 79f
    Operationalisierung 79f
    und Endokrinologie 80
Homosexualitätstheorie, Kritik 77f
Hypnose 49
hypochondrischer Wahn 106
Hypothalamus 80
Hypothesengenerator 58

Hysterie 67

Ich 86ff
Ichbezug 114
   inhaltlicher 100ff
Ichstörung 12, 102, 114f
Information 59
Informationsverarbeitung 54, 59
Innenaspekt (der Person) 86f
Interhemisphärenbalance 57ff

Kleinheitswahn 99, 115
kognitive Dissonanz 50
Kompromißbildung 63, 67
Kontrollprozesse 54
Krankheit
   als definierendes Kriterium 2f
Kulturrelativität 17
Kulturvergleich psychischer Störungen 12ff
Kybernetisches Modell 56f

Leidentlastungstendenz 53
Libido 70
Liebeswahn 76
   homosexueller 83f
Logik 25
   aritotelische 55

Massenwahn 18, 69
Megalomanie 53
   vgl. Größenwahn
mentale Zustände 86ff, 114
Minderwertigkeit und Wahn 41
Mißtrauen 44, 100
Mutmaßungsstadium 57

Neurose 67
Norm 15ff

Overinclusion 52

paranoischer Mechanismus 76
Person, Aussagen zur 87f
physiologische Wahntheorien 59f
progressive Paralyse 106
Projektion 63, 67f
Proteststadium 57
PSE 2
Pseudohomosexualität 83f
psychische Energie 70
psychische Instanz 70
psychischer Apparat (bei Jackson) 59f
Psychoanalyse 63ff, 114
   Problem der Wahndefinition 64

Realität 15ff, 18f, 98
   Problem der 3
Regression 63, 70f
Relativismus 17, 21
Reliabilität
   in der Wahndiagnostik 2
religiöser Wahn 4, 91f, 115
   indirekte Hinweise 93
   Kriterien 93f
Restitutionsversuch 63

Richtigkeit 15ff
Rorschach 81
Rorschachtest 80

SADS 2
Schaltschwäche 44, 52
Schizophasie 53
Schizophrenie 45ff, 106
Schuld 47
Schuldwahn 106
Schwerhörigkeit 48
Selbigkeitsproblem des Wahn 90f
Selbsterniedrigungstheorie 41
Selbstheilungsversuch 71
Selbstverständlichkeit, Verlust der
   natürlichen 29
Serotonin 80
Serum-Östradiol-Konzentration 80
Skepsis 16ff, 20f
skeptischer Relativismus 113
Spannungsreduktion im ZNS 50
Sprache 108f
   Erkennbarkeit von 20
   Voraussetzung des Erkennens von 109ff
Stimmungskongruenz 46
Struktur von Wahn, logische 25
Subjekt-Objekt-Beziehung 37
subjektive Gewißheit 37, 87, 113
Symbolerfassung 30f
Symbolrelation 55

Tetrahydrocannabinol 57
Tod 47
transkulturelle Psychiatrie 12ff, 92

Unkorrigierbarkeit 10, 37, 87, 113
Unmöglichkeit des Inhalts 10
Unverständlichkeit 30
Unverständlichkeitstheorem 30
Urängste des Menschen 107
Urphänomen 37
Urteil 12
   analytisches 95f

Verarmungswahn 106
Verdrängung 63, 67
Verfolgungswahn 76, 106
   sekundärer 39
Vergiftungswahn 106
Verrücktheit, physiologische 60
Verständlichkeit 108f
Verstehen 111f
   bei Jaspers 11
Von Domarus-Prinzip 55f
Vorahnungsstadium 57

Wahn
   als Abwehr 67
   als "Begegnungsstörung" 101
   als etwas Primäres 38
   als Form von Bedeutung 22f
   als Kompromißbildung 67
   als Neurose 67
   als nosologische Einheit 1
   als pathologische Erregung 60

(Wahn)
   als Projektion 67
   als Regression 70
   als Schluß 3, 39f
   als Selbstheilungsversuch 71
   als Syndrom 1
   als Symptom 1
   als Urteil 12, 38f
   als Wiederkehr des Verdrängten 67
   als "Wir-Krankheit" 101
   als wissenschaftliche Theorie 50
   als Wunscherfüllung 70
   Atavismus 60
   Ätiologie 37ff
   bei affektiven Psychosen 46
   Betrachtungsebenen 13
   Homosexualität 71
   in sprachfremder Umgebung 48
   nihilistischer 100
   primärer 46
   und Affekt 43ff
   und Homosexualität 71
Wahn und Traum 70
Wahn, religiöser 91f
Wahnarbeit 22, 47, 63, 66
wahnähnlich 24
Wahnbedürfnis 66
Wahndefinition, Problem der 88
Wahneinfall 26f, 34
Wahnerinnerung 28f
Wahnerlebnisse 22
   primäre und sekundäre 44
Wahnformen 13, 105ff
   kulturelle Bedingtheit 106f
Wahnfunktion 29
wahnhaft 24
Wahnideen, metaphysische 92
Wahninhalte 13f, 22ff
   Problem der 89
   personenbezogene 97f

Wahnkriterien 9ff, 86ff, 113
   Bedeutung der 102ff
   bei Freud 65
Wahnstimmung 29
Wahnstruktur 105
Wahnthemen 39f, 105ff
Wahntheorie,
   Hagen-Specht-Bleulersche 44
Wahnverständnis, teleologisches 41
Wahnvorstellung 28
Wahnwahrnehmung 22ff, 113
   als gestörte Integration und Kommunikation 32f
   Beispiele 28f, 34
   Definition 35f
   Eindeutigkeit und Einfachheit 33f
   empirische Überprüfbarkeit 35f
   Häufigkeit 24
   mnestische 28
   Zweigliedrigkeit 26f
Wahnwelten 105ff
Wahrnehmung 24, 31
Wahrnehmungsstarre 29
Wahrnehmungsstörung 47f
Welt, die andere des Wahnkranken 107ff
Weltuntergangserlebnis 71
Werturteile 4
Wiederkehr des Verdrängten 67
Wunscherfüllung 63, 70f

Zeit, Einfluß auf Wahninhalte 14f
Zeitgeist 14
Zeitstörung (Wahn als) 56f
Zufall, Ausschluß des 51, 57
Zwang 67
Zweigliedrigkeit 23f
   der Wahnwahrnehmung 26f

MIX
Papier aus verantwortungsvollen Quellen
Paper from responsible sources
FSC® C105338

If you have any concerns about our products,
you can contact us on
ProductSafety@springernature.com

In case Publisher is established outside the EU,
the EU authorized representative is:
**Springer Nature Customer Service Center GmbH
Europaplatz 3, 69115 Heidelberg, Germany**

Printed by Libri Plureos GmbH
in Hamburg, Germany